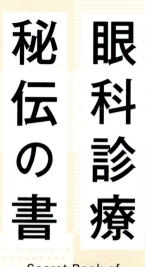

眼科診療
秘伝の書

Secret Book of
Clinical Ophthalmology

編集
井上 俊洋

南江堂

執筆者一覧

❖ 編　集

井上　俊洋	熊本大学大学院生命科学研究部眼科学講座

❖ 執　筆（執筆順）

野田　実香	野田実香まぶたのクリニック
森田　耕輔	大阪回生病院眼形成手術センター
高比良　雅之	金沢大学医薬保健研究域医学系眼科学教室
馬渡　祐記	まわたり眼科形成外科クリニック
秦野　寛	ルミネはたの眼科
福田　憲	高知大学医学部眼科学講座
横井　則彦	京都府立医科大学眼科学教室
家室　怜	大阪大学医学系研究科眼科学教室
相馬　剛至	大阪大学医学系研究科眼科学教室
三村　達哉	帝京大学医学部眼科学講座
前原　紘基	福島県立医科大学眼科学講座
山田　桂子	関西メディカル病院眼科
子島　良平	宮田眼科病院
春木　智子	鳥取大学医学部視覚病態学分野
草野　雄貴	くまもと森都総合病院眼科
田内　睦大	日本医科大学多摩永山病院眼科
堀　純子	日本医科大学多摩永山病院眼科
松島　博之	獨協医科大学眼科学教室
黒坂　大次郎	岩手医科大学医学部眼科学講座
新田　耕治	福井県済生会病院眼科
新垣　淑邦	とりほり眼科
楠原　仙太郎	神戸大学医学部眼科学教室
室谷　太郎	金沢大学医薬保健研究域医学系眼科学教室
三木　篤也	愛知医科大学眼科学講座
丸山　勝彦	八潮まるやま眼科
坂田　礼	東京大学医学部眼科学教室
寺尾　信宏	琉球大学大学院医学研究科医学専攻眼科学講座
古泉　英貴	琉球大学大学院医学研究科医学専攻眼科学講座

大音　壮太郎	京都大学大学院医学研究科眼科学教室
厚東　隆志	杏林大学医学部眼科学教室
田中　慎	横浜市立大学附属市民総合医療センター眼科
門之園　一明	横浜市立大学大学院医学研究科視覚再生外科学
星野　順紀	群馬大学医学部眼科学教室
秋山　英雄	群馬大学医学部眼科学教室
井上　麻衣子	横浜市立大学附属市民総合医療センター眼科
馬場　隆之	千葉大学大学院医学研究院眼科学
杉浦　好美	筑波大学医学医療系眼科
古郷　貴裕	京都大学大学院医学研究科眼科学教室
村岡　勇貴	京都大学大学院医学研究科眼科学教室
長岡　泰司	旭川医科大学眼科学教室
佐藤　信之	オリンピア眼科病院
舟木　俊成	日本赤十字社医療センター眼科
永田　健児	京都府立医科大学眼科学教室
石原　麻美	横浜市立大学大学院医学研究科視覚器病態学
竹内　正樹	横浜市立大学大学院医学研究科視覚器病態学
岩田　大樹	北海道大学大学院医学研究院眼科学教室
遠藤　高生	大阪母子医療センター眼科
毛塚　剛司	毛塚眼科医院
恩田　秀寿	昭和大学医学部眼科学講座
須田　謙史	京都大学大学院医学研究科眼科学教室
三村　真士	兵庫医科大学眼科学教室
廣瀬　浩士	名古屋医療センター眼科
澤　明子	兵庫県立尼崎総合医療センター眼科
松村　望	神奈川県立こども医療センター眼科
五十嵐　多恵	東京科学大学眼科学教室
東原　尚代	ひがしはら内科眼科クリニック
清澤　源弘	自由が丘清澤眼科
小野木　陽子	自由が丘清澤眼科

巻頭言

　日常診療で，「教科書どおりにやったのに，うまくいかないんだけど？」と感じられたことはないでしょうか？　同一の疾患でもいろいろな病型があったり，病型が同じでもまた個人差があったりと，実臨床は一筋縄ではいかないものです．そんなとき，達人は豊富な経験をもとにした解決のための多くの引き出しをもっているものです．

　眼科診療において，基本に忠実であることが最重要なのはいうまでもありませんが，教科書には記載されていない診療のちょっとしたコツや，各大学で受け継がれている伝統の技，達人が経験に基づいて行っている技も実は多く，本邦の眼科診療の底上げという点からそうした知識の共有，伝承の需要は非常に大きいと考えます．しかしながら，そうした知識もいわゆる正攻法から外れていると公的に語られることは少なく，一般的な教科書に載る機会も少ないのではないでしょうか．

　本書は，そんな普段は外に出てこない知識を世に知らしめるべく企画されました．そういった事情ですので，執筆者の先生方には「おもちの秘技を思い切って書いてください！」というスタンスでお願いしましたし，読者の方には「それぞれのご判断で，自己責任でお試しください！」とお願いしたいと思います．もちろん正攻法も大事ですので，併せてご確認いただけるようにしました．

　取り上げた疾患は，若手眼科医が日常診療で向き合う機会の多いものに絞り，各疾患の診療のエキスパートが，正攻法における重要なポイント，正攻法の診療で行き詰まったときの別の打開策，あるいは一歩進んだ診療が必要なときに独自で行っている技を中心に解説していただきました．若手眼科医の方が，「そんなやり方があったのか」「やっぱりそれで良かったのか．教科書に書いていないから半信半疑であったが，自信をもってできる」と本書1冊で実感でき，通常の教科書では対応できない臨床での悩みを解決に導くことができれば幸いです．また，私自身がそうであったように，もはや若手ではない眼科医にとっても目からウロコの知識が満載です．とくに，専門外の分野についてはベテランの先生でも初耳の知識があること，請け合いです．

　通常の教科書とは異なる形態で無理難題を申し上げましたにもかかわらず，手間のかかる依頼を引き受け，秘技を惜しみなく披露してくださった先生方に，この場を借りて改めて厚く御礼申し上げます．

2024年10月

井上　俊洋

目 次

第一章　前眼部疾患　　1

1. 霰粒腫 .... 野田　実香　2
2. 睫毛内反・睫毛乱生 .... 森田　耕輔　6
3. 兎　眼 .... 高比良　雅之　11
4. 眼瞼下垂・眼瞼皮膚弛緩 .... 馬渡　祐記　14
5. ウイルス性結膜炎 .... 秦野　寛　18
6. アレルギー性結膜疾患 .... 福田　憲　23
7. 結膜弛緩症 .... 横井　則彦　28
8. 翼状片 .... 家室　怜・相馬　剛至　32
9. 結膜結石・異物 .... 三村　達哉　37
10. ドライアイ .... 前原　紘基　41
11. コンタクトレンズ装用に伴う角膜障害 .... 山田　桂子　46
12. 細菌性・真菌性角膜炎 .... 子島　良平　51
13. ヘルペス性角膜炎 .... 春木　智子　56
14. 水疱性角膜症 .... 草野　雄貴　59
15. 上強膜炎・強膜炎 .... 田内　睦大・堀　純子　63

第二章　水晶体疾患　　67

1. 白内障手術の合併症：後嚢破損 .... 松島　博之　68
2. 白内障手術の合併症：Zinn 小帯断裂 .... 松島　博之　72
3. 後発白内障 .... 黒坂　大次郎　76

第三章　緑内障　　81

1. 開放隅角緑内障：診断・検査 .... 新田　耕治　82
2. 開放隅角緑内障：治療 .... 新田　耕治　88
3. 閉塞隅角病 .... 新垣　淑邦　95
4. ぶどう膜炎続発緑内障 .... 楠原　仙太郎　99
5. 血管新生緑内障 .... 室谷　太郎・三木　篤也　103
6. 緑内障手術の合併症 .... 丸山　勝彦　107
7. 濾過胞管理 .... 坂田　礼　111

第四章　後眼部疾患　115

① 中心性漿液性脈絡網膜症‥‥‥‥‥‥‥‥‥‥‥‥‥‥‥寺尾　信宏・古泉　英貴　116
② 滲出型加齢黄斑変性‥‥‥‥‥‥‥‥‥‥‥‥‥‥‥‥‥‥‥‥‥大音　壮太郎　124
③ 黄斑上膜‥‥‥‥‥‥‥‥‥‥‥‥‥‥‥‥‥‥‥‥‥‥‥‥‥‥‥‥厚東　隆志　130
④ 黄斑円孔‥‥‥‥‥‥‥‥‥‥‥‥‥‥‥‥‥‥田中　慎・門之園　一明　135
⑤ 硝子体手術の灌流トラブル‥‥‥‥‥‥‥‥‥‥星野　順紀・秋山　英雄　139
⑥ 網膜色素変性‥‥‥‥‥‥‥‥‥‥‥‥‥‥‥‥‥‥‥‥‥‥‥井上　麻衣子　142
⑦ 裂孔原性網膜剝離‥‥‥‥‥‥‥‥‥‥‥‥‥‥‥‥‥‥‥‥‥馬場　隆之　147
⑧ 網膜動脈閉塞症‥‥‥‥‥‥‥‥‥‥‥‥‥‥‥‥‥‥‥‥‥‥杉浦　好美　152
⑨ 網膜静脈閉塞症‥‥‥‥‥‥‥‥‥‥‥‥‥‥古郷　貴裕・村岡　勇貴　155
⑩ 糖尿病網膜症‥‥‥‥‥‥‥‥‥‥‥‥‥‥‥‥‥‥‥‥‥‥‥長岡　泰司　159
⑪ 鈍的眼外傷‥‥‥‥‥‥‥‥‥‥‥‥‥‥‥‥‥‥‥‥‥‥‥‥‥佐藤　信之　164
⑫ 穿孔性眼外傷‥‥‥‥‥‥‥‥‥‥‥‥‥‥‥‥‥‥‥‥‥‥‥舟木　俊成　167
⑬ 急性網膜壊死‥‥‥‥‥‥‥‥‥‥‥‥‥‥‥‥‥‥‥‥‥‥‥永田　健児　173
⑭ サルコイドーシス‥‥‥‥‥‥‥‥‥‥‥‥‥‥‥‥‥‥‥‥‥石原　麻美　177
⑮ Behçet 病‥‥‥‥‥‥‥‥‥‥‥‥‥‥‥‥‥‥‥‥‥‥‥‥‥‥竹内　正樹　181
⑯ Vogt-小柳-原田病（原田病）‥‥‥‥‥‥‥‥‥‥‥‥‥‥‥岩田　大樹　185

第五章　神経眼科疾患　191

① 弱　視‥‥‥‥‥‥‥‥‥‥‥‥‥‥‥‥‥‥‥‥‥‥‥‥‥‥‥遠藤　高生　192
② 視神経炎‥‥‥‥‥‥‥‥‥‥‥‥‥‥‥‥‥‥‥‥‥‥‥‥‥‥毛塚　剛司　197
③ 外傷性視神経症‥‥‥‥‥‥‥‥‥‥‥‥‥‥‥‥‥‥‥‥‥‥恩田　秀寿　202
④ 動眼神経・滑車神経・外転神経麻痺‥‥‥‥‥‥‥‥‥‥‥須田　謙史　206

第六章　眼付属器・その他の疾患　211

① 眼窩炎症‥‥‥‥‥‥‥‥‥‥‥‥‥‥‥‥‥‥‥‥‥‥‥‥‥‥三村　真士　212
② 涙小管閉塞，涙小管炎‥‥‥‥‥‥‥‥‥‥‥‥‥‥‥‥‥‥廣瀬　浩士　217
③ 涙囊炎‥‥‥‥‥‥‥‥‥‥‥‥‥‥‥‥‥‥‥‥‥‥‥‥‥‥‥‥澤　明子　221
④ 先天鼻涙管閉塞‥‥‥‥‥‥‥‥‥‥‥‥‥‥‥‥‥‥‥‥‥‥松村　望　225
⑤ 小児の近視‥‥‥‥‥‥‥‥‥‥‥‥‥‥‥‥‥‥‥‥‥‥‥五十嵐　多恵　229
⑥ 老　視‥‥‥‥‥‥‥‥‥‥‥‥‥‥‥‥‥‥‥‥‥‥‥‥‥‥‥東原　尚代　232
⑦ 機能性・心因性視覚障害‥‥‥‥‥‥‥‥‥‥清澤　源弘・小野木　陽子　236

索　引‥‥‥‥‥‥‥‥‥‥‥‥‥‥‥‥‥‥‥‥‥‥‥‥‥‥‥‥‥‥‥‥‥‥240

謹告 著者ならびに出版社は，本書に記載されている内容について最新かつ正確であるよう最善の努力をしております．しかし，薬の情報および治療法などは医学の進歩や新しい知見により変わる場合があります．薬の使用や治療に際しては，読者ご自身で十分に注意を払われることを要望いたします．

株式会社　南江堂

第一章

前眼部疾患

1 霰粒腫

野田　実香

麻酔は広めに注射する

❖ 正攻法のここが大事！

　眼瞼の皮下に腫瘤として触れる霰粒腫は，通常結膜側から摘出されることが多い（図1）．まず，上眼瞼を翻転した状態で眼球を押すと表出する，円蓋部の組織に麻酔を注射する．あとで皮膚側から押せば周囲に広がるため，1ヵ所につき 0.2～0.3 mL 程度，合計で 0.5 mL の薬液を注入すればよい．大きな霰粒腫の場合など広い範囲の麻酔が必要なときは，複数ヵ所から注射しておく．1回目の針が刺しにくい場合は少量だけ注射し，腫れて膨らんだ結膜から追加で注入するとやりやすい．
　皮膚側からの注射は，結膜側からだけのアプローチなら必要ないことが多い．

❖ 正攻法の盲点！

　上眼瞼を翻転した際に，なかなか円蓋部が露出せず困ることがある．どうしても円蓋部の組織が出てこない場合は，翻転した上眼瞼を眉毛の方向へしっかり引く（図2）．浮いた瞼板の裏を覗き込むようにして，多少盲目的に結膜側から注射してもよい．針で眼瞼を浮かせるように刺すと，眼球に刺してしまう危険を防げる．注射液が入れば円蓋部の組織が盛り上がってくるため，追加の麻酔が注射しやすくなる．

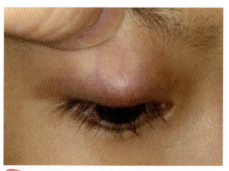

図1　霰粒腫
皮膚が破れていないものは，眼瞼を翻転して結膜側から摘出する．

霰粒腫

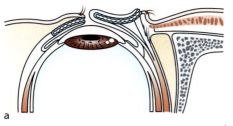
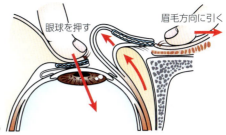
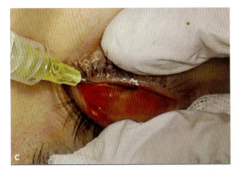

図2 円蓋部麻酔
a：上眼瞼を翻転したところ．b：下眼瞼を押して上円蓋部から組織を押し出したところ．c：円蓋部から出てきた組織に注射する．

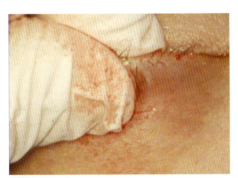

図3 眼瞼圧迫

 豆知識

上眼瞼円蓋部の麻酔は，結膜円蓋部に人差し指を入れ，皮膚側から親指を当てて挟むように揉むと広がりやすい（図3）．手術終了時にこの要領で術創を圧迫して止血することもできる．自己圧迫よりも効果が高い．

正攻法その二 瞼板切開は狙いを定めて

❖ 正攻法のここが大事！

挟瞼器で霰粒腫を挟み，最も盛り上がっている箇所に狙いを定めて 11番メスまたは18G針で切開する．Meibom腺は瞼に対して縦方向に走行しているため，同方向に切開を入れる．切開は浅く行う（深いと動脈出血を生じることがある）．小さい切開からアプローチして動脈出血を起

第一章　前眼部疾患

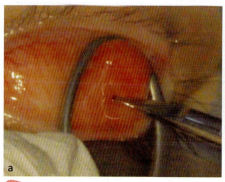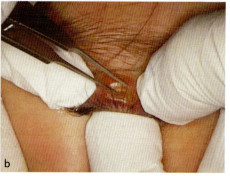

図4　メスを使わない切開
a：結膜側の薄くなっている場所でスプリング剪刀の先で押して穴を開ける．b：小児における無麻酔下切開．皮膚が破れている箇所を有鉤鑷子でむしり取る．

こすと対応が非常に難しくなるので，むやみに深い切開をしないようにする．

❖ 正攻法の盲点！

盛り上がっているところがアプローチにベストとは限らない．うまく11番メスで当たりをつけて内容物が出ると鉱脈を掘り当てたような嬉しさがあるが，そこから鋭匙で搔爬していて結膜1枚の下に鋭匙が透けて見える場所があったりすると，ここからやればよかったのに，と後悔するものである．

メスを使わない切開

❖ これが秘技！

ほとんどの症例で，瞼板が破壊され結膜1枚になっている部分が存在する．膿点としてはっきり見えることもあれば，マイボグラフィーでないとわかりにくいこともある．結膜側からアプローチする場合は，これを見つけてスプリング剪刀程度の先の尖ったもので押すと破れる（図4a）．はっきりしなければ，見当をつけて押してみるとグサっと刺さるところがあるのでそれでよい．ここには大きな血管がないため安全であり，必ず内容物に到達できる．
皮膚が破れている場合は，そこを有鉤鑷子でむしり，秘技その二で示すように圧迫すればメスなしで内容物を摘出できる（図4b）．特に眼の周囲で鋭利な器具を使いたくない小児の無麻酔霰粒腫摘出術では，有用な手技である．

指で押す

❖ これが秘技！

特に自壊した皮膚からアプローチする霰粒腫摘出術においては，指での圧迫が有用である．結膜円蓋部に，上眼瞼なら人差し指を，下眼瞼なら親指を入れ，皮膚側を別の2本の指を使って圧

❶ 霰粒腫

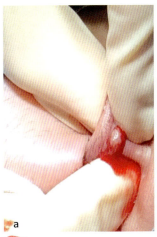
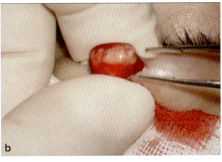

図5 円蓋部に指を入れる圧出
a：霰粒腫の圧出，b：石灰化上皮腫の圧出．ある程度出たら，あとは強く押せば圧出される．出血が少なく，手術時間も短い．

迫する．挟瞼器は不要である（図5）．
　この処置によって，組織内に広がってしまい鋭匙で出しにくいものも，低リスクで摘出できる．意外と痛くないようである．

> **豆知識**
> 指で圧迫する手技は腫瘤の摘出の際にも用いられる．このような鈍的な剥離は，解剖学的脆弱部で起きるため出血も少ない．

秘技その三　綿棒を使う

❖ これが秘技！

　腫瘤が霰粒腫であり内容物が肉芽であれば，綿棒やガーゼなどでこすると内容物が絡み付いてくることが多い．一方，脂腺がんであると絡み付いてこないことがあり，その場合は組織を病理検査に提出しておくとよい．

> **豆知識**
> 患者の年齢が65歳以上の場合は，一律に病理検査に提出したほうがよい．なお，保険請求は病理組織標本作製料（N000-1 860点）と病理判断料（N006-1 520点）が可能である．

5

2 睫毛内反・睫毛乱生

森田　耕輔

 病態を正しく把握する

❖ 正攻法のここが大事！

　睫毛が眼表面に接触して問題となるおもな疾患には，睫毛内反，眼瞼内反，睫毛乱生がある．
　睫毛内反は乳児の約半数にみられ成長とともに多くは改善するが，10歳以降では自然治癒は見込めないため，必要に応じて手術治療を行う．ほとんどが先天性で，睫毛を外反させている下眼瞼牽引筋腱膜からの皮膚穿通枝の未発達が原因であるため，治療は皮膚穿通枝の再建術，つまり，睫毛周囲の皮下組織を下眼瞼牽引筋腱膜に縫合固定する．一方，眼瞼内反の多くは退行性で，瞼板支持組織の弛緩により瞼板が眼球側に回旋しているため，治療には弛緩した支持組織の再建術を行う．また，睫毛乱生の原因は慢性炎症や感染，外傷，医原性，退行性など多岐にわたるが，治療には問題となっている睫毛に対する睫毛電気分解や睫毛根の切除（睫毛列切除），睫毛が接触しない位置まで睫毛を含む前葉（皮膚，眼輪筋）を移動させる方法（anterior lamellar repositioning）などがある．
　睫毛のトラブルに遭遇した際は，年齢や臨床経過，診察所見から正しく病態を把握して適切な治療につなげる．本項ではおもに睫毛内反と睫毛乱生について述べる．

❖ 正攻法の盲点！

　日常診療では睫毛内反は若年者に認めることがほとんどであるが，幼少期に睫毛内反が軽度であった症例に体重増加などによる下眼瞼の皮膚の押し上げや加齢に伴う変化が加わった場合は，成人してから症状が顕在化することもあるため，年齢だけで判断しないようにされたい．

 術式選択と手術のタイミング

❖ 正攻法のここが大事！

　睫毛内反の治療である皮膚穿通枝の再建方法には通糸法と切開法があるが，筆者は下眼瞼に対しては，再発率が低く，最終的な術後の傷も目立たないため切開法を選択している．一方，上眼瞼には，通糸法でも症例によっては再発が少ないと考えており，睫毛内反が軽度で上眼瞼が薄く，ブジーを用いたシミュレーションで容易に重瞼線が維持できる場合は通糸法を提案し，それ以外の症例には切開法を選択している（図1，2）．
　睫毛乱生の治療には睫毛抜去や睫毛電気分解といった非外科的なものと，睫毛根の切除（睫

2 睫毛内反・睫毛乱生

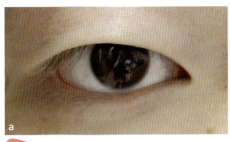
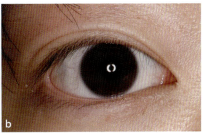

図1 通糸法（上眼瞼）
a：術前，b：術後6ヵ月．
上眼瞼の軽度の睫毛内反に対して通糸法を施行した．

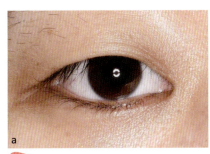
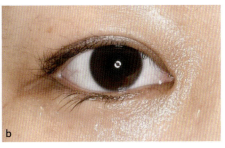

図2 切開法（上眼瞼）
a：術前，b：術後6ヵ月．
上眼瞼の睫毛内反．頻回のアイテープ使用により皮膚が弛緩している印象がある．切開法を施行し，皮膚も少量切除している．

列切除）や睫毛を含む前葉の移動（anterior lamellar repositioning）などの外科的なものがある．睫毛抜去は一時的な症状の緩和には優れているが，再発し根治には至らない．睫毛電気分解は本数が少ない症例では有用で，数回の施行で根治できることが多い．睫毛根の切除（睫毛列切除）は，数本のみから眼瞼全幅に至るものまで処理範囲はさまざまであるが，睫毛根を直視下で確実に切除することができるため再発が少ない（図3）．睫毛を含む前葉を移動させる方法（anterior lamellar repositioning）はやや手技が煩雑であるが，睫毛を残したい症例や上眼瞼の広範囲の睫毛乱生に対しては有効な術式である．

❖ 正攻法の盲点！

睫毛内反は10歳頃までに自然治癒する可能性がある一方で，就学前に手術すべきと考えられる症例もある．手術の決定には自覚症状，角膜障害の程度，視力および屈折異常を総合的に評価し，いずれかに明らかな異常を認める場合には，良好な視機能獲得の観点からも就学前の手術を考慮すべきである．

睫毛乱生に対し長期にわたり多数の睫毛を頻回に抜去して，抜去に伴う慢性炎症からさらなる増悪をきたしている症例も散見される．そのような症例では外科的治療も検討されたい．

第1章　前眼部疾患

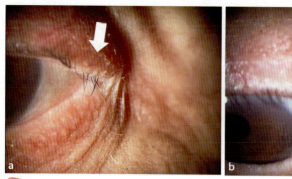
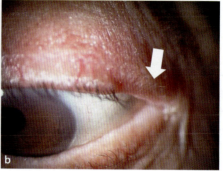

図3　睫毛列切除
a：術前，b：術後1ヵ月．
問題となっている睫毛根（矢印）を前葉を含めて切除した．

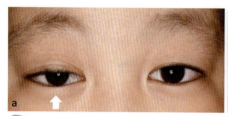
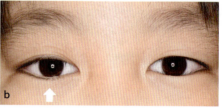

図4　睫毛内反に伴う偽眼瞼下垂
a：術前，b：術後10ヵ月．
右下眼瞼に対して切開法を施行した（矢印）．術後，羞明や異物感が改善したことで偽眼瞼下垂は改善した．

　豆知識

睫毛内反では角膜障害に伴う羞明や異物感から開瞼が悪くなることがある（**偽眼瞼下垂**）．この場合，睫毛内反の治療をすれば偽眼瞼下垂は改善する（**図4**）．

秘技その一　強めの矯正と皮膚切除

❖ これが秘技！

睫毛内反の治療で睫毛を外反させる際，筆者は**かなり強めに矯正している**．外反させた睫毛の向きは，術後徐々に後戻りするためである．また，下眼瞼の皮膚が余剰となっている症例が多く，ほとんどの症例で**皮膚切除も行っている**．皮膚を切除しすぎると外反をきたすとされるが，余剰な皮膚を伸展させて睫毛側の創縁を越える部分の皮膚を切除しても外反をきたすことはなく，むしろ再発予防にはそうすべきと考えている（**図5**）．

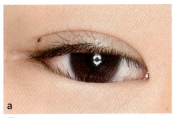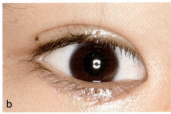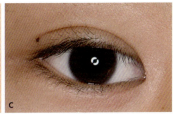

🔴 **図5** 強めの矯正と皮膚切除

a：術前，b：術後1ヵ月，c：術後9ヵ月．
右下眼瞼に対して切開法を施行した．術後の後戻りを考慮して睫毛が下方を向く程度まで過矯正にしている．余剰な皮膚も確実に切除する．

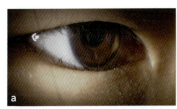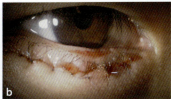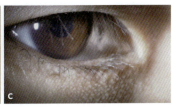

🔴 **図6** 瞼縁切開（lid margin split）

a：術前，b：術翌日，c：術後3ヵ月．
瞼縁切開（lid margin split）を行うことで，より強く前葉を外反させることができる．

睫毛内反の難治症例対策：瞼縁切開と内眥形成術

❖ これが秘技！

　内眼角贅皮（蒙古襞）が強い症例は睫毛の矯正が弱くなりやすく，再発のリスクが高まると考えられている．対策としては瞼縁切開（lid margin split）を行うことで睫毛を含む前葉をより強く外反させる方法（図6）や，内眥形成術の追加などがある．

上眼瞼では睫毛を含む前葉を瞼縁から離す

❖ これが秘技！

　下眼瞼とは異なり，上眼瞼の広範な睫毛内反に対して睫毛根を含む前葉を切除すると，皮膚が下垂して角膜と接触し，角膜障害をきたすことがある．また整容的にも奇異な印象となる場合がある．そのため上眼瞼の広範囲な睫毛乱生に対しては，睫毛を含む前葉を瞼縁から離れた位置に移動させる方法（anterior lamellar repositioning）を選択する（図7）．

第1章　前眼部疾患

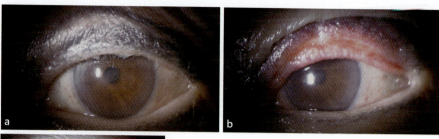
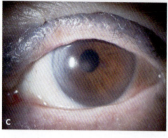

図7 anterior lamellar repositioning
a：術前，b：術後1週，c：術後1年．
上眼瞼の瞼縁に多数の睫毛乱生を認める（a）．睫毛を含む前葉を頭側に移動させた（b）．瞼縁のアートメイクが消えている分だけ前葉が移動したことになる（c）．

3 兎　眼

高比良　雅之

 原因と角膜の状態を把握する

❖ 正攻法のここが大事！

　兎眼とは，眼瞼が十分に閉じない閉瞼不全によって眼表面が乾燥する病態である．その程度によって結膜充血，角膜上皮びらん，角膜混濁がみられ，重症例では角膜の菲薄化から角膜穿孔を生じることもある．最も多い病態は顔面神経麻痺によるもので，眼輪筋の機能低下による閉瞼不全を生じる（図1a, b）．ある日突然に生じる顔面神経麻痺は，単純ヘルペスウイルス（herpes simplex virus：HSV）が原因とされる Bell 麻痺の頻度が高い．その他，脳梗塞，脳腫瘍，耳下腺腫瘍，外傷などでも顔面神経麻痺をきたす．また，甲状腺機能亢進症などに伴う甲状腺眼症によって上眼瞼後退や眼球突出をきたし，兎眼を生じることがある（図2）．

❖ 正攻法の盲点！

　診察時には閉瞼不全がほとんどみられないのに角結膜障害が存在する場合には，就寝時だけ閉

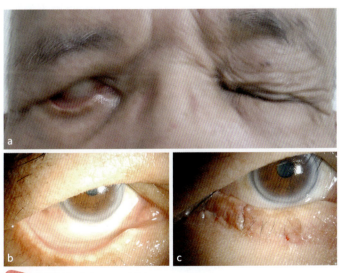

図1 顔面神経麻痺による兎眼
右顔面神経麻痺により右眉毛下垂，右下眼瞼外反がみられ，閉瞼不全を生じていた（a, b）．Kuhnt-Szymanowski 法により右下眼瞼の水平方向の短縮を行い，下眼瞼縁は眼表面に接し（c），角膜上皮障害は改善した．

11

第一章　前眼部疾患

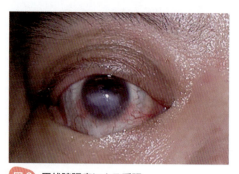

図2　甲状腺眼症による兎眼
甲状腺眼症により眼球突出をきたしており，兎眼による角膜障害がみられた．

瞼不全が生じる夜間性兎眼も疑う必要がある．突然に生じる顔面神経麻痺としてはBell麻痺のほかに，水痘・帯状疱疹ウイルス（varicella zoster virus：VZV）が原因とされるRamsay Hunt症候群があり，耳介周辺の発赤や水疱，耳の痛みなどを伴うことが特徴とされる．

原因により幅広い治療法から選択する

❖ 正攻法のここが大事！

　兎眼の治療は薬物による治療・処置と手術に大別され，角膜障害の重症度に応じて治療法を選択する．急な発症から間もない顔面神経麻痺（Bell麻痺やRamsay Hunt症候群）による兎眼に対しては，ステロイドや抗ウイルス薬の内服により症状の改善が見込まれる．症状が軽度の角膜上皮障害のみの場合には，ドライアイに対する点眼や眼軟膏塗布での対処が可能である．一方で，保存療法で改善しない顔面神経麻痺に対しては手術が選択され，lateral tarsal strip（LTS）法やKuhnt-Szymanowski法（図1c）などにより下眼瞼外反を矯正する．また，甲状腺眼症による兎眼（図2）では，眼窩減圧手術や上眼瞼後退を矯正する手術が選択される．
　閉瞼不全が重度で，角膜厚が薄くて角膜穿孔をきたしそうな病態に対しては，上下の瞼を縫い合わせる瞼板縫合術（tarsorrhaphy）を行うことがある．瞼板縫合術には，緊急避難的に行う一時的瞼板縫合術と，長期的な効果を期待して耳側1/4～1/3の上下眼瞼を縫合する永久的瞼板縫合術がある[1]．

❖ 正攻法の盲点！

　中等度～重度の角膜障害がみられ，手術による矯正が望ましいような兎眼の所見であっても，患者の全身状態から手術が不可能な症例もしばしば存在する．たとえば脳梗塞後で意識レベルが低く長期臥床にあり，開瞼したままほとんど瞬目ができないような症例では，保存的治療しかできない．全身状態から手術が不可能であり，点眼薬や眼軟膏による処置だけでは角膜上皮障害の改善が見込めないような症例では，市販されている角膜保護用テープや貼り付けるタイプの眼帯（アイパッチ）を用いることができる．

> **豆知識**
>
> 兎眼角膜症では，その角膜病変の重症度を評価することが大切であり，特に角膜の菲薄化が高度で角膜穿孔を生じやすい病態においては，一時的な瞼板縫合術など緊急的な対処を要する．ひとたび穿孔を生じた病態であっても，その原因となる閉瞼不全や涙液メニスカスの減少を改善する治療を行ったうえで角膜移植術も適応となる．

手術不可能例にはラップとガーゼで対応する

❖ これが秘技！

 脳梗塞後で臥床している場合など，重度の兎眼がみられても手術不可能な症例が存在する．そのような例での保存的治療としては，点眼薬や眼軟膏による処置に加え先述のように角膜保護用テープやアイパッチを用いるが，長期使用では貼付する部分の皮膚がかぶれる問題が生じやすい．もう1つの保存的治療としては，露出している角結膜に眼軟膏を十分に塗布した後に，上下眼瞼全体を覆うような大きさのラップ（サランラップ®，クレラップ®，ポリラップ®）を被せて，さらにその上からガーゼで覆い，そのガーゼをテープで固定するといった手技が有用である．細いテープでの固定であれば，貼付する前額や頬の皮膚の場所を時折変更することで，重度のかぶれは回避することができる．

重度の認知症の症例に対しては眼帯不要の手術を検討

❖ これが秘技！

 兎眼による角膜障害・混濁が強いものの，重度の認知症のため覚醒時には処置ができないような（眼帯をすることが不可能な）症例に対しては，もし全身麻酔が可能であれば術後の眼帯が不要となるような手術の適応となりうる．その術式としては，先述した永久的瞼板縫合術が1つの選択肢であるし，また僚眼の視機能に問題がないなら，患眼の重篤度によっては眼球摘出も選択肢となりうる．

🌸 文献

1) 横川英明：眼瞼縫合術（タルゾラフィー）．OCULISTA **106**：32-36, 2022

4 眼瞼下垂・眼瞼皮膚弛緩

馬渡　祐記

正攻法その一　正しい診断は解剖の理解から

❖ 正攻法のここが大事！

　眼瞼下垂の原因としては，加齢やハードコンタクトレンズの長期使用などによる上眼瞼挙筋腱膜の菲薄化・裂開や，先天的な挙筋形成不全が多い．瞳孔中心から上眼瞼縁までの距離であるMRD（margin reflex distance）-1を用いて評価する．眼瞼下垂手術においては余剰皮膚弛緩量や眉毛の位置も重要な術前評価項目であるが，スリット写真のみからは顔の全体像がわからないため，カメラによる顔写真撮影をするほうが望ましい．
　また，眼瞼下垂手術後には屈折やドライアイの状態が変化することがあるので，眼瞼の状態だけでなく屈折や前眼部の状態も確認する．
　眼瞼下垂の手術を行うためには，上眼瞼の解剖を理解する必要がある．上眼瞼を挙上させる上眼瞼挙筋は上下枝に分岐し，それぞれ上眼瞼挙筋腱膜とMüller筋に分岐する．上眼瞼挙筋腱膜は瞼板の前面に停止し，Müller筋は瞼板の上縁に停止する．まぶたが厚ぼったい症例では手術時に眼瞼の眼窩脂肪を適量切除したほうがよい場合があるため，眼瞼の眼窩脂肪の解剖についても理解する必要がある．

❖ 正攻法の盲点！

　眼瞼下垂は神経障害が原因で発症することがある．また，眼窩上方の腫瘍（前頭洞腫瘍の進展を含む）が機械的に眼瞼下垂を引き起こすこともある．したがって，初診時には発症時期や既往歴に関する問診のほか，眼位，眼球運動，対光反応および眼球突出を確認する．実際，当院の眼瞼下垂手術希望患者のなかにも，眼位異常や眼球運動障害を認め，重症筋無力症，動眼神経麻痺，眼窩腫瘍，副鼻腔腫瘍が原因の眼瞼下垂を呈していた例がある．特に診察時に瞼裂高の変動がある場合には重症筋無力症を疑い，精査しながら治療方針を慎重に検討する．
　眼瞼下垂手術を行うとドライアイが悪化することがあるため，術前に重度のドライアイがある場合には，上眼瞼の挙上量は控えめにするか，手術を見合わせるなどの判断も必要である．

> **豆知識**
> 　重症筋無力症の診断には血液検査による抗アセチルコリン受容体抗体の確認が簡易かつ有効であるが，陰性であっても重症筋無力症は否定できない．特に眼筋型の場合，患者の10〜50%でしか陽性とならない．アイスパックテストも簡便な検査であるが，陽性と判定するのが難しい場合がある．さらにテンシロンテストは検査施行自体のハードルが高く，疑わしい場合には神経内科と連携したほうがよい．

4 眼瞼下垂・眼瞼皮膚弛緩

眼瞼下垂には挙筋短縮術，眼瞼皮膚弛緩には重瞼線皮膚切開法か眉下皮膚切除術

❖ 正攻法のここが大事！

1. 眼瞼下垂に対する手術

眼瞼下垂手術にはさまざまなものがあるが，筆者は基本的に**挙筋短縮術**（挙筋腱膜とMüller筋の同時前転）を施行している．この手術はやや煩雑で出血量が多いという欠点はあるものの，矯正力が強く，先天性眼瞼下垂のような上眼瞼挙筋のみの機能低下をきたしている疾患からHorner症候群のようなMüller筋に原因の主座がある疾患まで，幅広い症例に対応可能という利点がある．矯正力が強いということは無理に挙上する必要がないため，瞼縁のカーブが自然になりやすい．

2. 眼瞼皮膚弛緩に対する手術

重瞼線皮膚切開法と眉下皮膚切除術がある．それぞれの利点と欠点を考慮し，症例に応じて手術方法を選択する．

❶ 重瞼線皮膚切開法

術中定量や微調整がしやすく，術創が重瞼に隠れて目立ちにくいという利点がある．また，眼窩脂肪の切除が必要な場合に適している．一方で，上眼瞼の皮膚は瞼縁ほど薄く，上方に行くにつれ厚くなる．そのため瞼縁に近い薄い部分の皮膚を切除すると，まぶたが厚ぼったい症例では術後さらにまぶたが厚ぼったくなるという欠点がある．

❷ 眉下皮膚切除術

耳側の上眼瞼皮膚が厚く垂れ下がっている症例に特に有効である．眼瞼特有の薄い皮膚を残すことができ，かつ重瞼を作成しないため，術後に目元の印象が変わりにくいという利点がある．眉毛が濃く色黒の症例では術創は目立ちにくいが，逆に眉毛が薄く色白の症例では術創が目立ちやすく，消退するまで時間がかかる場合がある．また，眉下皮膚切除術では鼻側の余剰皮膚の切除は困難である．

❖ 正攻法の盲点！

挙筋短縮術を行い，低矯正，過矯正，および瞼縁のカーブの不整が生じた場合は**再手術**が必要となる（当院で約3％）．挙筋短縮術時に前転した際，余剰となった挙筋群は適量切除するが，過矯正となった場合は余剰挙筋群を用いて挙筋群を後転しなければならないため，**必ず余剰挙筋群をある程度残す**ことが大切である．

余剰皮膚を切除しすぎた場合，修正はほぼ不可能であるため，**切除しすぎない**ことが重要である．皮膚を控え目に切除し，術中坐位での確認を行いながら，**少しずつ追加切除する**ことを心がける．非常に重度の皮膚弛緩がある症例では，1回の手術では適量切除が困難な場合がある．そのような症例には**先に眉下皮膚切除術を行い**，必要であれば**重瞼線皮膚切開法を追加**したほうがよいと考える．

第 1 章　前眼部疾患

挙筋短縮術における瞼裂高・瞼縁のカーブ調整は丁寧に

❖ これが秘技！

　挙筋群の前転位置は，white line（眼窩隔膜が上眼瞼挙筋腱膜と合流する部分）が 1 つの基準になる．教科書的には white line の位置で挙筋群を瞼板の上縁から 1/3 の高さの部分に縫着するのがよいとの報告が多いが，症例によって挙筋能，腱膜の菲薄化，挙筋の脂肪変性などの程度が異なるため，実際には挙筋群の縫着位置にばらつきがある．また，組織の菲薄化により white line 自体わかりにくいことも多い．そのため腱膜の厚い部分を瞼板にいったん縫着し，その後坐位で挙上量を確認し，トライアンドエラーを繰り返しながら適切な縫着位置を探していく．ほとんどの症例で瞼板への縫着は 1 点で十分であるが，重度の眼瞼下垂で挙筋群の前転量が大きい例，瞼板が薄い例，および上眼瞼が横方向に弛緩している例では，1 点縫着では眼瞼の中央が吊り上がり，カーブが三角になることがある．そのような場合，筆者は瞼板への縫着を 2 点行っている．術終了時に 2 mm 以内の兎眼が残存していても，術後の腫脹や麻酔の効果が消失する経過で完全閉瞼が可能となってくる．その際，Bell 現象（閉瞼時に眼球が上外転すること）が十分にあれば角膜障害は生じにくい．逆に，Bell 現象が弱い場合には挙上を控えめにすることを心がける．

過矯正の再手術では術後の戻りを考慮して位置を決める

❖ これが秘技！

　初回手術例と異なり，再手術例では瘢痕により各組織のレイヤーが判別しにくく，かつ組織同士の癒着があるため組織剝離が困難となる．再手術時には組織剝離を正確に行い，組織の穿孔を予防するために挟瞼器を使用する．また，前回手術よりも広範囲で剝離するとレイヤーが判別しやすい．低矯正や瞼縁のカーブの不整を修正する際は，前回手術の縫着部の位置を参考に再縫着部の位置を調整する．過矯正の修正においては，術終了時に左右の瞼裂高のバランスが良好でも，術後経過中の腫脹消退や組織拘縮により再度過矯正となることがある．そのため過矯正の修正の際は，術後の戻りを考慮して思い切って対側より上眼瞼の位置を下げておくほうがよい（図 1）．

眉下皮膚切除術の皮膚剝離にはモスキートペアンを使う

❖ これが秘技！

　眉下皮膚切除部，特に眼窩上縁外側あたりには太い血管が走行するため，眉下皮膚切除術時に剪刀で組織を切開・剝離すると大出血を起こすことがある．モスキートペアンを用いることで，太い血管を傷害せず鈍的に剝離することができる．その際のコツは，次のとおりである．
　①皮膚切開の際に真皮下まで深めに切開する．
　②左手人差し指と中指で切開部分を横方向に広げる．
　③モスキートペアンで皮膚を把持して最初は縦方向（天井方向）に引っ張り，剝離し始めたら

16

❹ 眼瞼下垂・眼瞼皮膚弛緩

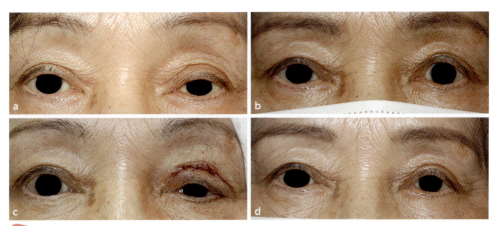

図1 挙筋短縮術後の過矯正に対する挙筋群後転術（左眼）
a：術前，b：術後4週，c：再手術直後．対側よりも上眼瞼がかなり下の位置になるように矯正している．
d：術後8週．

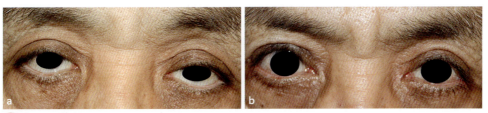

図2 挙筋短縮術＋LTS法の術前後写真
a：術前，b：術後．

横方向に引きながら真皮下で皮膚を剝離していく．
これらを行うことで出血を減らすことができるため，習得しておいたほうが望ましい．

 下眼瞼 sagging には LTS 法を併用

❖ これが秘技！

　加齢によって下眼瞼が沈下することがある（下眼瞼の sagging）．下眼瞼が沈下した症例に眼瞼下垂手術を行うと瞼裂高が大きくなり，涙液の蒸発亢進によりドライアイが重症化しやすい．そのような症例の場合には lateral tarsal strip (LTS) 法を併用する．LTS 法は下眼瞼の外側瞼板を一部，周囲の結膜や眼輪筋を外して裸の状態に露出させ眼窩外側縁に縫着する方法で，下眼瞼を外（上）方に引き上げる作用があり，下眼瞼内反症や外反症の治療にも用いられる．図2の症例は術前より重度のドライアイを伴った眼瞼下垂＋下眼瞼 sagging の患者で，挙筋短縮術と LTS 法を施行した．術後，ドライアイは悪化しなかった．

5 ウイルス性結膜炎

秦野　寛

正攻法 その一　赤目の涙目と濾胞を見逃すな

❖ **正攻法のここが大事！**

　ウイルス性結膜炎を疑う臨床診断の3要点は結膜充血，結膜濾胞，そして流涙（水様性眼脂）であり（図1，2），検査診断の2要点は迅速抗原キットと塗抹検鏡である．

　本症は濾胞性結膜炎で，広義では急性と慢性がある（表1）．急性がその強い伝染力のために圧倒的に重要であり，感冒症状，耳前リンパ節腫脹を伴うことが多いが，最も重要な所見は充血，濾胞，流涙（水様性眼脂）である．代表はアデノウイルスによる流行性角結膜炎（epidemic keratoconjunctivitis：EKC），および小児の夏風邪でプール熱ともよばれる咽頭結膜熱（pharyngoconjunctival fever：PCF）である．その他，エンテロウイルス結膜炎〔エンテロウイルス70（EV70）およびコクサッキーウイルスA24変異株（CA24v）による急性出血性結膜炎（acute hemorrhagic conjunctivitis：AHC）〕，単純ヘルペスウイルス（HSV）結膜炎，水痘・帯状疱疹ウイルス（VZV）結膜炎などがある．慢性のものとしては *Molluscum contagiosum* virus による伝染性軟属腫ウイルス結膜炎がある．

❖ **正攻法の盲点！**

　①新生児には濾胞はない！　新生児は，結膜濾胞が未成熟だからである．したがって，新生児

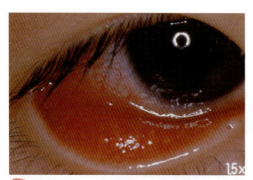

図1　アデノウイルス結膜炎（結膜濾胞）

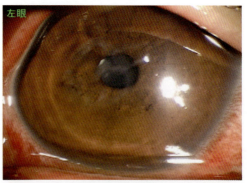

図2　アデノウイルス結膜炎（流涙, 角膜上皮びらん）
ウイルス感染の眼脂性状は水様性である．Viral は Watery で VW：フォルクスワーゲン，その他眼脂全般は BMW（P：purulent, M：mucinous, W：watery）で総括できるというドイツ車ジョークである．

急性濾胞性結膜炎	・流行性角結膜炎 　（epidemic keratoconjunctivitis：EKC） ・咽頭結膜熱（プール熱） 　（pharyngoconjunctival fever：PCF） ・急性出血性結膜炎 　（acute hemorrhagic conjunctivitis：AHC） ・ヘルペス性結膜炎 　（HSV, VZV）
慢性濾胞性結膜炎	・伝染性軟属腫ウイルス結膜炎 　（*Molluscum contagiosum* virus）

のEKC診断は見落としやすい一大盲点である．後述するように，新生児，小児は全般に角膜合併症を生じやすく，弱視の原因をつくりかねないので，心して臨む必要がある．
②慢性濾胞は薬剤などによるtoxic conjunctivitisの場合がある．
③液体クロマトグラフィーのアデノウイルス抗原検出キットは，ウイルス抗原の特異性は100％であるが，感受性が50％前後であり，陰性だからといって本症を否定はできないという限界がある．

> **豆知識**
> **アデノウイルスの分類**
> 　従来，アデノウイルスは血清型で分類されてきた．現在は遺伝子型での分類に変わり，分類法は7種（A～G）ある．なかでもD種が最も多い25の型を包含している．合計56型までに分類されているが，これらのいずれかの型により結膜炎を生じた場合をアデノウイルス結膜炎と一括している[1]．
> **クラミジア結膜炎の濾胞との違い**
> 　アデノウイルスの濾胞は小さく1つ1つが分かれて隆起しているが，クラミジアのそれは比較的に白濁しており，融合し連峰状につながっていて大きく，擦過するともろく崩れやすい．

ウイルス性結膜炎は結膜炎ではなく，角結膜炎であると心得よ

❖ 正攻法のここが大事！

1．角膜所見を見逃すな！
　前期は上皮びらん（図2），後期は多発性上皮下浸潤（multiple subepithelial infiltrates：MSI）（図3）である．前者は細菌混合感染につながり，後者は持続性視力低下につながる．

2．ステロイドの考え方
　最初からワンパターンでステロイド点眼薬を出すべきではない．施設によっては，アデノウイルス結膜炎に対しEKCセットと称して全例で抗菌薬とステロイド点眼薬を一律に処方する場合もあるようだが，筆者は反対である．特に小児例では危険であり，ステロイド点眼薬はMSI，偽膜などの出現を待って待機的に検討すべきである．ヘルペスは結膜濾胞を伴うため重要な鑑別

第 1 章　前眼部疾患

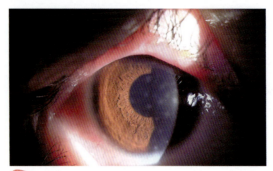

図3　多発性上皮下浸潤（MSI）

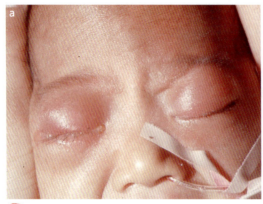
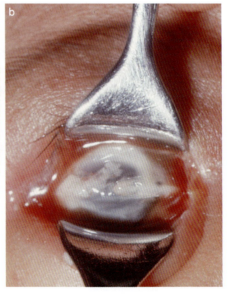

図4　小児EKCの角膜溶連菌（アデノウイルス8）感染
a：両眼瞼が腫脹しており，診察が困難をきわめる．b：角膜潰瘍を生じ失明状態．
（山口大学名誉教授小林俊策先生ご提供）

対象である．眼瞼水疱や特異な角結膜上皮病変が手がかりとなりうるが，ステロイド薬の扱いが真逆であるため両者の区別は大切である．小児，成人とも単純ヘルペスの初感染を見落とした場合，上皮型を一気に増悪させうる．

❖ 正攻法の盲点！

1．抗菌薬

　本症は原因がウイルスであるため，抗菌薬の投与は無意味，過剰と考える初学者がいる．しかし，本症では角結膜炎を生じ，角膜上皮欠損が多発するため，細菌混合感染の予防が全例で重要となる．特に新生児，乳幼児では免疫能が低く，医師も伝染性への恐怖から，角膜所見の詳細を十分に確認できないことが多い．上皮びらんに細菌混合感染を生じ角膜潰瘍から失明に至ったケースも存在する（図4）．小児こそ厳重注意である[2]．

2．定期診察

　成人では週1回程度の観察で十分だが，小児では面倒がらず，週2～3回角膜を入念に検査す

❺ ウイルス性結膜炎

べきである．小児ほど，角結膜炎ではほとんど閉瞼したままの状態となる．また，保護者にも結膜ではなく角膜（黒目）の状態を注視するように指導すべきである．

> **豆知識**
> アデノウイルス結膜炎とヘルペス性結膜炎の鑑別では，臨床所見のほかに結膜の塗抹擦過標本のGiemsa染色（ディフ・クイック染色）が参考になる．アデノウイルスでは炎症細胞の大半が単核球であるが，ヘルペスでは単核球だけでなく多形核白血球も混在したり，上皮細胞同士が融合してできるヘルペス属特有の多核巨細胞がみられることがある．なお，本細胞は皮膚で多く検出され，結膜，角膜の順で検出しにくくなる．

結膜炎診断では顕微鏡こそ最高の教師

❖ これが秘技！

塗抹検鏡は設備と経験を必要とするが，本症の最終診断の根拠として極めて有用である．ちなみに，ウイルス抗原迅速検査キットは特異性が高く有用だが，病期によっては抗原量が不十分だと感受性が低下し，false negative（偽陰性）となる．つまり，この検査は nothing or all であり，役立たずの場合も少なくない．他方，塗抹検鏡は，炎症細胞があればその種類と存在比率により，ある程度の考察や，ストーリーの組み立てが可能になる．つまり，nothing でも all でもなく，考える材料を与えてくれる．もし単核球がある程度確認できれば，ウイルス感染の可能性はかなり高いからである．

> **豆知識**
> **塗抹検鏡の染色法の選択―Giemsa染色（ディフ・クイック染色）とグラム染色**
> 両者の大きな違いは，前者は炎症細胞（味方）を染めるのに対し，後者は細菌（敵）を染めることである．したがって，ウイルス感染時にはグラム染色は不可だが，Giemsa染色であれば多形核白血球（PMN），単核球（Mono），好酸球（Eos）の出動比率により炎症の起炎因子が推測できる．つまり，単核球優位であればウイルス感染を強く疑う根拠となる．

ヨードの応用とタクロリムス点眼

❖ これが秘技！

従来，本症の治療は対症療法薬のみに終始してきた．最近，注目されているのがヨード剤点眼である．図5はPA・ヨードのウイルス殺滅効果の *in vitro* データである[3]．すでに国内外からヨード剤の臨床的有用性が報告されており[4]，今後の臨床評価が期待される．

経過中にMSI（図3）を生じると長期に視力障害を起こしうる．これに対しては通常，ステロイド点眼が有効であるが，点眼が長期化する場合が多く，ステロイド緑内障のリスクも考えなければならない．筆者はステロイド点眼に代わるものとして，タクロリムス点眼（2〜4回/日）を行っている．ウイルス性結膜炎には細胞性免疫が関与していると考えられており，その意味でリ

21

第一章　前眼部疾患

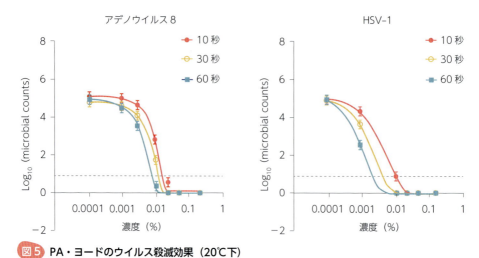

図5　PA・ヨードのウイルス殺滅効果（20℃下）

〔秦野　寛ほか：ヨウ素・ポリビニルアルコール点眼・洗眼液（PA・ヨード）の消毒活性における温度・濃度・時間の影響と保存安定性．日眼会誌 119：503-510, 2015 より許諾を得て転載〕

ンパ球を抑制するタクロリムスは合理的選択であろう．眼圧上昇の心配もなく，長期漸減使用がしやすい．

> **豆知識**
> タクロリムス点眼薬の保険適用は，現在，春季カタルのみである．PA・ヨード点眼薬の角膜ヘルペスと洗眼殺菌以外の保険処方はできないが，サンヨード®点眼薬がOTC薬局で入手できる．

文　献

1) 内尾英一：アデノウイルスの過去，現在，未来．臨床眼科 **70**：18-22, 2016
2) Kim JH et al：Outbreak of Gram-positive bacterial keratitis associated with epidemic keratoconjunctivitis in neonates and infants. Eye（Lond）**23**：1059-1065, 2009
3) 秦野　寛ほか：ヨウ素・ポリビニルアルコール点眼・洗眼液（PA・ヨード）の消毒活性における温度・濃度・時間の影響と保存安定性．日眼会誌 **119**：503-510, 2015
4) 樫葉周三ほか：ヨード包接化合物（PVA-I2）点眼液の殺菌効力試験および細菌起炎性眼疾患への使用経験．日眼紀 **31**：491-505, 1980

6 アレルギー性結膜疾患

福田 憲

正攻法その一 鑑別診断・病型分類をしっかり行う！

❖ 正攻法のここが大事！

　アレルギー性結膜疾患の診断には，①まず結膜炎がアレルギー性かまたは感染症などの別の原因によるものかの鑑別と，②アレルギー性結膜疾患の4つの病型のどれに当てはまるかの分類の，2段階の鑑別が必要である[1]．結膜炎診療で重要な基本所見は結膜乳頭と濾胞であり，必ず上下の眼瞼結膜の状態を観察する．

　結膜乳頭は粘膜固有層の膨隆であり，細隙灯で観察すると隆起の中央から血管が侵入しているのが特徴で，アレルギー性結膜疾患およびコンタクトレンズ関連乳頭結膜炎で観察される．直径1 mm以上を巨大乳頭とよび，春季カタルや巨大乳頭結膜炎の診断根拠となる．

　濾胞は，組織学的にはリンパ組織の局所的な増殖で，細隙灯では隆起の周辺から血管が入るのが観察される．リンパ球が病態に関連する疾患，すなわち感染性ではウイルスやクラミジア，非感染性では薬剤性やアレルギー性結膜疾患でみられる．アレルギー性結膜炎やアデノウイルス結膜炎では小さい濾胞が分かれて隆起し，クラミジア結膜炎では大きな濾胞が癒合していくのが特徴である．

❖ 正攻法の盲点！

　下眼瞼結膜の大きな濾胞はクラミジア結膜炎の特徴であるが，点眼薬アレルギーや伝染性軟属腫あるいは悪性リンパ腫などにおいても観察されることがあるため，巨大濾胞＝クラミジア結膜炎と短絡的に診断してはならない．巨大濾胞のみにこだわらず，眼脂やリンパ節腫脹がないなどのクラミジア結膜炎と矛盾した所見，また治療薬に対する反応性などにより総合的な診断が必要である．

> **豆知識**
> 　眼瞼型の春季カタルには上眼瞼結膜に特徴的な巨大乳頭がみられ，診断に迷うことは少ない．一方，眼球型の春季カタルは細隙灯のディフューザーでの観察だけでは小さな輪部病変を見逃しやすく，結膜炎診療においてもフルオレセイン染色が推奨される（図1）．

第一章　前眼部疾患

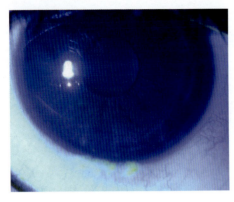

図1 眼球型春季カタルの輪部病変
見逃されやすい軽度の輪部病変でも，フルオレセイン染色をすると判別しやすくなる．
〔福田　憲ほか：アレルギー性結膜疾患．OCULISTA 65：8-14, 2018 より許諾を得て転載〕

アレルギー性結膜炎：点眼薬の使い方を指導する

❖ 正攻法のここが大事！

　花粉による季節性アレルギー性結膜炎患者には，抗アレルギー点眼薬の開始時期と使い方の指導が重要である．花粉飛散開始予測日の約2週間前より抗アレルギー点眼薬を開始するいわゆる「初期療法」の指導を行う．初期療法では，花粉の飛散によって結膜炎の症状が出てから点眼を開始するよりも①症状の発現を遅らせる効果，②花粉飛散ピーク時の症状の重症化を抑える効果が報告されており，結果としてステロイド点眼薬などの追加治療も減らすことができると考えられる．

　眼の痒みは花粉症患者が最も苦痛とする症状の1つである．眼科で季節性アレルギー性結膜炎と診断され，1日4回の抗ヒスタミン点眼薬を処方された患者に対する調査（2019年）では，いずれの状況でも「点眼回数が1日に4回」かつ「痒みの有無にかかわらず，だいたい決まった時間に点眼する」群（用法遵守群）は，「痒くなってから点眼する」群（用法逸脱群）に比して有意に生活への支障度のスコアが低かった[2]．また，1日に我慢できない痒みを感じる回数に比例してQOLが低下していた．したがって患者のQOL向上のための治療目標は，生じた眼の痒みを抑える（治療）よりも，眼の痒みを感じさせないこと（予防）がより重要である．これまで多くの患者は痒いときに点眼，すなわちリアクティブな点眼をしていたが，痒みを感じる回数を減らすためにはプロアクティブ点眼とよばれる痒くなくても用法どおりに点眼することが推奨される．

　抗アレルギー点眼薬を処方する際に，「痒み止めの点眼」と言うと，患者が「痒くなってから点眼することで痒みを鎮める薬」と誤認識する可能性がある．抗アレルギー点眼薬は「痒みの有無にかかわらず，決まった時間に使う薬」であることをしっかり患者に指導することが重要である．点眼習慣を変化させるだけで，ステロイド点眼薬などの不要な追加治療を減らすこともできると考えられる．

6 アレルギー性結膜疾患

 春季カタルの治療：免疫抑制点眼薬をうまく使う

❖ 正攻法のここが大事！

　春季カタルの治療には抗アレルギー点眼薬をベースに用いるが，免疫抑制点眼薬が実質的な第一選択薬である．自覚症状の増悪や巨大乳頭・角膜病変の増悪時には，躊躇せずに免疫抑制点眼薬で治療を行う．ステロイド点眼薬は免疫抑制点眼薬の効果が不十分なときのみに追加し，最初に処方すべきではない．免疫抑制点眼薬を初めて処方する患者に対しては，点眼時の刺激感と薬価が比較的高価であることを説明する．また巨大乳頭や角膜病変の増悪が改善した後にすぐに免疫抑制点眼薬を中止すると，急性増悪での再燃がみられやすい．臨床的に軽快しても，再燃予防を目的に免疫抑制点眼薬を徐々に使用回数を減らしながら継続する「プロアクティブ療法」を行うと再燃の回数が減少することが知られている．タクロリムス点眼薬であれば，1日2回の点眼を2〜3ヵ月行い，改善すれば1日1回，2日に1回，週に2回などのように点眼回数を減らして間欠的に継続する．

❖ 正攻法の盲点！

　ステロイド点眼薬の最も注意すべき副作用として，眼圧上昇がある．フルオロメトロンなどの低力価のステロイド点眼薬は前房移行性が低く，眼圧が上昇しにくいとされる薬剤である．しかしながら，春季カタルはステロイドレスポンダーが多い小児に好発し，シールド潰瘍などの角膜傷害により上皮バリア機能が破綻しているため，低力価のステロイド点眼薬でも40〜50 mmHgに至る高度の眼圧上昇を経験する．低力価であってもステロイド点眼薬の使用時は，眼圧測定を欠かしてはならない．

 点眼薬だけでは抑制できない重症のスギ花粉性結膜炎には舌下免疫療法を考慮する

❖ これが秘技！

　スギ花粉性結膜炎に対する点眼薬治療は対症療法にすぎず，根治治療ではない．点眼薬を用いてもスギ花粉による眼症状が重篤な症例においては，アレルゲン免疫療法（舌下免疫療法）を選択してもよい．アレルゲン免疫療法は，原因となるアレルゲンを反復して体内に取り入れることにより免疫寛容を誘導する治療法で，唯一アレルギー疾患に対して長期寛解が誘導できる可能性がある．本邦でもスギ花粉症やダニによるアレルギー性鼻炎に対する舌下治療薬が保険収載され，耳鼻科・小児科を中心に治療が行われている．スギ花粉症に対する舌下免疫療法の臨床治験では，鼻症状のみならず眼症状および点眼薬スコアの有意な改善も証明されている．適応はスギ花粉症であり，眼科医でもe-learningなどを受ければスギ花粉性結膜炎に対し舌下免疫療法を施行できる．自施設の眼科での実施が難しければ，近隣の舌下免疫療法を施行している耳鼻科や小児科へ治療を依頼する．特に鼻症状も重篤な症例においては，眼・鼻症状の両方が改善するので，患者のQOLに与える恩恵は大きい．

25

第一章　前眼部疾患

最重症の鼻炎を伴うスギ花粉症患者の治療には
オマリズマブ

❖ これが秘技！

　抗IgE抗体〔オマリズマブ（ゾレア®）〕は，血液中のフリーのIgEに結合してマスト細胞のIgE受容体への結合を阻害することで，マスト細胞の脱顆粒を抑制する．現在，気管支喘息，季節性アレルギー性鼻炎，特発性の慢性蕁麻疹に対して適応がある．この抗IgE抗体も，臨床治験においてスギ花粉症による鼻症状に加えて眼症状を有意に改善することが報告されている．高価な薬剤であるが，舌下免疫療法でも改善しない最重症の鼻症状を伴うスギ花粉性結膜炎の症例では，耳鼻科医に紹介して抗IgE抗体による治療を相談してもよい．

> **豆知識**
> 　近年，アレルギー疾患に対する抗体医薬が次々と上市されており，2023年までにIgE，IL-5，IL-5受容体α，IL-4受容体α，IL-31受容体A，TSLP，IL-13などの抗体製剤が使用されている．これらに眼疾患の適応はないが，全身投与なので眼にも作用する．筆者らはアトピー性皮膚炎や副鼻腔炎に対して投与された抗IL-4受容体α抗体により改善したアトピー性角結膜炎[3]やIgG4関連眼疾患[4]を経験した．他科の治療薬によって，予想しなかった新たな病態や治療効果が明らかとなるreverse translational researchの時代に入ってきていると言える．

難治性春季カタル，アトピー性角結膜炎への対処には
デュピルマブも考慮する

❖ これが秘技！

　免疫抑制点眼薬・ステロイド点眼薬に治療抵抗性の難治な春季カタル，アトピー性角結膜炎の巨大乳頭のtranscriptome解析では，2型サイトカインであるIL-4/IL-13の高度の発現上昇がみられる．抗IL-4受容体α抗体〔デュピルマブ（デュピクセント®）〕は，IL-4およびIL-13の両者のシグナル伝達を阻害する．IL-4とIL-13は，アレルギー炎症で重要な役割を果たす2型サイトカインであるため，デュピルマブは種々のアレルギー疾患に対して適応がある．後述するように，デュピルマブをアトピー性皮膚炎患者に投与すると，副作用として結膜炎などの眼表面疾患が生じることが報告されている．しかしながら，筆者らは重症・難治性の増殖性病変を伴うアトピー性角結膜炎の症例で，アトピー性皮膚炎に対して投与されたデュピルマブにより，劇的な治療効果を示した2症例を経験した（図2）[3]．その後，台湾からも同様の報告があった[5]．上眼瞼結膜に巨大乳頭を伴う難治性の春季カタルやアトピー性角結膜炎患者で，喘息やアトピー性皮膚炎，慢性副鼻腔炎などデュピルマブの適応疾患を併発している場合には，他科の主治医と相談しデュピルマブによる治療を考慮してもよいと思われる．

6 アレルギー性結膜疾患

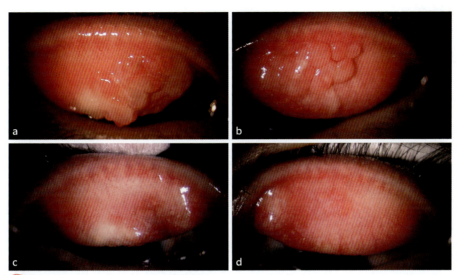

図2 デュピルマブによる巨大乳頭の消退

デュピルマブ投与前に両眼の上眼瞼結膜に巨大乳頭（a, b）があったアトピー性角結膜炎の症例．アトピー性皮膚炎に対してデュピルマブが2回投与されると，巨大乳頭は急速に消退した（c, d）．
〔Fukuda K et al：Amelioration of conjunctival giant papillae by subcutaneous dupilumab in patients with atopic keratoconjunctivitis and dermatitis. J Allergy Clin Immunol Pract **8**：1152-1155, 2020 より許諾を得て転載〕

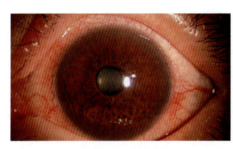

図3 アトピー性皮膚炎患者のデュピルマブ投与中の結膜炎

角膜輪部に充血がみられ，瘙痒感を訴える．
〔福田 憲ほか：アレルギー性結膜疾患に対する抗体療法．臨免疫・アレルギー科 **76**：160-164, 2021 より許諾を得て転載〕

豆知識

抗IL-4受容体α抗体は，アトピー性皮膚炎に対する臨床治験で結膜炎の副作用が報告された．興味深いことに，喘息や副鼻腔炎に対する治験では結膜炎の発症率の上昇は認められていない．その後の実臨床データも数多く報告され，アトピー性皮膚炎患者でのデュピルマブ投与により生じる眼症状は dupilumab-associated ocular surface disease とよばれている[6]．結膜炎が最も多く，そのほかに眼瞼炎，ドライアイ，角膜炎などが報告されている．結膜炎では輪部付近の充血や輪部の腫脹，Trantas（トランタス）斑様の病変などが生じる（**図3**）[6]．

文献

1) 福田 憲ほか：アレルギー性結膜疾患．OCULISTA **65**：8-14, 2018
2) 深川和己ほか：季節性アレルギー性結膜炎患者におけるWebアンケートを用いた抗ヒスタミン点眼薬の点眼遵守状況によるQOLへの影響．アレルギーの臨 **39**：825-837, 2019
3) Fukuda K et al：Amelioration of conjunctival giant papillae by subcutaneous dupilumab in patients with atopic keratoconjunctivitis and dermatitis. J Allergy Clin Immunol Pract **8**：1152-1155, 2020
4) Nakajima I et al：Therapeutic potential of the interleukin-4/interleukin-13 inhibitor dupilumab for treating IgG4-related disease. Rheumatology（Oxford）**61**：e151-e153, 2022
5) Tsui MC et al：Successful treatment and prevention of the recurrence of refractory vernal keratoconjunctivitis with dupilumab. Clin Exp Ophthalmol **50**：1100-1103, 2022
6) 福田 憲ほか：アレルギー性結膜疾患に対する抗体療法．臨免疫・アレルギー科 **76**：160-164, 2021

7 結膜弛緩症

横井　則彦

正攻法その一　症状の原因が結膜弛緩症であることを看破する

❖ 正攻法のここが大事！

　日常診療でよく遭遇する眼表面疾患として，結膜弛緩症（conjunctivochalasis：CCh），ドライアイ，Meibom 腺機能不全（meibomian gland dysfunction：MGD）がある．これらは互いに症状が類似する[1)]うえに，併発することもあるため，症状だけで CCh を鑑別することは一般に困難である．したがって，CCh を看破するには，症状と所見を照らし合わせながら病態を考えることが大切である．たとえば，ドライアイがなく，瞬目時によく動く弛緩結膜がある場合は瞬目摩擦時の異物感/眼痛などによって，ドライアイ，MGD，涙道の通過障害や眼瞼弛緩がなく，涙液メニスカスを占拠する弛緩結膜がある場合は涙液遮断時の流涙症状によって CCh を鑑別できる[1)]．しかし，それら以外は，ドライアイや MGD の治療が奏効しないことから消去法的に CCh を診断していくことになる．

❖ 正攻法の盲点！

　弛緩結膜が高度であると CCh にその原因を求めがちであるが，弛緩結膜が軽度でも，瞬目時の可動性が高く上皮障害を認める場合（図1）は，瞬目摩擦によって異物感/眼痛が生じる．また異物感/眼痛の原因として，<u>眼瞼（特に上眼瞼）</u>に隠れた弛緩結膜が関係している場合がある．特に上輪部角結膜炎は，上方球結膜の充血/血管走行異常や上皮障害（重症例では上方角膜や輪部にも上皮障害を伴い，輪部に肥厚がみられる）を特徴とするが，上方球結膜の CCh が病態に

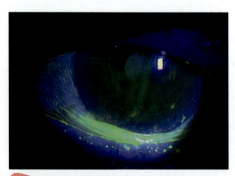

図1　結膜に上皮障害がみられる CCh
CCh による瞬目摩擦が上皮障害の原因として考えられる．

7 結膜弛緩症

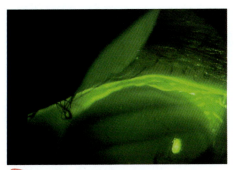

図2 上方のCChの確認
下方視させて上眼瞼を介して上方球結膜を擦り下ろすようにすると上方の涙液メニスカスに弛緩結膜が現れる様子から，上方のCCh（上方球結膜の強膜からの剥離）を確認できる．

関与している[2]．一方，下方涙液メニスカスに弛緩結膜が高度に分布していても，涙道の通過障害や眼瞼弛緩（涙小管のポンプ機能低下を伴う）が流涙症状の主たる原因になっている場合があり注意を要する．

> 豆知識
>
> 繰り返し速く瞬目させることで，涙液メニスカスに出入りする様子から弛緩結膜の可動性を推定することができる．上眼瞼に隠れたCChは，下方視させて上眼瞼を介して上方球結膜を擦り下ろすようにすると，上方の涙液メニスカスに弛緩結膜が現れる様子から看破することができる[2]（図2）．一方，流涙症状をきたすCCh以外の原因検索には，通水テストやsnap back test（下方に引っ張った下眼瞼がすぐにもとの位置に戻るか否かを確認する．もとに戻りにくい場合は，下眼瞼の弛緩を意味し，涙小管ポンプ機能の低下が疑われる）が有用である．

正攻法その二　点眼治療が奏効しないCChには外科的治療を考慮する

❖ 正攻法のここが大事！

CChにドライアイやMGDが合併する場合は，ドライアイやMGDの治療で症状が改善しない場合にCChの外科的治療を考える．合併するドライアイは，フルオレセインのbreak-up pattern[3]を観察して，ジクアホソル（DQS）あるいはレバミピドとフルオロメトロン（0.1%）点眼液の組み合わせで改善が得られるか否かを確認する．異物感/眼痛，再発性結膜下出血を訴える例では，レバミピドとフルオロメトロン（0.1%）点眼液を併用してみるとよい．保存的治療で改善が得られる場合は手術を要しない．

❖ 正攻法の盲点！

CCh自体が涙液層のbreak-upを引き起こす要因となるため，CChにドライアイが合併することは多く，CChの外科的治療でドライアイが消失することもある．流涙症状は，涙液層の

第1章 前眼部疾患

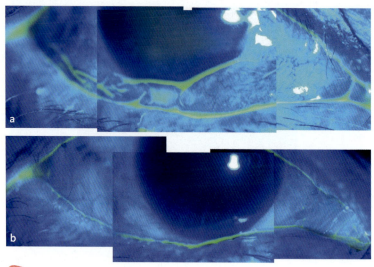

図3 3ブロック切除法
CChによる下方涙液メニスカスの遮断で流涙症状を訴えるCChに対する3ブロック切除法の術前（a），術後3ヵ月（b）．下方涙液メニスカスの完全再建と結膜表面の起伏の消失が得られているのがわかる．

break-up → 反射性涙液分泌 → CChによる涙液メニスカスブロック → 流涙症状の増強，の病態から説明できる場合もあり，水分量を増加するDQS点眼が奏効する場合もある．

 外科的治療の基本は結膜切除（3ブロック切除法，横井法）

❖ これが秘技！

　CChの本態は結膜下組織の異常（膠原線維の減少，弾性線維の断裂/変性，リンパ管拡張の組み合わせ[4]）に基づく結膜の強膜からの剥離であるため，外科的治療においては，異常な結膜下組織を除いて，弛緩程度に応じた結膜切除を行い，術後炎症による結膜と強膜の癒着を図ることを基本とする[5]．外科的治療の目標は，外眼角から涙点までの涙液メニスカスの完全再建と結膜表面の起伏の完全消失である（図3）．浸潤麻酔を結膜下に施すと結膜の剥離範囲が確認でき，上方のCChを合併する場合は，それも治さないと異物感/眼痛が解消しない．また流涙症状に対しては，涙点の手前で，涙液メニスカスにおける涙液の流路を遮断する半月襞（時に涙丘も）の切除を必要とする．

> 豆知識
> 　CChには単純型と円蓋部挙上型があり，円蓋部挙上型にはCPF（capsulopalpebral fascia）の弛緩が関与する．そのため，まず円蓋部形成を行ってからブロック切除法を行う[5]．円蓋部の再建は，結膜下の異常組織の切除の際にCPFを部分切除して，角膜下方の弧状の結膜切開縁を下直筋レベルで強膜に縫着することで得られる．

❼ 結膜弛緩症

秘技その二　上方のCChは余剰結膜切除のみ

❖ これが秘技！

　上方のCChは下方と異なりバリエーションが少ないため，ブロック切除の必要はない．弛緩結膜を剪刀で挟むだけの操作で余剰結膜を切除し，必要に応じてTenon囊を引き出して切除し，結膜同士を縫合するだけでよい．

文　献

1) Komuro A et al：The relationship between subjective symptoms and quality of life in conjunctivochalasis patients. Diagnostics（Basel）**11**：179, 2021
2) Yokoi N et al：New surgical treatment for superior limbic keratoconjunctivitis and its association with conjunctivochalasis. Am J Ophthalmol **135**：303-308, 2003
3) Yokoi N et al：Classification of fluorescein breakup patterns：A novel method of differential diagnosis for dry eye. Am J Ophthalmol **180**：72-85, 2017
4) Watanabe A et al：Clinicopathologic study of conjunctivochalasis. Cornea **23**：294-298, 2004
5) 横井則彦：ドライアイの外科療法．あたらしい眼科 **40**：321-330, 2023

8 翼状片

家室　怜・相馬　剛至

 手術の適応について詳細に評価する

❖ 正攻法のここが大事！

　翼状片は，結膜下組織の線維芽細胞が異常増殖して角膜上に侵入する疾患である．形状は角膜側を頂点とする三角形であり，多くは鼻側に生じるが，耳側や両側に生じることもある．治療法は外科的切除であり，適応は患者が視機能障害や整容的問題を訴えているかどうかで判断する．
　翼状片による視機能障害の機序は，侵入した翼状片が角膜を水平方向に牽引することによる．牽引された角膜は，直乱視化，遠視化，あるいは不正乱視を生じることで視機能が低下する．さらに，侵入した翼状片が瞳孔領に達すれば，患者は高度の視力低下を訴える．眼科医としては，これらの視機能障害の程度をもとに手術適応を考える傾向がある．しかし，実際には「目が赤い」などの整容面の訴えで受診する患者が多い．このような患者も手術適応となるが，術後の充血軽減のための対策が必要になる．

❖ 正攻法の盲点！

　術前に乱視軸を必ず確認する．前述のように翼状片の影響で角膜が水平方向へ牽引されるため，多くの患者では術前の角膜は直乱視化している．手術によってこの牽引が解除されると，角膜は術前の状態と比較して倒乱視化する．術後に直乱視が軽減され，裸眼視力が向上する場合は問題とはなりにくい．しかし，時に翼状片が存在するにもかかわらず，直乱視がごく軽度な例や，倒乱視を呈している例がある．このような症例では，術後に倒乱視が増加して裸眼視力が低下し，患者からのクレームにつながるリスクがある（図1）．このような症例を術前の段階で把握し，「見え方が変わること」「視力が低下する可能性があること」を患者に伝えておかなければならない．

 再発リスクを見極めて治療方針を決定する

❖ 正攻法のここが大事！

　翼状片手術は術後の再発がしばしば問題となる．特にリスクが高いのは若年例，肥厚している例，高度の充血を伴う例，再発例である．各症例の再発リスクに応じて下記の治療選択肢を組み合わせて対応していく．

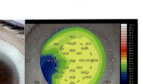

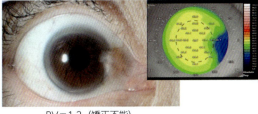
RV=1.2（矯正不能）

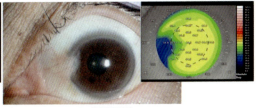
LV=1.5（矯正不能）

翼状片切除＋遊離結膜弁移植

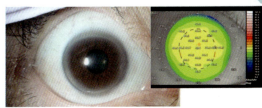
RV=1.0（1.5×S+0.25D=C−0.5D A×75）

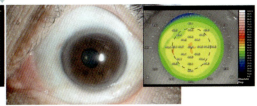
LV=0.6（1.5×S−0.25D=C−0.75D A×100）

図1 翼状片術後に裸眼視力が低下した例
90°付近の乱視成分が出現したことで，特に左眼で裸眼視力の低下が目立つ．術前に説明していたため，患者の理解は良好であった．

1．結膜弁移植

単純切除後に強膜を露出したままにする bare scleral excision は高率に再発するため，露出した強膜を自己結膜組織で覆う結膜弁移植が一般的に行われる．切除部から離れた部位の結膜を遊離して切除部に縫着する遊離結膜弁移植と，切除部に隣接する結膜を移動して縫着する有茎結膜弁移植がある．前者の術式はほぼ一定であるのに対して，後者はバリエーションに富む．

2．マイトマイシンC

マイトマイシンCには線維芽細胞の増殖を抑制する作用がある．翼状片手術に併用することでTenon囊の線維芽細胞の増殖を抑制し，再発リスクを下げることができるため，ハイリスク症例では積極的に用いる．ただし，高濃度・長時間の使用は強膜炎，強膜軟化症など合併症の発症率を上昇させるので，扱いには注意を要する．筆者らは0.04％のマイトマイシンCに浸漬したフォルテシート®をTenon囊に3分間作用させた後，150～200 mLの眼灌流液で十分に洗い流すようにしている．

3．羊膜移植

羊膜には線維芽細胞の活性化抑制作用と，結膜上皮の足場となって上皮化を促進させる作用があるため，翼状片手術に用いられる．特に再発翼状片に対して広範囲の増殖組織切除が必要で，露出した強膜を結膜弁のみで被覆することが難しい場合に用いることが多い．具体的には翼状片のサイズが大きい症例や，眼球運動障害を併発している症例などが該当する．ただし，羊膜移植単独では結膜弁移植に比べて再発率が高いことがわかっているため，結膜弁移植との併用を基本とする．露出した強膜に羊膜を縫着した後，その上に結膜弁移植を併施する．これにより，術後は増殖組織の再生が抑制され，瘢痕の少ない上皮化が得られるため，創部の消炎に有利に働く．

第一章　前眼部疾患

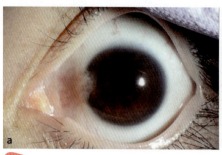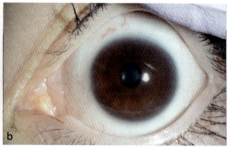

図2 初発翼状片に対して遊離結膜弁移植を行った症例
a：術前，b：術後3ヵ月．充血は目立たず経過良好である．

❖ **正攻法の盲点！**

　外傷や角膜疾患などに続発して結膜組織が角膜内に侵入する偽翼状片の可能性を常に考えなければならない．偽翼状片は翼状片とは違い三角形とは限らず，発生する部位や大きさもさまざまである．背景に眼類天疱瘡，周辺部角膜潰瘍などの炎症性疾患が潜在している可能性があるため，病歴聴取，結膜嚢短縮や瞼球癒着の有無，周辺角膜の菲薄化がないかなどを確認する．偽翼状片と診断した場合は，マイトマイシンC併用を基本とし，場合によっては羊膜移植も併用する．

 整容目的の症例に対しては遊離結膜弁移植が効果的

　遊離結膜弁移植では上方の健常な結膜を移植するため，術後の長期経過で充血が少なく整容面の満足が得られやすい（図2）．翼状片では整容面での訴えが多いという背景もあり，筆者らは遊離結膜弁移植を積極的に行っている．

 初発，再発，ハイリスクに応じて治療方針を決定する

　ここまでに示した治療方針をまとめる．初発翼状片は翼状片切除＋遊離結膜弁移植を基本とし，ハイリスク症例にはマイトマイシンC併用で対応している．再発翼状片では，翼状片切除＋遊離結膜弁移植＋マイトマイシンC併用を基本とし，広範囲の翼状片や眼球運動障害を伴う症例では羊膜移植併用で対応している．偽翼状片の場合は，原疾患の活動性があればそちらのコントロールを優先し，活動性がなければ再発翼状片と同様の対応をしている（図3）．初発翼状片と再発翼状片の手術写真を図4，5に示しているので参考にされたい．

 術後は十分な消炎に努める

　翼状片は術後に眼表面の炎症を制御できなければ再発を招いてしまう．特に術後早期の消炎は

8 翼状片

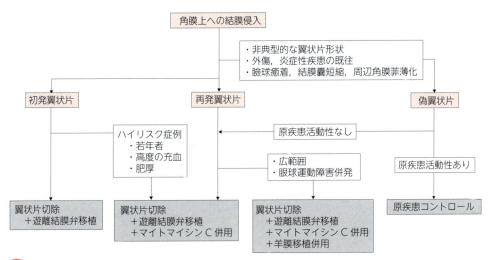

図3 治療適応の翼状片に対する術式の方針

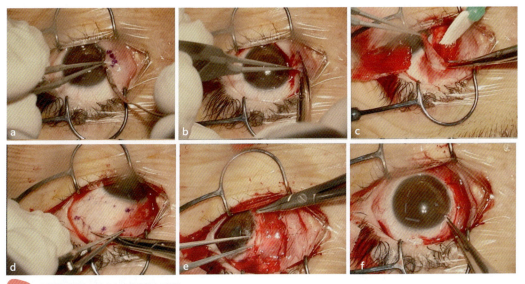

図4 初発翼状片に対する翼状片手術
a：マーキングをして翼状片頭部を外す，b：マーキングに沿って翼状片頭部を切除，c：Tenon 囊を切除，d：遊離結膜弁を作製，e：遊離結膜弁を縫着，f：ソフトコンタクトレンズを装用して手術終了．

重要と考えており，ベタメタゾン点眼薬と抗菌点眼薬に加え，ステロイド内服薬を4～7日ほど処方している．術後7～10日で抜糸，術後3ヵ月までベタメタゾン点眼薬を継続している．ただし，翼状片は若年例も多いことから，しばしばステロイドレスポンダーの症例を経験する．ステロイド点眼薬の継続が困難であれば，免疫抑制点眼薬が再発抑制に寄与するという報告に基づいて[1]，タクロリムス点眼薬を処方することがある．

第1章　前眼部疾患

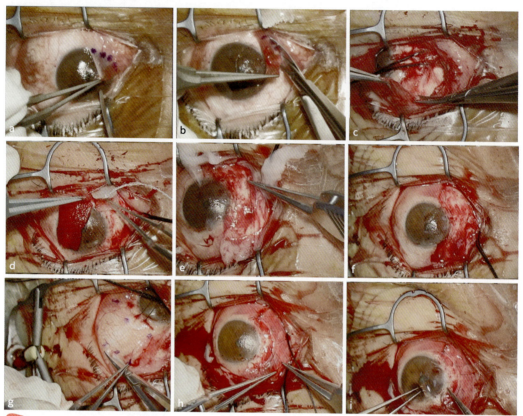

図5　再発翼状片に対する翼状片手術
a：マーキングをして翼状片頭部を外す，b：マーキングに沿って翼状片頭部を切除，c：直筋に制御糸をかけてTenon嚢を切除，d：マイトマイシンCを塗布，e：羊膜を縫着，f：羊膜移植完了時，g：遊離結膜弁を作製，h：遊離結膜弁を縫着，i：ソフトコンタクトレンズを装用して手術終了．

文献

1) Fonseca E et al：Comparison among adjuvant treatments for primary pterygium：a network meta-analysis. Br J Ophthalmol **102**：748-756, 2018

9 結膜結石・異物

三村　達哉

正攻法 その一　何が痛みの原因か考える

❖ 正攻法のここが大事！

　眼がゴロゴロするときは，ドライアイによる上皮びらんなのか，眼瞼裏に入った/生じた異物によるびらんなのか把握する必要がある．異物の種類として最も多いのは結膜結石である（図1a）．結膜下から発生した結石が結膜上皮を破って表面に出てくると，瞬目時に角膜上皮を擦過してびらんが生じる．

　眼の中に飛入する異物として多くみられるのが，角膜鉄片異物や植物の破片などである（図1b, c）．前者は鉄工所などで仕事中に削った鉄が眼の中に飛び込んでくるというパターンが多く，ほとんどの症例が男性である．後者は散歩や樹木の剪定中に飛入する．

　ほかに特殊なものとしては①アイシャドウをはじめとする化粧品，②ほこり，③砂や砂利，④花粉，⑤木片，鉄以外の金属片，プラスチック片，⑥昆虫，⑦コンタクトレンズやそれに付着した異物，⑧二重瞼手術後の露出した糸，⑨化学物質・薬品，洗剤，薬剤，⑩黄砂や大気中の微小

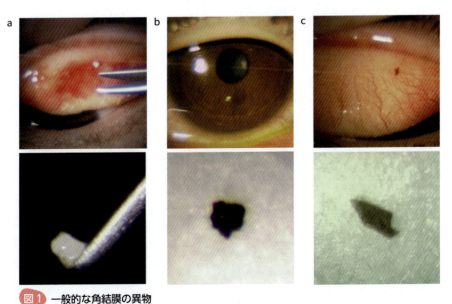

図1　一般的な角結膜の異物
a：結膜結石，b：角膜鉄片異物，c：植物片．

第一章　前眼部疾患

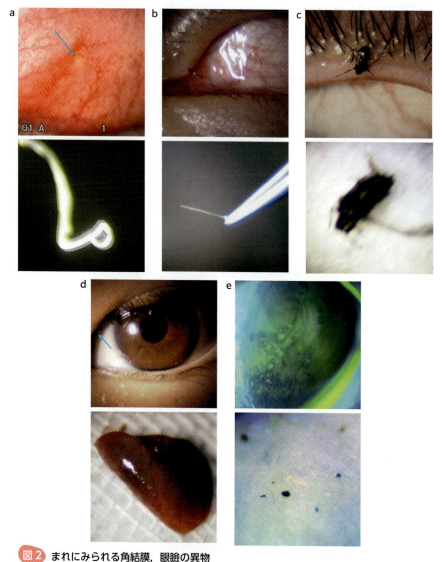

図2　まれにみられる角結膜，眼瞼の異物
a：二重瞼手術の糸，b：涙点に迷入した睫毛，c：虫，d：眼瞼に吸着したヒルの一部，e：黄砂．

粒子，火山灰，などが挙げられる（図2）．まずは細隙灯顕微鏡で異物の観察，そして，フルオレセイン染色でびらんの部位と重症度を確認するのが大事である．

❖ 正攻法の盲点！

　眼がゴロゴロするという主訴で来院した患者を，単なるドライアイと考え，点眼薬を処方するだけで診察を終えるのは避けたほうがよい．角膜上皮びらんがある場合は，擦過傷のような傷がなくても上下の眼瞼裏を翻転して，異物がないか調べる．また細隙灯顕微鏡で観察しても，識別不能な透明な異物や微小な粒子が付着している可能性がある．その場合，綿棒などで眼瞼裏を擦って，洗眼まですることをお勧めする．また，異物を除去しても上皮びらんは残るため，点眼

⑨ 結膜結石・異物

薬による表面麻酔の効果が切れた頃に痛みが再発する．<mark>表面麻酔が切れた頃に痛みが再発することも説明しておく</mark>と，患者とのトラブルを防ぐことができる．

> **豆知識**
> **結膜結石の成因**
> 　結膜結石が形成される原因はさまざまだが，一般的には<mark>加齢</mark>と<mark>慢性炎症</mark>（慢性結膜炎，トラコーマ，アレルギー性結膜炎，ドライアイ，Meibom 腺疾患などの長期にわたる炎症）が関連している．すなわち，涙液中成分のタンパク質，ミネラル，リポタンパクなどの成分，細菌の存在，炎症反応による異常な堆積物の形成などのさまざまな要因で形成される．結膜結石の主成分は変性した上皮細胞とタンパク質性分泌物で，炎症後，結膜下で成長し，石灰化を起こす．石灰化においてカルシウムが結石内に沈着する場合と沈着しない場合があり，電子顕微鏡観察で結晶構造がないため，正確には「結石症」という用語は正しくない[1]．結膜結石の凝塊物は，リン脂質およびエラスチンを染色する染料に強く染色され，多糖類および脂質は弱く染色される．アミロイド，コラーゲン，DNA，RNA，カルシウム，鉄，ムコ多糖類は染色されないとされている[2]．

治療の原則は異物除去

❖ 正攻法のここが大事！

　結膜異物や角膜異物の治療の原則は摘出である．局所麻酔薬を点眼した後に摘出する．結膜結石は結膜上皮下に位置している場合は無症状のため，通常は治療を必要としない．しかし，結膜上皮から漏出した結石は角膜上皮びらんを引き起こすため，鑷子で摘出する．角膜異物の場合には専用の異物除去針か，27〜30G の太さの針を使用して摘出する．

❖ 正攻法の盲点！

　結膜結石は表層の結石を摘出しても，結膜下の結石が後から表面に出てくる．<mark>定期的な通院を促し</mark>，結膜上皮から漏出してきた結石をその都度摘出する．角膜鉄片異物は，摘出した後も鉄片の錆が角膜上皮に集積してくるため，3〜7 日後に再摘出する．

> **豆知識**
> 　結膜結石や結膜異物を摘出するには，先端が細い鑷子を用いて，下から把持するようにして<mark>結膜下からすくい上げる</mark>と綺麗に摘出できる．結膜下の結石の場合には，摘出時に出血する可能性があることを説明する．結膜結石や異物の摘出には，小異物摘出用の<mark>高橋氏おたま型小異物鑷子</mark>が有用である．異物を丸ごと掴んで取り除く，掴んだら離さないという器具である．

目に見えない粒子も眼に入る：保護眼鏡と洗眼の推奨

❖ これが秘技！

　眼内への異物飛入対策としては，鉄工所など空間に漂うほこり，塵，エアロゾルなどの微粒子が多い環境で働いている場合は<mark>保護眼鏡</mark>が最も効果的である．一方，眼内に微粒子が入った場合

第一章 前眼部疾患

には，洗眼をした後に抗アレルギー点眼薬や角膜保護点眼薬で治療するのが効果的である．大気中にはPM2.5，黄砂，大気汚染物質，花粉，砂ぼこり，ハウスダストなどが存在し，眼表面は外気に接していることから容易に眼内に入ってくる．また，アイシャドウをはじめとする化粧品も眼瞼結膜に入る[3]．これらの抗原を取り除くのに最適な方法は洗眼である．近年，市販洗眼薬は防腐剤フリーのものや角膜保護成分のヒアルロン酸やビタミンを含んだものも登場しており，従来の洗眼薬と比較してより安全に改良されている．

> **豆知識**
> **洗眼薬の注意点**
> 　洗眼薬使用時の注意点としては，洗眼前に眼の周りの汚れをしっかり除去することである．カップ式の洗眼薬を使用する場合には，眼瞼皮膚に花粉，粉塵，大気汚染物質などが付着したままで洗眼を行うと，洗眼により眼内に異物が入る可能性があるためである．またアイシャドウ，まつげエクステに付着したゴミ，つけまつげ用の接着剤なども，洗眼により眼内に入る可能性があるため，眼瞼周囲のアイメイク素材はしっかりと落としてから洗眼する必要がある．一方，近年カップ式でない点眼瓶タイプの洗眼薬が市販されている．その手軽さのため，外出時に容易に持ち運ぶこともでき，ピンポイントで眼の中だけを洗うことが可能である．塩化ベンザルコニウムの防腐剤を含まず，pHも中性に近いことから刺激性が少ない．また主成分が昔から洗眼に使われているホウ酸であることから，洗眼薬の成分として安全性にも問題がないと考えられる[4]．

秘技その二　異物以外にガス粒子にも注意せよ

❖ これが秘技！

　眼は絶えず外気に触れているため，大気中の粒子が眼の中に入る可能性がある．大気中粒子として土壌粒子，黄砂，PM2.5などの微小粒子以外に，ガス粒子が浮遊している．たとえば自動車からの排気ガス，工場煤煙，揮発性有機化合物（volatile organic compounds：VOC），塗料，溶剤，住宅建材の化学物質，タバコの煙などの目に見えない物質が眼内に容易に入ることは想像に難くない．これらは気づかないうちに眼内に入り，物理的にも化学的にも眼の炎症を引き起こすと考えられる．VOCなどの揮発性ガス，車の排気ガス，化学物質など，その発生源すべてを制御することは不可能に近いため，これらの複合的因子による眼炎症を抑えるためには，保護眼鏡で防御をするか，洗眼をすることが推奨される．

■ 文　献

1) Sood G et al：Conjunctival Concretions. [Updated 2023 Aug 8]. In: StatPearls [Internet]. Treasure Island (FL)：StatPearls Publishing, 2023 [https://www.ncbi.nlm.nih.gov/books/NBK560771/]（2024年9月27日閲覧）
2) Chang SW et al：Conjunctival concretions. Polarized microscopic, histopathologic, and ultrastructural studies. Arch Ophthalmol **108**：405-407, 1990
3) 三村達哉：わかりやすい臨床講座　環境因子とアレルギー性結膜炎．日の眼科 88：13-25, 2017
4) 三村達哉：洗眼とアレルゲン除去．アレルギーの臨 37：539-543, 2017

10 ドライアイ

前原　紘基

TFOD/TFOT を駆使する

❖ 正攻法のここが大事！

　ドライアイの定義は「さまざまな要因により涙液層の安定性が低下する疾患であり，眼不快感や視機能異常を生じ，眼表面の障害を伴うことがある」とされている．また診断基準は「1. 眼不快感，視機能異常などの自覚症状，2. フルオレセインによる涙液層破壊時間（break-up time：BUT）が5秒以下」の2項目を満たすことである[1]．ドライアイは涙液減少型ドライアイ（area break, partial area break, line break），水濡れ性低下型ドライアイ（spot break, dimple break, line break with rapid expansion, random break with rapid expansion），蒸発亢進型ドライアイ（random break）に分類でき，フルオレセインで涙液層を染色するだけでドライアイのサブタイプ分類とブレイクアップパターンの判別ができる．この概念は Tear Film Oriented Diagnosis（TFOD）/Tear Film Oriented Therapy（TFOT）としてアジア各国に広まっている[2]．

　ドライアイ診断では診察および検査の順序も重要であり，非侵襲的な診察や検査から行うべきである．涙液メニスカス測定，BUT 測定とブレイクアップパターンの観察，眼瞼の観察，最後に必要であれば Schirmer 試験を行う．検査待ち時間に Ocular Surface Disease Index（OSDI）や Dry Eye-related Quality of life Score（DEQS）などを患者に渡し，記載してもらうとよい．

❖ 正攻法の盲点！

　TFOD/TFOT を行うのみでドライアイの診断と治療は完結するが，TFOD の鑑別にはしばしば訓練が必要である．少なくとも，眼の乾きやゴロゴロ感を訴える患者には必ずフルオレセイン染色を行い，訓練を重ねるべきである．

　上述したとおり，侵襲的な診察や検査はドライアイ診察の際は後回しにすべきである．フルオレセイン染色を行う前に局所麻酔薬点眼を行う医師や，フルオレセインと局所麻酔薬点眼（アプラネーションで眼圧を測定するためだろう）を混ぜた点眼液を使用している施設を見かけたことがあるが，涙液量が変化してしまうため，ドライアイの診察をする際は行ってはならない．また，眼瞼に触れることで Meibom 腺からマイバムが圧出され，眼表面の涙液が変化してしまう可能性があるため，眼瞼に不必要に触れることも推奨できない．フルオレセイン紙で染色する際に，下眼瞼を軽く触る程度のみがよい．角膜を評価するために上眼瞼を親指で上げてしまいがちであるが，ブレイクアップパターンを判別するうえでは推奨できない．開瞼はドライアイのサブタイプ分類を行ううえで重要な因子の1つであるためである[3]．

第一章 前眼部疾患

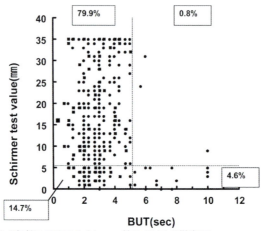

図1 ドライアイ患者におけるSchirmer値とBUTの散布図

Schirmer試験陽性者（＜5 mm）の割合に比べてBUT短縮者（＜5秒）の割合は94.6%と高い．またBUTが正常でSchirmer試験が陽性であるドライアイ患者はほとんどおらず（4.6%），ドライアイの診断をつけるうえでSchirmer試験を行う必要性はあまりない．
〔Tsubota K et al：New Perspectives on Dry Eye Definition and Diagnosis：A Consensus Report by the Asia Dry Eye Society. Ocul Surf 15：65-76, 2017 より翻訳し引用〕

豆知識

　Schirmer試験5 mm以下のドライアイ患者に対し，涙点プラグ挿入を行っている医師をしばしば見かけるが，Schirmer試験の結果のみで涙点プラグを挿入することは推奨しない．
　Schirmer試験は再現性が低いことに加えて，ドライアイ診断における感度が必ずしも高くないため，ドライアイの診断基準から除外されている（図1)[4]．このような結果になった理由は，水濡れ性低下型ドライアイが多く存在しているためである．水濡れ性低下型ドライアイは，涙液分泌量が保たれているもののBUTは短縮している．このような症例に涙点プラグを挿入しても自覚症状の改善は得られず，むしろ流涙を訴えられることが多い．
　涙点プラグはTFOTからすればSjögren症候群患者に生じやすい涙液減少型ドライアイのarea breakのみに適応がある．フルオレセイン染色を行い，"area break, partial area break"もしくは"中等度涙液減少型ドライアイであるline breakの点眼治療で改善しにくい患者"に涙点プラグ治療を行うべきである．
　糸状角膜炎に対し，角膜糸状物を除去する医師もいるかもしれない．しかし角膜糸状物を除去したところで，病態の根本治療にはならない．重症涙液減少型ドライアイで生じる糸状角膜炎に対しては，涙点プラグとジクアホソルなどで根本的治療を行うとよい．

TFOD/TFOTで陥りやすい罠

❖ これが秘技！

1. フルオレセインの染色方法

　ブレイクアップパターンを判別できない一番の原因は，フルオレセインの染色方法であることが多い．フルオレセインをベッタリ塗りつけていないだろうか．フルオレセイン紙に生理食塩水を2滴垂らし，水分を十分に切る．水分を十分に切ったフルオレセイン紙を，眼瞼縁に垂直に

⑩　ドライアイ

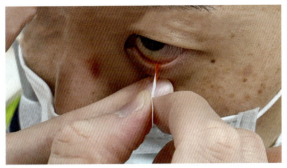

図2　フルオレセインでの染色方法
下眼瞼縁を軽く引き，フルオレセイン紙を垂直に下眼瞼中央よりもやや外側に当てる．図と異なり，平行に当ててしまうと，フルオレセインの量が増えてしまうので避けるべきである．極少量のフルオレセインで染色することがコツである．

触れて涙液層を染色する（図2）．極少量のフルオレセインで涙液を染色することがドライアイ診断の秘技である．この際，生理食塩水は人工涙液でもよい．フルオレセイン紙を細く切って使用している施設があるが，染色量が少量になればよいので，それでも構わない．

2．開瞼方法

開瞼方法によってもブレイクアップパターンが変化する．筆者らは開瞼速度によってブレイクアップパターンが変化することを報告した（図3）[3]．軽く閉瞼してもらい，素早く開瞼させ，そのまま維持してもらうことが重要である．患者への指示としては，「軽く眼をつむって，パッと開けて，そのまま目を開けていてください」と声がけするとよい[3]．

自然瞬目でブレイクアップパターンを判別しようとすると，蒸発亢進型ドライアイである random break が多く出現してしまい，ドライアイのサブタイプ診断を誤ってしまう．一種の負荷試験として開瞼方法を指示することで，spot break や dimple break といった水濡れ性低下型ドライアイを診断することができる．ドライアイは医師と患者で認識している重症度が異なるという報告があるが[5]，これは患者の眼を自然瞬目で医師が診察しており，自覚症状が重症であることが多い水濡れ性低下型ドライアイを見逃しているためと考える．

3．TFOD/TFOT の裏技

TFOD は一度覚えてしまえばよいのだが，覚えたとしても実用に足るまでに時間がかかる方が多い．そこで，各々の図で覚えるのではなく，時間軸で考えるとさらに活用しやすい（図4）．

時間軸を5秒で考える．開瞼直後（0秒）に現れるブレイクアップパターンは area break, partial break, line break, spot break である．line break は0〜2秒の間に現れることが多いと考えられるが，簡略化して0秒とした．「BUT 3秒，spot break」という所見は存在しないのである．

涙液層の上方進展に伴い，角膜下方でブレイクアップが生じるものが line break，そこから横方向にブレイクアップが広がれば line break with rapid expansion である．また涙液層の上方進展に伴い，角膜中央付近でブレイクアップが生じるものが dimple break である．そして random break では，涙液層の完成後にブレイクアップが生じる．random break から横方向にブレイクアップが広がれば random break with rapid expansion である．

第一章　前眼部疾患

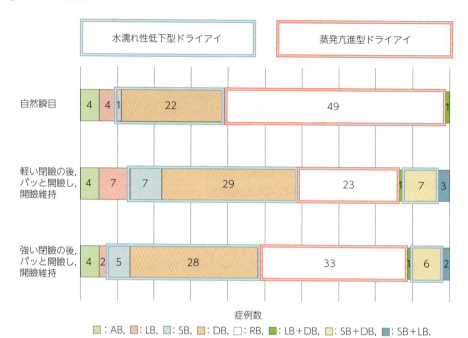

図3　瞬目方法の違いによるブレイクアップパターンの出現数の変化

AB：area break, LB：line break, SB：spot break, DB：dimple break, RB：random break.
軽い閉瞼の後，パッと開瞼し，開瞼維持をすることで，水濡れ性低下型ドライアイを看破することができる．自然瞬目で蒸発亢進型ドライアイと診断しても，真の病態は水濡れ性低下型ドライアイであることがあるので，開瞼方法を指示することが必要である．
〔前原絋基ほか：瞬目方法の違いがフルオレセイン涙液層破壊時間とフルオレセイン破壊パターンに及ぼす影響．日眼会誌 **125**：947-953, 2021 より許諾を得て改変し転載〕

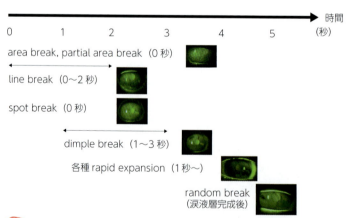

図4　ブレイクアップパターン看破の裏技

秒数はおおよその値である．各ブレイクアップパターンの病態を知った後に，ブレイクアップパターンを判別する際に時間軸で考えると覚えやすい．開瞼直後に現れるブレイクアップは area break, partial area break, line break, spot break である．

ドライアイの点眼治療

❖ これが秘技！

1. ドライアイ点眼薬の使い方

「結局，迷ったらジクアホソルでいいのでは？」とよく質問される．結論から言えば，ジクアホソルを処方することで大きな間違いはないかもしれない．ドライアイは大きく3つのサブタイプに分かれ，いずれもジクアホソルの効果が期待できる．しかし，BUTが5秒近い患者にジクアホソルを処方すると水分が多く出すぎて，流涙や眼脂を訴えられることがある．この場合は，眼乾燥感を感じたときのみジクアホソルもしくはレバミピドやヒアルロン酸を使用してもらうことでよいと考える．

フルオレセインで染色し，ブレイクアップパターンがはっきりしない場合，「目が乾く」という患者にはジクアホソル，「ゴロゴロする」という患者にはレバミピドが有効であることが多い．

2. 抗炎症治療の方法

本邦では保険適用外で，意見が分かれることもあるが，ドライアイに対し抗炎症作用を目的としフルオロメトロン点眼薬0.1％を1日2回程度で使用することがある．ドライアイの自覚症状を改善させるために有効である．ドライアイ治療が奏効し，自覚症状の改善が得られたところで漸減終了する．

ステロイドによる眼圧上昇や白内障発症などの副作用を懸念する医師が少なからずいる．しかし，低濃度ステロイド点眼薬1日2回程度であれば，漫然と使用しない限り，副作用はほとんどないと考えてよい．

❖ 文 献

1) 島崎 潤ほか：日本のドライアイの定義と診断基準の改定（2016年版）．あたらしい眼科 **34**：309-313, 2017
2) Yokoi N et al：Classification of Fluorescein Breakup Patterns：A Novel Method of Differential Diagnosis for Dry Eye. Am J Ophthalmol **180**：72-85, 2017
3) 前原紘基ほか：瞬目方法の違いがフルオレセイン涙液層破壊時間とフルオレセイン破壊パターンに及ぼす影響．日眼会誌 **125**：947-953, 2021
4) Tsubota K et al：New Perspectives on Dry Eye Definition and Diagnosis：A Consensus Report by the Asia Dry Eye Society. Ocul Surf **15**：65-76, 2017
5) Yeh PT et al：Concordance between patient and clinician assessment of dry eye severity and treatment response in Taiwan. Cornea **34**：500-505, 2015

11 コンタクトレンズ装用に伴う角膜障害

山田 桂子

正攻法 その一 問診が大切！

❖ 正攻法のここが大事！

　日常診療においてコンタクトレンズ（CL）装用に伴う合併症に遭遇することは多く，その認識と管理は重要である．CL装用者が眼に異常を感じて眼科を受診する際，症状は異物感，眼痛，視力低下，霧視，充血，乾燥感，瘙痒感，羞明など多岐にわたる．特に角膜障害を生じている場合は，疼痛や視力低下を訴えることも多い．CLによる眼障害の原因にはCL自体の要因（素材，デザイン，フィッティング，レンズケア）と眼表面の環境要因がある．そのほか，発症が急性か慢性か，通常の眼疾患がCL装用で修飾されていないか（夜間兎眼や再発性角膜びらんなど）についても注意が必要である．

　問診では，CL使用歴（購入場所，眼科受診歴，装用目的，種類，実際の装用スケジュール，レンズケアの方法，最近のCL・CLケース・レンズケア用品の交換時期）を含む，しっかりとした病歴をとる．患者によっては，症状が出てからすでにCLの装用を中止しており，問診で尋ねられるまでCL使用歴を話さない場合もあるので注意が必要である．CL使用歴以外では，アレルギー性結膜炎，アトピー性皮膚炎，ドライアイ（ドライアイを伴いやすい膠原病や甲状腺機能異常を含む），LASIKなど屈折矯正手術の既往も重要である．特に重瞼手術，アイプチなど整容目的なものはこちらから尋ねない限り答えないと思ってよい．

❖ 正攻法の盲点！

　<u>痛みの状態を詳しく問診することで，診断の手がかりになることがある</u>．しかし，痛みが強くてしっかりした問診や眼所見をとれない場合もあり，その際は点眼麻酔薬で眼痛を軽減させるとよい．ただし，先に点眼することで眼脂や眼瞼の状態が変わってしまう可能性があることを考慮しておく．眼痛や眼不快感が出現し，CLを外した後も痛みが続く場合は感染を念頭に置く．特に，急性発症の眼痛が数時間〜数日続く場合は細菌感染を疑い，抗菌薬による初期治療に反応しない数週間続く亜急性の眼痛はアカントアメーバや真菌の感染を考える．CLを外すと改善する眼痛は感染以外が原因である可能性が高く，CL装用を再開すると痛みが再燃する場合はCLやレンズケアの方法（またはレンズケア溶剤のCL内への浸透）が原因である可能性が高い．CLを数時間装用した後の眼痛や乾燥感は，ドライアイや不良なCLフィッティングが疑われる．

　問診では，装用していたCLの種類やどのようなレンズケアを行っていたかも重要である．ソフトCL（SCL）は水分を含んでいるため，CLに付着した微生物がその中で繁殖しやすい．間違ったレンズケアとして，水道水によるSCLの保管・洗浄がある．水道水にはアカントアメーバなど

⓫ コンタクトレンズ装用に伴う角膜障害

の病原微生物が含まれていることがあり，それらが SCL や CL ケースに付着する可能性がある．

正攻法その二　角膜障害の観察手順

❖ 正攻法のここが大事！

　診察時は，まず眼瞼の発赤・腫脹，眼脂，流涙，充血の有無を目視で確認してから，細隙灯顕微鏡検査を行う．CL を装用している状態で CL の汚れや破損の有無，フィッティングを観察し，その後，CL を外した状態でも観察する．全体を観察後，フルオレセインで染色し，角膜および結膜上皮の染色の有無，位置，形状，経時的な変化をみる．その際，ブルーフリー（イエロー）フィルターを使用すると観察しやすい．特に CL とこすれることで影響を受けやすい上方の角膜や球結膜の状態を，上眼瞼結膜とともにしっかり観察する．また CL 合併症の背景として，ドライアイ，アレルギー性結膜炎，酸素不足の影響の有無を考える必要がある．CL 関連角膜障害（図1）としては，主に角膜上皮障害，角膜上皮浮腫，角膜浸潤（角膜免疫反応を含む），角膜周辺部異常，角膜内皮障害，角膜形状異常の 6 つがある．

1. 角膜上皮障害
　CL 関連角膜障害のなかでは頻度が高く，細隙灯顕微鏡検査によるフルオレセイン染色の位置・形状から病態を推定できる（詳細は次頁の「豆知識」を参照）．感染性角膜炎のリスクとなるため，早めの対処を要する．

2. 角膜上皮浮腫
　酸素透過性が低い SCL を長時間装用した場合や装用したまま就寝した場合に，急性の低酸素負荷のため，充血，眼痛などを伴い浮腫を生じることがある．その際，角膜上皮の接着が不良となり，点状表層角膜症（superficial punctate keratopathy：SPK）や角膜びらんなどの角膜上皮障害を生じやすくなる．酸素不足以外の角膜浮腫としては，ハード CL（HCL）を装用する円錐角膜患者で，HCL との摩擦によって角膜頂点部の SPK と角膜上皮浮腫を生じることがある．

3. 角膜浸潤
　白血球が結膜の血管や涙液から角膜に移動することによって，角膜に白色病変として現れる．CL 関連角膜感染症と無菌性角膜浸潤がある（鑑別は「正攻法その三」参照）．どちらの角膜浸潤も，無症状のものから疼痛や充血を伴うものまであるが，病変の大きさ，症状の強さに比例して，感染由来の浸潤である可能性が高くなる．また，角膜上皮障害は伴わずに激しい疼痛と充血，角膜浸潤を急性発症する CLARE（contact lens-induced acute red eye）様病変を生じることがあり，酸素不足や細菌毒素に対する免疫反応などが原因とされる．

4. 角膜周辺部の異常
　角膜に慢性の低酸素負荷が生じると，周辺部の角膜表層に新生血管が生じることがある．新生血管の侵入が高度な場合は，SCL の装用時間を減らし，涙液交換がよいフィッティングのものや，酸素透過性の高い素材に変更する．また，pigment slide とよばれる茶褐色の混濁が，角膜周辺部に palisades of Vogt（POV）が伸びたように生じることがあり，CL による角膜上皮へのストレスが原因と考えられている．

5. 角膜内皮障害
　以前と比べて酸素透過性のよい素材の SCL になってきたため減少している．一般的に，SCL

47

第一章　前眼部疾患

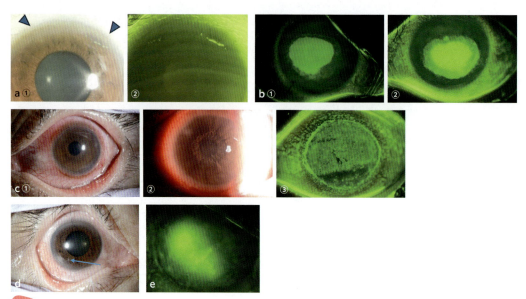

図1 CL関連角膜障害

a：superior epithelial arcuate lesions (SEALs) の症例．上方角膜に角膜上皮障害（矢頭），軽度の血管侵入がある（①）．角膜上皮障害はフルオレセインで染色される（②）．b：2週間交換SCLを長期間使用し，装用したまま就寝した症例．非常に強い疼痛，流涙で受診し，両眼性（①：右眼，②：左眼）に角膜浮腫と上皮びらんを生じていた．c：2週間交換SCL装用者に生じたアカントアメーバ角膜炎．非常に強い全周性の輪部充血（①），放射状角膜炎（②）を認める．フルオレセイン染色でも角膜輪部に強い浮腫が生じているのがわかる（③）．d：ブドウ球菌性角膜浸潤．角膜周辺部に境界明瞭な小さな角膜浸潤（矢印）があり，その周囲に強い輪部充血を伴っている．抗菌薬および低濃度ステロイド点眼薬の投与で速やかに治癒した．e：HCL装用者に生じた角膜ヘルペスの樹枝状潰瘍．潰瘍周囲は角膜上皮浮腫により少し盛り上がり，フルオレセインをはじく．

装用において酸素は，SCL素材を通過して角膜へ供給される．そのため，SCLが厚くなるほど慢性酸素不足による角膜内皮障害や角膜血管新生などを生じる可能性がある．近視度数の強いSCL，乱視用SCL，カラーSCLなどではCL厚が厚くなる傾向がある．また，汚れが付着したSCLが影響することもある．

6．角膜形状異常

CLによる角膜形状変化（corneal warpage）を生じているため，CLを外した後，屈折値や角膜曲率半径は変化する．通常は可逆的な現象で，角膜の機械的圧迫がおもな原因でありHCLに生じやすく，特にCLの動きが悪い症例やセンタリングが不良な症例に多い．SCLでも，前述のCL厚の厚いもので生じることがある．

❖ 正攻法の盲点！

CL装用によって局所的にドライアイが生じることがある．また，長期間のCL装用によるMeibom腺機能低下がドライアイを誘発する可能性も指摘されている．

> **豆知識**
> 角膜上皮障害は発症頻度が高いため，代表的なものを覚えておくとよい．たとえば，HCL装用者で，3時と9時位置の角結膜にSPKがある場合（3時・9時ステイニング）は，CLエッジによる

11 コンタクトレンズ装用に伴う角膜障害

涙液層の菲薄化・乾燥および摩擦の影響があると考え、CL サイズの変更やドライアイ改善薬の点眼で治療する。SCL 装用者では、角膜下方に SPK がある場合（スマイルマークパターン）は涙液の蒸発によって下方からの乾燥が影響しており、含水率の低い素材の SCL に変更するか人工涙液の点眼により涙液を増やす。SCL 装用者で角膜上方輪部に点状～面状（弓状）の角膜上皮障害がある場合は、瞬目時に SCL が上眼瞼で圧迫されることによる摩擦の影響（SEALs）が疑われ、遷延すると角膜血管新生や結膜侵入が生じてしまう。角結膜にびまん性 SPK を生じている場合は、薬剤毒性角膜症では角膜優位の SPK でバスクリン様所見（フルオレセインで染色後、時間をおいて再度観察すると角膜内にフルオレセインが滲み込んだように見える所見、delayed staining ともいう）を伴うこともあるが、ドライアイでは結膜優位の SPK となる。また、角膜全体にびまん性の SPK を生じている場合、CL の汚れも考えられる。

角膜中央にびらんが生じた場合は、CL の素材や就寝中装用など、何らかの原因で酸素不足が影響した可能性がある。典型的なものは角膜中央に円形の角膜上皮浮腫を認め、CL を外した後に角膜びらんを生じて激痛となる。抗菌薬の眼軟膏投与（と圧迫眼帯）により治療する。このように角膜中央部にびらんが生じた場合、上皮の治癒過程で偽樹枝状病変を生じやすく、角膜ヘルペスやアカントアメーバ角膜炎との鑑別が必要である。ほかに低酸素状態によって生じるものとして、角膜上皮内に生じた変性細胞成分から構成される微小囊胞（マイクロシスト）がある。

重症な CL 関連角膜感染症を少しでも減らすように取り組む

❖ 正攻法のここが大事！

角膜上皮は感染因子の侵入を防ぐ重要なバリア機能を担っている。汚れた SCL を長時間装用したり、装用したまま就寝したりすると、低酸素負荷による角膜上皮障害を生じ、SCL に付着した微生物が侵入・増殖しやすくなり、CL 関連角膜感染症につながる。初期は無菌性の角膜上皮障害であっても、重篤な角膜感染症に進行するリスクがあるため、早期の治療介入を検討する。また、CL ケース内にはバイオフィルムが付着することがあり、感染症やアレルギー性結膜炎などさまざまな合併症を起こすため、数ヵ月単位の CL ケースの交換や、ケース内面をこすり洗いして乾燥させることを指導する。CL に関する角膜感染症の起炎微生物には、ブドウ球菌やレンサ球菌などのグラム陽性菌を主とした常在菌と、緑膿菌やセラチアなどのグラム陰性菌およびアカントアメーバなどの環境菌がある。CL 関連全国調査では、重症 CL 関連角膜感染症患者における原因微生物は、緑膿菌とアカントアメーバが多かったと報告された[1,2]。緑膿菌感染は急激に発症し、膿性眼脂、角膜上皮欠損を伴う不整形の角膜浸潤やすりガラス状角膜混濁を生じ、重症となることも多い。眼脂が多い症例では、角膜擦過物の塗抹・培養検査だけでなく、眼脂培養も一助となる。また、多目的用剤（multi-purpose solution：MPS）は、CL ケース内で増殖したアカントアメーバに対して消毒効果が乏しいため、注意が必要である。アカントアメーバは、感染してもしばらくは特徴的な眼所見に乏しいことも多いため初期診断に苦慮する場合もあるが、ステロイド点眼薬を使用しなければ重症化するまでに時間を要するため、慎重に診断・治療を行う。

診察では、角膜上皮障害および角膜浸潤の有無と位置・形状を観察し、両者が存在する場合はまずは感染症を念頭に置き、早急に CL 装用の中止と抗菌薬点眼の投与を開始する。CL 装用による角膜感染症は両眼性に起こる可能性があるため、両眼ともしっかり診察する。

第一章　前眼部疾患

❖ 正攻法の盲点！

　CL装用は，角膜上皮のバリアを障害するだけでなく，免疫応答の変化を生じ，炎症反応を起こしやすい状態となる．CLに付着した常在菌やその毒素，涙液中のタンパク質などがCL装用によって長時間角膜に接することで，免疫反応が起こり，無菌性の角膜浸潤を生じることがある．無菌性浸潤は，角膜周辺から中間周辺部にかけて，小円形の浸潤が単発あるいは多発し，角膜浸潤に比して小さな（わずかな）角膜上皮欠損を伴うことが多く，ブドウ球菌性角膜浸潤，カタル性角膜浸潤，角膜フリクテン（Meibom腺関連角結膜炎）などがある．無菌性角膜浸潤は，（角膜感染症との比較では）角膜浸潤が周辺部に近いことが多く，浸潤の周囲に輪部充血が顕著にみられるものの，他の部位の角膜には浸潤はなく，浸潤に比して角膜上皮欠損が小さいことが特徴的である（一方，角膜感染症では角膜浸潤と同程度の角膜上皮欠損を伴うことが多い）．

　治療は，CL装用の中止，抗菌薬および低濃度ステロイド点眼薬が基本だが，Meibom腺梗塞を伴う場合は，マクロライド系抗菌薬の点眼または内服を追加する．

CL関連角膜感染症，疼痛・流涙への対応

❖ これが秘技！

　CL関連角膜感染症においても，診断は眼所見と進行速度，塗抹・培養検査の結果から行うのが基本である．使用していたCLおよびCLケースの塗抹・培養検査も行う．角膜感染症治療の基本は適切な抗菌薬の投与や消毒薬の使用であるが，重症で疼痛による流涙が強い場合は，せっかく点眼薬をさしても涙液ですぐに薄まってしまい治療効果が弱くなってしまう．そのため，流涙が多いうちは一度に2，3滴ずつ点眼するよう指示している．また，流涙を減らしたり確実な点眼治療を遂行したりするためには疼痛コントロールも重要で，消炎および鎮痛効果を期待して，可能であればロキソプロフェンの内服（毎食後や夜間）を推奨している．治療が奏効しても，就寝中〜起床時は眼痛が最後までみられることが多い．また，感染治癒後にCLを再開する際も，最初は痛みを生じることがあるため人工涙液などの併用を推奨する．

アカントアメーバ角膜炎の見方

❖ これが秘技！

　難治性のCL関連角膜感染症では，常にアカントアメーバ角膜炎を念頭に置く．アカントアメーバ角膜炎の初期には，毛様充血および輪部浮腫，角膜上皮下〜実質浅層の多発性の角膜浸潤，放射状角膜神経炎などを生じるが，感染初期は眼所見による診断が難しいことがあり，強い眼痛の訴えと眼瞼の腫れがあると診断の一助となる．また，偽樹枝状の上皮病変を生じることがあり，上皮型角膜ヘルペスとの鑑別も重要である．偽樹枝状潰瘍は，枝分かれが少なく，末端が先細りになり膨らんでいないが，角膜ヘルペスによる樹枝状潰瘍は，潰瘍先端が丸く膨らんだterminal bulbがあり，潰瘍の周りに上皮浮腫を伴う．

❖ 文　献

1) 宇野敏彦ほか：重症コンタクトレンズ関連角膜感染症全国調査．日眼会誌 **115**：107-115, 2011
2) Shigeyasu C et al：Severe Ocular Complications Associated With Wearing of Contact Lens in Japan. Eye Contact Lens **48**：63-68, 2022

12 細菌性・真菌性角膜炎

子島 良平

正攻法その一 問診と臨床所見から起炎菌を類推する

❖ 正攻法のここが大事！

　角膜上皮は強固なバリア機能をもつため，通常では感染は成立しない．しかし何らかの理由で上皮のバリア機能が破綻し，そこから病原微生物が角膜内へ侵入・定着・増殖すると角膜炎を発症する．角膜炎を起こす病原微生物には細菌・真菌・原虫・ウイルスが知られており，本項で取り上げる細菌性・真菌性角膜炎の発症頻度は<mark>細菌性角膜炎が圧倒的に多く</mark>，真菌が原因となる角膜炎はまれである．

　細菌性・真菌性角膜炎の診断では，<mark>問診および臨床所見からある程度は起炎菌を類推することができる</mark>．そのためには感染の契機に関する的確な問診のポイント（コンタクトレンズ誤使用の有無，外傷やステロイド点眼薬の使用歴，糖尿病や免疫不全状態などの確認，角膜移植を含む手術歴など：表1）および特徴的な臨床所見（類円形の膿瘍，輪状潰瘍，カラーボタン様の膿瘍，羽毛状浸潤など）を理解しておく必要がある[1]（図1）．

❖ 正攻法の盲点！

　ある程度経験を積むと角膜炎の起炎菌が類推できるようになるが，<mark>似たような所見を呈する病原微生物が存在する</mark>ことには留意したい．たとえば表皮ブドウ球菌や黄色ブドウ球菌による角膜

表1　感染の契機と想定すべき起炎菌

感染の契機	想定すべき起炎菌
コンタクトレンズの誤使用	ブドウ球菌 緑膿菌 アカントアメーバ
外傷（植物によるものを含む）	肺炎球菌 糸状真菌
ステロイド点眼薬の使用	酵母状真菌
糖尿病などの免疫不全	モラクセラ
移植などの角膜手術	酵母状真菌

感染の契機からある程度は起炎菌を想定できる．ただし例外も多々あるため，塗抹検鏡・培養検査で起炎菌を同定することは重要である．

第1章　前眼部疾患

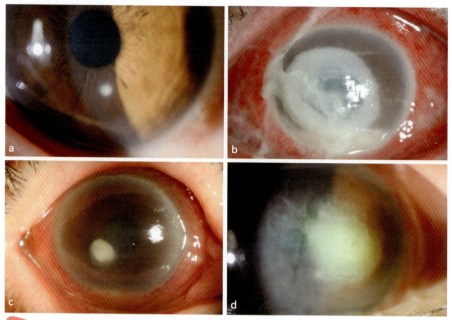

図1　細菌性角膜炎・真菌性角膜炎の前眼部写真
a：表皮ブドウ球菌による角膜炎．瞳孔領やや下方に類円形の膿瘍を認める．b：緑膿菌による角膜炎．大きな輪状膿瘍を認める．c：カンジダによる角膜炎．瞳孔領やや下方にカラーボタン様の膿瘍を認める．d：フザリウムによる角膜炎．羽毛状の浸潤および膿瘍を認める．

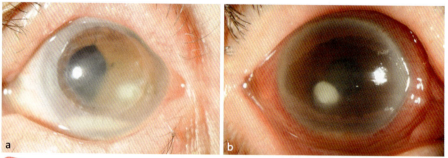

図2　類似した所見を呈する角膜炎
a：角膜移植後の症例に発症した黄色ブドウ球菌による角膜炎．b：ステロイド点眼薬使用中の症例に発症したカンジダによる角膜炎．どちらも類円形の所見を呈するため混同しやすい．

炎とカンジダによる角膜炎はどちらも類円形の所見を認めるため，しばしば混同しやすい（図2）．また，緑膿菌で認める輪状膿瘍に類似した所見を糸状真菌による角膜炎でも認めることがあるため，注意しておく必要がある．

⑫ 細菌性・真菌性角膜炎

正攻法その二　塗抹検鏡と培養検査から治療方針を決定する

❖ 正攻法のここが大事！

　角膜炎の診断において塗抹検鏡および培養は起炎菌を同定するための重要な検査であり，特に重症例では必須となる．塗抹検鏡を行う際は患者を仰臥位にし，点眼麻酔後に開瞼器をかけスパーテルや綿棒を用いて検体を採取し，同時に培養検査も行う．擦過する際は，病巣の中央部は白血球などが多く菌が検出されにくいため，周辺部から検体を採取する．抗微生物薬の投与後は起炎菌の検出率が低下するため，投与前に検査を行うようにする．
　治療については細菌性角膜炎では抗菌スペクトラムの広いフルオロキノロン系抗菌点眼薬が第一選択となり，重症例では，起炎菌がグラム陽性球菌の場合はセフェム系点眼薬を，グラム陰性桿菌の場合はアミノグリコシド系点眼薬を併用する[2]．真菌性角膜炎の場合はピマリシン®点眼液・眼軟膏を用いて治療を行う．

❖ 正攻法の盲点！

　塗抹検鏡・培養検査は慣れてしまえばそれほど難しい手技ではないが，初めて行う医師にとってはややハードルが高いことが予想され，また多少ではあるが時間がかかる．仰臥位での検体採取に自信がない場合は，細隙灯顕微鏡下での採取も可能である．点眼麻酔後に介助者に患者の頭を固定してもらい，培養用のスワブで直接病巣を擦過し，これを滅菌済みのスライドに塗布，スワブはそのまま培地に入れ検査機関に提出する（図3）．塗抹検鏡のスライドも検査機関によっては外注できるため，これを利用してもよい．
　真菌性角膜炎の治療では，現時点で保険収載されている眼科用製剤は先に述べたピマリシン®のみである．しかし真菌性角膜炎は難治例が多いため，ボリコナゾールやアムホテリシンBなどの抗真菌薬から自家調剤点眼薬を作成する必要がある．そのため，真菌性角膜炎を疑う症例では自家調剤が可能な専門施設への早めの紹介を検討する．

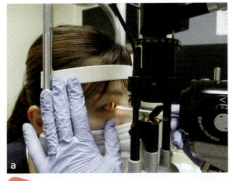
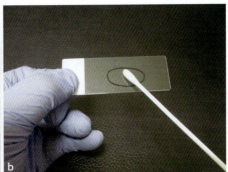

図3　細隙灯顕微鏡下での塗抹検鏡・培養検査
点眼麻酔を行った後に培養用のスワブで病巣を直接擦過する（a）．滅菌済みのスライドガラスに検体を塗布し（b），スワブは培養検査に提出する．検体を塗布した部分に印をつけておくと検鏡しやすい．

第一章　前眼部疾患

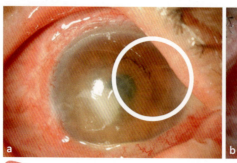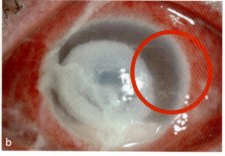

図4 グラム陽性球菌およびグラム陰性桿菌による角膜炎の鑑別法

aのグラム陽性球菌（肺炎球菌）による角膜炎では膿瘍とその周囲のみが混濁し，それ以外の角膜の透明性は保たれていることが多い（白い円）が，bのグラム陰性桿菌（緑膿菌）による角膜炎では膿瘍以外の角膜もすりガラス状に混濁し虹彩紋理が不明瞭になることがあり，鑑別のヒントとなる（赤い円）．

 ## 病巣以外の角膜所見に注目する

❖ これが秘技！

　感染性角膜炎の診察をする際，病巣以外の角膜の観察もポイントとなる．細菌性角膜炎の場合，グラム陽性球菌・グラム陰性桿菌では治療方針が異なるためその鑑別が重要となる．グラム陽性球菌による角膜炎では病巣以外の角膜は比較的透明であるのに対し，グラム陰性桿菌の角膜炎では病巣以外の角膜がすりガラス状に混濁していることが多い（図4）．ついつい病巣ばかりに目を向けがちになるが，病巣以外の角膜も観察することが起炎菌の類推に役立つ．

 ## 抗微生物薬点眼は多めの回数から開始する

❖ これが秘技！

　治療の際のポイントには，抗菌薬・抗真菌薬の点眼は多めの回数から開始するということがあげられる．重症化するリスクのある症例で，少ない点眼回数から治療を開始して軽快しなかった場合は，次に点眼回数を増やすことになり治療は後手に回ってしまう．治療の際は多めの回数から開始し，軽快するようであれば速やかに漸減し，悪化するようであれば専門病院への紹介を検討する．なお紹介する際は起炎菌を類推する手がかりとなるため，使用した薬剤・回数・期間などを診療情報提供書に記載することが望ましい．

　また感染性角膜炎治療の際には点眼回数が増えるため，患者の点眼アドヒアランスが低下することもしばしば経験する．ヒアルロン酸などの角膜保護薬などを使用している症例ではいったん休薬を検討する．また緑内障点眼薬を使用している症例では，全身的に可能であればアセタゾラミドの内服などにスイッチするとアドヒアランスの向上を期待できる．

豆知識

角膜炎に対するステロイド点眼

　感染性角膜炎の治療でのステロイド点眼薬の使用は，いまだその功罪について不明な点が多い．ステロイド点眼薬は過剰な炎症反応を抑えることで角膜の瘢痕形成を抑制できる可能性がある一方，角膜炎そのものを増悪させるリスクもある．細菌性角膜炎に対するステロイド点眼薬の投与を検討した無作為化対照試験では，診断が確定していない症例でのステロイド点眼薬の使用は真菌およびアカントアメーバによる角膜炎の予後を悪化させるリスクが示されている．現時点では疼痛や消炎といった理由からの**安易なステロイド点眼薬の投与は慎むべき**と考えられる．

文　献

1) 感染性角膜炎全国サーベイランス・スタディグループ：感染性角膜炎全国サーベイランス　分離菌・患者背景・治療の現況．日眼会誌 110：961-972, 2006
2) 井上幸次ほか：感染性角膜炎診療ガイドライン第2版．日眼会誌 111：769-809, 2007

13 ヘルペス性角膜炎

春木　智子

既往歴と眼所見以外の確認も忘れずに

❖ 正攻法のここが大事！

　ヘルペス性角膜炎には，おもに単純ヘルペスウイルス（HSV）による角膜ヘルペスと，水痘・帯状疱疹ウイルス（VZV）による帯状角膜ヘルペスがある．HSV は初感染後，三叉神経節などに潜伏するため，角膜ヘルペスが治癒したと判断した後でもストレスや疲労，寒冷刺激などにより再発を繰り返す．再発の誘因についてのはっきりとしたデータはないため，上記の契機はあまり参考にならないが，角膜ヘルペスの既往についての聴取は重要なヒントとなる．また，アトピー性皮膚炎患者は角膜ヘルペスを生じることが多いため，アトピー性皮膚炎の既往，治療歴についての問診も重要である．VZV は眼部帯状疱疹に伴って角結膜炎を起こすため，皮疹や神経痛の確認が重要である．

❖ 正攻法の盲点！

　既往歴がない，眼周囲に皮疹がないからといって，ヘルペス性角膜炎が否定できるわけではない．逆に角膜ヘルペスの既往があるから今回もヘルペス性とも限らない．眼部帯状疱疹を伴わない帯状角膜ヘルペスもある．角膜ヘルペスも初発の場合は既往歴が存在せず，発症の誘因がないものも多い．当たり前であるが，眼所見が最も重要である．
　角膜ヘルペスは，上皮型，実質型に分けられる．HSV による上皮型の角膜炎では，特徴的な所見として樹枝状角膜炎があり，診断に困ることは少ない（図1）．問題となるのは実質型であるが，HSV，VZV ともに，壊死性角膜炎，円板状角膜炎（図2）の所見を呈する．実質型では実質内のウイルス抗原に対する免疫反応のため，実質の混濁，角膜浮腫，角膜後面沈着物（KP）を認める（図3, 4）．また，角膜内皮炎の原因として HSV，VZV，サイトメガロウイルス（CMV）などのウイルスが関与していることがわかっているが，その病態は明らかになっていない．実質混濁を伴わない角膜浮腫，病巣部に沿った形の KP を認める．

> **豆知識**
> 　細菌感染を合併していることもあるため，上皮欠損を伴うヘルペス性角膜炎では常にその可能性を考え，治療を行うことも重要である．角膜内皮炎の原因ウイルスの検索には前房水の定量的 PCR が有用である．

13 ヘルペス性角膜炎

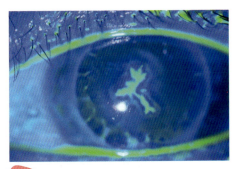

図1 上皮型角膜ヘルペス
樹枝状角膜炎を認める．樹枝状の先端部でHSVが多く増殖している．治療にはアシクロビル眼軟膏のみ使用する．

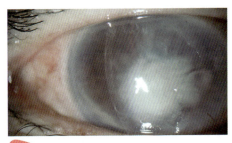

図2 実質型角膜ヘルペス
壊死性角膜炎．円板状角膜炎を繰り返している症例で，角膜の強い混濁と，浮腫，Descemet膜皺襞を認める．治療にはアシクロビル眼軟膏とステロイド点眼薬が必要である．

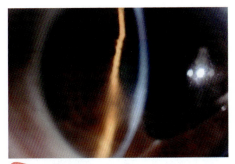

図3 実質型角膜ヘルペス
限局した角膜実質の混濁と浮腫，Descemet膜皺襞，KPを認める．右上のスリット光が反射している部分にも表層性の不整な混濁を認める．

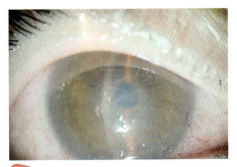

図4 実質型角膜ヘルペス
充血と中央に角膜実質の混濁と浮腫，Descemet膜皺襞を認める．角膜浮腫のためわかりにくいが，KPも認める．治療にはアシクロビル眼軟膏とステロイド点眼薬が必要である．アカントアメーバ角膜炎と実質型角膜ヘルペスの鑑別は重要である．

角膜知覚を確認する

❖ 正攻法のここが大事！

　角膜ヘルペスでは角膜知覚が低下する．細菌や真菌感染との鑑別に悩むことがあれば，まずは簡単に調べることができる角膜知覚をチェックすることが大切である．Cochet-Bonnet型角膜知覚計（正常は50 mm以上で，それ以下は角膜知覚低下があると判断する）を用いるが，ない場合はティッシュペーパーで「こより」を作り左右の知覚差を比べることでも判断の一助となる．

❖ 正攻法の盲点！

　角膜知覚が低下しない例もあるので，低下がないから角膜ヘルペスが否定できるわけでもない．一方，角膜ヘルペス以外にも糖尿病や顔面神経麻痺，コンタクトレンズ装用者などでも角膜

第一章　前眼部疾患

知覚は低下する．「正攻法その一」でも述べたが，既往歴の確認は重要である．また，ヘルペス性角膜炎の多くは片眼性であるが，両眼同時発症の報告もあるので，<mark>両眼性だからといってヘルペス性角膜炎が否定されるわけではない</mark>．

 ## ステロイドの使い方には注意が必要

❖ これが秘技！

実質型角膜ヘルペスでは免疫反応による角膜混濁を生じるため，視機能の面からもステロイド点眼薬を併用する必要がある．初発でステロイド点眼薬を使用した場合は再発を繰り返しやすいとの報告もあるが，ステロイド薬なしで治療するのは難しい．再燃・再発のたびに角膜混濁を生じるため，<mark>ステロイド点眼薬とアシクロビル眼軟膏の漸減は2, 3ヵ月を目安に慎重に行う必要がある</mark>．一方，VZVによる角膜炎も免疫反応が主体のため，治療にステロイド点眼薬を使用することが推奨されているが，いったん終息すればHSVと異なり再発することはまれである．

また，もともとステロイド点眼薬を使用している患者に上皮型角膜ヘルペスや他の感染性角膜炎が発症した場合，ステロイド点眼薬を急に中止すると強い炎症が生じ増悪するため，慌てて中止せずに<mark>漸減中止</mark>したほうがよい．

 ## 治らないときの次の一手

❖ これが秘技！

アシクロビル眼軟膏が治療の主体となるが，約3割に点状表層角膜症（SPK）が生じる．重症の場合は，<mark>バラシクロビル内服</mark>へ切り替える．上皮型が治らないときには，まずはそもそも<mark>ヘルペス性角膜炎ではない可能性</mark>を考える．また，<mark>軟膏の使い方が間違っている</mark>（眼瞼に塗っている）可能性もあるため，適切な使用方法を指導する．アシクロビル耐性のHSVには<mark>トリフルリジンの点眼</mark>が有効であり，欧米では点眼薬として販売されているが，日本では販売されていない．上皮型は角膜ヘルペスウイルスの増殖が主体であるため，<mark>掻爬</mark>でよくなることも多い．

14 水疱性角膜症

草野 雄貴

正攻法その一　原因を余すところなく考える習慣をつける

❖ 正攻法のここが大事！

　加齢によって角膜内皮細胞は減少するが，通常は水疱性角膜症に至るほどの減少はきたさないため，水疱性角膜症をみた場合は必ず原因を考える必要がある．わが国では特に白内障術後とレーザー虹彩切開術（LI）後に起因するものが多いのが特徴であるが，眼内レンズならびに手術手技の進歩に伴い，その割合は徐々に減少している．初診時に内服歴や家族歴，外傷歴，白内障手術の既往と術中合併症が起きていないか，術前から内皮細胞が減少していなかったかなどの問診，隅角の深さ（緑内障発作の既往），虹彩の状態（萎縮や，LI 歴がないか），角膜後面の診察（沈着物や前房内炎症の有無，guttata の有無，Descemet 膜の断裂がないか），前房内に白内障術後の水晶体が残存していないか，対側の眼にも同様の所見はないか，などを確認しておく．

❖ 正攻法の盲点！

　眼圧を必ず測定する習慣をつけておく．「角膜浮腫＝水疱性角膜症」とは限らない．筆者は，前医で水疱性角膜症と診断された紹介例が高眼圧が原因の角膜浮腫で，降圧によって角膜浮腫が改善した例を経験している．

　眼圧が 60 mmHg 以上となり，角膜実質の膨潤圧を超えれば角膜の内皮機能は正常でも上皮浮腫が発生する．逆に眼圧が低くなりすぎても角膜実質の浮腫が発生する．臨床的には角膜浮腫には 3 パターンある．上皮浮腫のみ認める場合は「高眼圧」，上皮浮腫＋実質浮腫を認める場合は角膜内皮障害つまり「水疱性角膜症」，実質浮腫のみを認める場合は高度の「低眼圧」と考える．

　ほかにもサイトメガロウイルスなどによる角膜内皮炎は消炎と抗ウイルス薬点眼で回復することもあり，外科的介入の前に必ず原因を考える習慣をつけておかないと治療を誤ることがある．

> **豆知識**
> 　眼圧は，角膜の水疱形成のためアプラネーションでは正確に測定できないことも多い．その場合はトノペン® や iCare® など複数の機械を用いて参考にする．また普段から触診で眼圧を測定することに慣れておくとよい．患者に軽く閉瞼してもらい，上眼瞼を優しく押してみる．正確な眼圧はわからなくとも，慣れてくると眼圧が 10 台なのか 20 台なのかくらいはわかってくる．また，角膜の浮腫は scleral scattering や徹照法などの間接法やフルオレセイン染色を用いるとわかりやすく，必ず写真で記録しておく（図 1）．

第一章　前眼部疾患

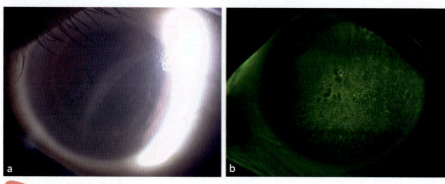

図1　鉗子分娩後の水疱性角膜症
a：scleral scattering で撮影すると浮腫の範囲がわかりやすい．b：フルオレセイン染色では浮腫の部位は上皮浮腫のため染色されず，黒い暗点が散在して観察される．

 治療の原則は角膜移植

❖ 正攻法のここが大事！

　治療の基本は角膜移植である．以前は全層角膜移植がほとんどであったが，現在は近年登場した角膜内皮移植が第一選択となっている．角膜内皮移植は全層角膜移植と比較して拒絶反応のリスクが低く，縫合糸に起因する感染症や乱視といった合併症を回避でき，良好な術後視機能を期待できるため世界的に普及している．

　近年，生体外で培養した角膜内皮細胞を細胞懸濁液として移植する再生医療や，点眼薬による保存的治療の開発が行われ，その臨床応用が期待される．

❖ 正攻法の盲点！

　角膜内皮移植のうち，特に Descemet 膜と内皮細胞のみを移植する DMEK は非常に良好な視機能回復が得られ，拒絶反応もかなり少ない（約1％）．しかし，術後一度も透明治癒することのない primary graft failure の割合が一定数あり，緑内障ブレブ眼や広範な虹彩欠損，無水晶体眼などへの適応は難しい．また，水疱性角膜症が長期にわたり遷延すると，上皮のバリア機能の阻害により角膜感染症を発症することもある．そのほか，角膜上皮幹細胞も損傷して術後上皮化が遷延したり，慢性炎症に伴い上皮下および角膜実質浅層に線維化が生じて実質瘢痕となったりして，術後の視機能回復が限定的なことがある．そのような場合は，古くから行われている全層角膜移植の適応となる．以上から，角膜移植は水疱性角膜症の発症早期に行ったほうが，より良好な視機能獲得には優れている．

 発症初期では点眼治療が有効な場合もある

❖ これが秘技！

　初期の水疱性角膜症では朝方に角膜浮腫が強く，霧視や視力低下を自覚することがある．これ

⑭ 水疱性角膜症

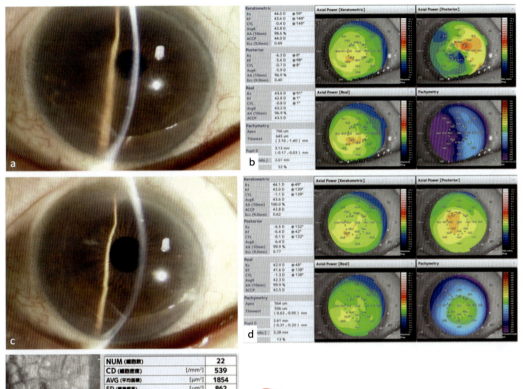

図2 水疱性角膜症の紹介例

a, b：初診時所見．右眼の耳側は特に角膜の著明な浮腫を認め，矯正視力も（0.2）と低下していた．c～e：点眼加療後．リパスジル点眼薬とステロイド点眼薬をそれぞれ4回/日点眼開始後，徐々に浮腫は回復し，内皮も少ないながら測定可能になった．1ヵ月半後には矯正視力は（0.9）まで回復した．この症例は角膜移植を回避でき，現在まで移植をせずに良好な視機能を保っている．

は，就寝中は角膜表面からの蒸発に伴う脱水が閉瞼によって阻害されているためである．初期の場合，リパスジル点眼薬とステロイド点眼薬の組み合わせで角膜浮腫が回復する可能性がある．リパスジルは角膜内皮細胞の増殖と接着を促進し，アポトーシスを抑制，バリア機能およびポンプ機能を回復させたとの報告がある[1]．ステロイド点眼薬も，同様にNa-K-ATPase活性やポンプ機能を高めるとの報告がある[2]．初期であれば点眼薬のみで外科的介入を遅らせることができる可能性がある．図2に水疱性角膜症の発症初期にリパスジル点眼薬とステロイド点眼薬の組み合わせで角膜浮腫と視力が改善した例を示す．

第一章 前眼部疾患

豆知識
前房関連角膜内皮症
　近年，「前房関連角膜内皮症」という新たな疾患概念が生まれつつある．角膜内皮細胞が接触している前房水を含めた前房環境は，角膜内皮細胞の生存に影響する[3]．虹彩の萎縮・前癒着などの異常がある眼では前房の血液房水柵が崩壊し，前房水の病的変化によって内皮の生存に悪影響を及ぼす．移植後の予後を予測するうえでも，虹彩には着目しておきたい．

痛みの治療の選択肢をもつ

❖ これが秘技！

　実質浮腫が高度になると上皮下に水疱を伴い，破綻した場合は急激な疼痛の原因となる．角膜移植によって痛みは改善するが，すぐに施行できない場合もある．その際には治療用ソフトコンタクトレンズの装用で痛みが緩和できる．低侵襲でどこでも行えるのだが，定期的な交換や洗浄（2週間おきを推奨），感染症への注意が必要になる．外科的治療であれば羊膜移植がよい適応となる．この方法は羊膜移植中の基質移植に分類され，術後羊膜の上に角膜が上皮化すれば疼痛が緩和される．

文献

1) Okumura N et al：Activation of the Rho/Rho kinase signaling pathway is involved in cell death of corneal endothelium. Invest Ophthalmol Vis Sci **57**：6843-6851, 2016
2) Hatou S et al：The effects of dexamethasone on the Na, K-ATPase activity and pump function of corneal endothelial cells. Curr Eye Res **34**：347-354, 2009
3) Yamaguchi T et al：Pathological processes in aqueous humor due to iris atrophy predispose to early corneal graft failure in humans and mice. Sci Adv **6**：eaaz5195, 2020

15 上強膜炎・強膜炎

田内　睦大・堀　純子

 背景疾患を含めて原因を把握する

❖ 正攻法のここが大事！

　強膜炎は強膜の血管炎により血管がうっ血や拡張を起こし，強膜全層に炎症が及んだ状態である．上強膜炎は強膜の表層から浅層に病変が限局している．強膜炎は本邦の眼炎症疾患のなかでも頻度が高い（6〜17％）．非感染性と感染性があり，非感染性強膜炎はWatson分類により上強膜炎，前部強膜炎，後部強膜炎に分類される．さらに前部強膜炎は炎症の形状別にびまん性，結節性，壊死性に分類される．強膜炎患者の約25〜50％が全身性炎症性疾患や血液疾患を合併しており，問診や採血により背景疾患を把握することが重要である．背景疾患を疑った場合，該当する科と連携して治療法を選択する．

❖ 正攻法の盲点！

　感染性強膜炎を見逃さないことが重要である．非感染性に比して頻度は低いが，見逃してステロイド局所投与をすると急速に増悪して穿孔することがある．眼外傷，眼科手術歴，Tenon囊下注射などの既往があり，強膜病変が限局していて眼脂があれば感染性を疑い，眼脂培養を行い抗菌薬の投与を開始する．

 病態と重症度に応じて5ステップの治療選択を

❖ 正攻法のここが大事！

1. 感染性強膜炎

　眼脂培養で起炎菌が同定されれば，感受性のある薬剤を内服と点眼で投与する．起炎菌が不明の場合は，アミノグリコシド系，セフェム系，キノロン系の抗菌薬の頻回点眼と広域スペクトラムの抗菌薬内服を行う．

2. 非感染性強膜炎

　重症度と全身性随伴疾患により次の①〜⑤の5ステップで治療法を選択する．①ステロイド点眼，タクロリムス点眼（保険適用外），②トリアムシノロンアセトニド結膜下注射（SCTA），非ステロイド性抗炎症薬（NSAIDs）内服，③ステロイド内服，④免疫抑制薬全身投与，⑤生物学的製剤の順に段階的に進める．このうち④の免疫抑制療法は，全身性随伴疾患が関節リウマチの場合はメトトレキサート（MTX），ANCA関連血管炎ではシクロホスファミド（CPA）やリツ

第一章　前眼部疾患

キシマブ（RTX）など，全身病態にも適した薬剤を選択する．一方，全身性炎症性疾患が随伴しない強膜炎（強膜ぶどう膜炎）で，保険適用のある免疫抑制薬はシクロスポリン（CysA）である．

❖ 正攻法の盲点！

ステロイド点眼による高眼圧に注意する．強膜炎の続発緑内障発症率は約30%であり，そのうち約50〜80%がステロイド緑内障である．ステロイドハイレスポンダーにはステロイド点眼薬とSCTAは避けることが原則である．

> **豆知識**
>
> 眼生物学的製剤には副反応として，炎症を誘発するパラドキシカルリアクション（paradoxical reaction：逆説的反応）が知られる．エタネルセプト（ETN）やアバタセプト（CTLA-4 Ig）はパラドキシカルリアクションにより強膜炎を誘発するので強膜炎患者には使わない．リウマチ科などで背景疾患に対して使用中に強膜炎が発症または増悪した場合は，他の生物学的製剤に変更（バイオスイッチ）する．

秘技その一　問診票と検査セットを駆使して背景疾患を見つけ出す

❖ これが秘技！

背景疾患の把握に詳細な問診と全身検索は欠かせない．筆者らの施設では，網羅的な問診のために問診票（表1）を活用している．

全身検索は，強膜炎精査セットで胸部X線，ツベルクリン反応，甲状腺疾患やリウマチ性疾患を念頭に置いた採血を行う（項目：血算，血液像，生化学，タンパク分画，各種免疫グロブリン，抗核抗体，ANCA，甲状腺関連自己抗体，ACE，sIL-2R，梅毒，結核）．また眼科診察室においても，着衣で診察可能な頭頸部や上肢をみて，皮膚・耳介・リンパ節の異常や関節の変形，腫脹の有無を知ることは背景疾患の推察に有用である．

表1　問診票項目

全身随伴症	口腔炎やアフタ，皮膚の病気（結節性紅斑），ニキビ様皮疹，陰部潰瘍，カミソリ負け，長く続く熱（不明熱），全身倦怠感，関節炎・腫脹，扁桃腺炎，虫歯・抜歯，下痢・腹痛・下血，腰痛，耳鳴，めまい，難聴，感冒様症状，頭痛，頭皮異常感，帯状疱疹，白髪・脱毛・皮膚斑点，リンパ節腫脹
生活歴・既往歴	ペット飼育歴，最近の生肉食歴，眼手術歴，眼外傷歴，輸血歴，中心静脈栄養歴，結核，梅毒，糖尿病，高血圧，消化器症状，血液疾患，神経疾患，腎疾患，甲状腺疾患，関節リウマチ，ヘルペス，薬剤アレルギー

⑮ 上強膜炎・強膜炎

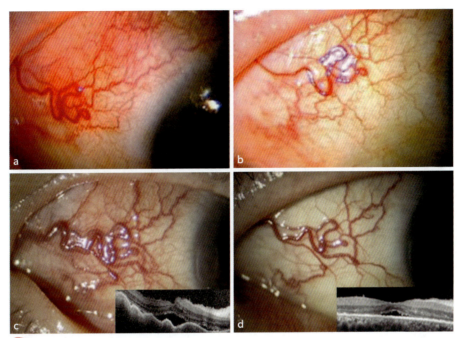

図1 関節リウマチ随伴のびまん性強膜炎
ステロイド点眼加療，SCTA が奏効せず，CTLA-4 Ig を導入するもパラドキシカルリアクションにより増悪（a）．ゴリムマブ（GLM）にバイオスイッチし寛解が得られた（b）が，1年で二次無効のため，前部の再発と後部強膜炎を発症した（c）．サリルマブ（SAR）にバイオスイッチし寛解した（d）．

秘技その二　ステロイドに依存しない免疫抑制療法と診療科間連携

❖ これが秘技！

　非感染性強膜炎でステロイド内服に反応不良である場合や，減量により再発する場合は，漫然とステロイド内服を継続してはいけない．背景疾患が見つからない場合は，眼科主導でシクロスポリン内服を併用し，それでも消炎しなければアダリムマブを導入する．壊死性強膜炎で関節リウマチや ANCA 関連血管炎など重症疾患が背景にある場合，p.63 の「正攻法の5ステップ」を経ずに早急にリウマチ科と連携し，背景疾患に最適な薬剤による全身免疫抑制療法を開始する．全身性炎症性疾患に適応のある生物学的製剤は多種あり，一次無効，二次無効，パラドキシカルリアクションの際には迷わずバイオスイッチをする（図1）．

 豆知識
COX-2 選択的阻害薬
　COX-2 選択的阻害薬セレコキシブは結合組織炎に奏効し，上強膜炎や強膜炎に有効である（図2）．COX-2 を選択的に阻害するため，従来の NSAIDs に比し腎機能障害や胃腸粘膜障害といった副作用が軽減されている．アスピリン喘息，重篤な心不全，（後期）妊婦などの禁忌事項に留意し，初期から積極的に使用を検討する．

第1章　前眼部疾患

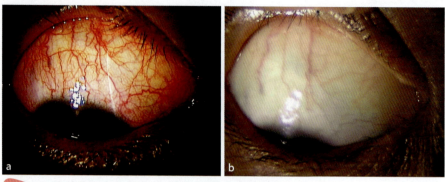

図2　全身性炎症性疾患を随伴しないびまん性強膜炎の患者
初診時（a）に処方した点眼薬をすべて紛失していたためセレコキシブ内服のみを行い，初診5日後に再診した際には症状は消失していた（b）．

続発緑内障の管理

❖ これが秘技！

　ステロイド長期投与の回避のために，免疫抑制薬と生物学的製剤による免疫抑制療法を積極的に用いると，続発緑内障の管理も容易になる．筆者らの後方視的臨床研究では，生物学的製剤を使用するとトラベクレクトミー（線維柱帯切除術）を3倍回避できた（ロジスティック回帰解析でOR＝3）．一方，眼圧管理が困難で視野障害も進行が速い症例では，強膜壊死と菲薄化が進行して濾過手術が困難になる前に，ステロイドと免疫抑制療法を強化して消炎させ，その間に濾過手術を済ませる．濾過手術がきっかけで強膜炎が増悪することはまれにあるが，生物学的製剤の導入により寛解は得られ，眼圧も下降する．

　なお，強膜炎に対するロングチューブ手術の使用報告は国内外で乏しく，有効性や安全性が不明であり，基本的に推奨されないと考える．

第二章

水晶体疾患

1 白内障手術の合併症：後嚢破損

松島　博之

 後嚢破損に気づいてもすぐに器具を抜かず，次の戦略を考える

❖ 正攻法のここが大事！

　後嚢破損は白内障手術中，想定外に発生する．驚いて超音波チップやI/Aチップなどを創口から抜去してしまうと，前房が虚脱し硝子体が後房から眼外に脱出し，さらに後嚢破損を拡大させてしまう．一度脱出した硝子体は戻せないので切除が必要となり，余計な手術手技が増えることになる．後嚢破損と硝子体脱出を最小限にすることで，リカバリーに必要な手技が少なくなり，手術時間が短く，術後の炎症も少なくなる．

　術中異変に気づいたら，器具を抜かずに，後嚢破損の位置，大きさと程度を確認し，次の手術戦略を考え準備を進める[1,2]．ごくわずかに皮質が残っているのであればバイマニュアル皮質吸引で対応可能であるが，核片や皮質が多く残存する場合や前房側に硝子体が脱出してしまった場合は，硝子体切除が必要となる．硝子体カッターのセットアップには時間がかかるので，早めに指示することでセットアップ時間を短縮できる．

> ● 豆知識
>
> **眼粘弾剤置換のコツ**
> 　器具を抜去して次の処理が必要なときは，眼粘弾剤で前房を置換し硝子体脱出を予防して，操作中の器具を眼外に引き抜く．眼粘弾剤を注入するときは灌流を止めないと，眼内圧が高くて眼粘弾剤が前房内に入っていかない．灌流を止めて確実に前房内を眼粘弾剤で置換できれば，器具を引き出しても硝子体は脱出しない．

 硝子体切除の手術環境に切り替えて，硝子体を可視化し切除する

❖ 正攻法のここが大事！

　後嚢破損で硝子体脱出が進行し，前房内に硝子体が脱出してしまったら，硝子体切除ができる環境に切り替える．ここで重要なのは，現状を把握し，次に行うことを整理し，必要な器具のセットアップを手際よく行うことである．

　眼粘弾剤で前房を置換して器具を抜いたら，手術時間が長くなることを患者に説明し，麻酔の追加と必要な器具の準備を外回り看護師に指示する．麻酔追加時に眼圧が低いと，ビスコ針が迷入して結膜水腫が生じ麻酔の効きが悪くなるため，眼内圧を上げてから麻酔を追加する．眼内圧

を上げるために眼粘弾剤を使用してもよいが，前房内が眼粘弾剤で満たされている場合は，ビーエスエスプラス®（日本アルコン）を破囊部から注入して硝子体腔内の容積を上げるようにするとリークなく眼内圧を高くできる．追加麻酔をせずに手術を継続し患者に痛みが生じると，血圧上昇によって脈絡膜下出血が生じることがあるので追加麻酔は重要である．脱出硝子体を切除するために，①硝子体カッターと前房内灌流ポート，②脱出硝子体を染色するマキュエイド®（わかもと製薬）希釈液，③縮瞳用のオビソート®（第一三共）希釈液，④囊外固定・強膜内固定用の3ピース有水晶体眼内レンズ（intraocular lens：IOL）の準備を進める．いかに効率よく準備できるかが，その後の手術時間と仕上がりに影響する．術前に合併症を想定し，どこに硝子体カッターなどの非常時の機器が置いてあるか把握しておくことが重要である．いざというときに器具が見つからなかったのでは話にならない．後囊破損が生じると動揺してしまい考え込んでしまう術者もいるが，トラブル発生時こそ冷静になり，通常よりも自分のギアを1段上げて対応する．

❖ 正攻法のここが盲点！

後囊破損の対処には，通常の白内障手術よりも多くの知識とテクニックを必要とする．対処法を知らずにむやみに対応すると，さらなる合併症を引き起こす．網膜剥離や角膜内皮障害が進行してしまうと対処が複雑になる．後囊破損のリカバリーに自信がない術者は，創口を閉じて撤退し，熟練した術者に後の対応を委ねるのも重要な選択肢である．残存皮質や硝子体処理を怠って，とりあえず切開層を広げたりIOLだけは入れておくなどの対応は，後の手術で創口の再縫合を要したりIOLが邪魔になったりすることもあり望ましくない．撤退する勇気も患者のために重要である．

器具を抜かずにバイマニュアルへ変更する

❖ これが秘技！

皮質吸引の最後に破囊した場合（創口直下の皮質吸引時の破囊など）は，硝子体が脱出しなければ残存皮質の吸引のみ行えればよい．正攻法では眼粘弾剤で置換してから器具を入れ替えるが，要は前房が虚脱しなければよいので，I/Aハンドピースの吸引チューブだけ外し，皮質吸引針に付け替えるという秘技がある（図1）．灌流が止まらないように連続灌流にして吸引チューブを外すが，片手で外すのは難しいので助手や器械出し看護師に外して接続してもらうとよい．I/Aハンドピースだけでなく，超音波ハンドピースでも応用できる．最後の核片破砕時の後囊挙上でパンチアウトしてしまった場合，大きい破囊でなければ継続して皮質吸引が可能である．超音波チップを抜かずに連続灌流にして，吸引チューブを皮質吸引針に付け替える．超音波チップは灌流針として活用する．

後囊破損でもIOLを囊内固定

❖ これが秘技！

小さい後囊破損であれば，IOLの囊内固定も可能である．しかしIOL挿入時に後囊破損を拡大してしまうと，追加の手術手技が増えてしまう．小さい後囊破損でも後囊が裂けているので，三

第二章　水晶体疾患

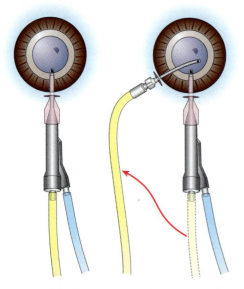

図1　超音波ハンドピースを抜かずにバイマニュアルに変更

超音波チップを抜かずに連続灌流にして，吸引チューブを皮質吸引針に付け替える．超音波チップは灌流針として活用する．

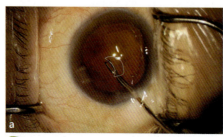
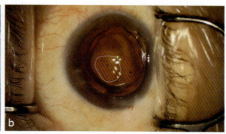

図2　後嚢破損でもIOLを嚢内固定

a：後嚢研磨時に後嚢破損した場合などは，三日月状の亀裂になっていることが多い．b：後嚢破損部を前嚢鑷子を用いて丸く整えておくと破嚢部の強度が上がり，1ピースIOLの嚢内固定が可能である．

日月状の亀裂になっていることが多い．このままIOLを挿入すると前房内圧の変動によって後嚢破損が拡大する．IOL挿入前に三日月状後嚢破損部を前嚢鑷子で丸く整えておくと強度が上がり，破損部が拡大しにくい（図2）．後嚢破損部の整形後，1ピースIOLを嚢内に固定する．3ピースIOLは支持部が硬いので，嚢内挿入時に支持部で破損を拡大する恐れがある．1ピースIOLのほうが柔らかい材質でできているため安全に挿入でき，もし破損部が拡大してもIOLを摘出しやすい．眼粘弾剤を抜去するときも，ボトル高を下げて灌流で破嚢が広がらないように注意する．

 見えない硝子体を予測する

❖ これが秘技！

　硝子体が前房内に脱出する際には一定の法則があり，必ず，切開創やサイドポートなど眼外と交通している場所に後嚢破損部から嵌頓する（図3）．灌流ポートを設置し，硝子体カッターで硝子体を切除する際には，脱出している見えない硝子体をイメージしながら，広い範囲で切除する．前房内が虚脱すると脱出する硝子体量が増えて手術時間が長くなるので，脱出している硝子

70

❶ 白内障手術の合併症：後囊破損

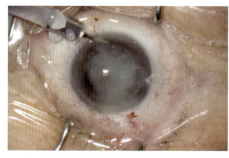

図3 硝子体脱出の法則
硝子体が前房内に脱出する際には一定の法則がある．マキュエイド®希釈液で染色すると，切開創やサイドポートなど眼外と交通している場所に硝子体が確認できる．

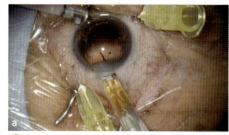 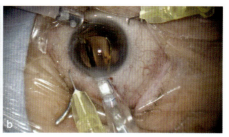

図4 前房メインテナーで灌流しIOL挿入
a：前房メインテナーで灌流しながら，眼粘弾剤を使用せずにIOLを虹彩上に排出できる．b：3ピースIOLの挙動をみながらゆっくり虹彩上に排出する．

体量が少ないうちに，後囊破損部よりも後房側で，全硝子体量の1/3ぐらいを切除するつもりでゆっくりと切除することで，後の操作時に硝子体が手術操作の邪魔をしないようになる．マキュエイド®希釈液は脱出硝子体を染色するのに有用であるが，脱出初期に眼内注入しても，残存している眼粘弾剤などが邪魔をして確認が難しい．見えない硝子体を予測して，十分硝子体を切除してから，マキュエイド®希釈液を最後の脱出硝子体の確認に使用する程度でよい．手術操作に慣れた術者であれば，染色しなくても完全に脱出硝子体の切除が可能であるので，確認のためにマキュエイド®希釈液を前房内に注入しても，硝子体がなくほとんど染色されないこともある．

灌流下で眼粘弾剤を用いずにIOLを挿入する

❖ これが秘技！

大きく後囊破損が生じ，IOL囊内固定が不可能な場合は，3ピースIOLを囊外固定し光学部を後房側にキャプチャーするか，強膜内固定が必要になる．IOLを虹彩上に排出するときに，通常は眼粘弾剤で前房内を満たしてからIOL挿入を行うが，操作終了後に前房内の眼粘弾剤を吸引しなければならない．この際にボトルを低くして低設定で吸引を行うなど，余計な操作が必要となる．前房メインテナーで灌流しながら眼粘弾剤を使用せずにIOLを虹彩上に排出できると，IOL挿入後の眼粘弾剤吸引をしなくても手術を終了できる（図4）．角膜内皮細胞の保護効果は期待できないので，IOL排出時に角膜側に移動しないように注意しながら，ゆっくりとIOLを前房内に挿入する．

文献

1) 松島博之：後囊破損．術中合併症．眼手術学5 白内障，大鹿哲郎（編），文光堂，東京，p444-458, 2012
2) 松島博之：破囊状況に応じて冷静に戦略を立てる．白内障七人のサージャン，鈴木久晴ほか（編），南江堂，東京，p160-163, 2022

2　白内障手術の合併症：Zinn 小带断裂

松島　博之

　術前診察から予想し，断裂部を見極めて拡大させない

❖ 正攻法のここが大事！

　Zinn 小带断裂も，後囊破損と並びときどき遭遇する，対処に困る白内障術中合併症である．突然遭遇するものは少なく，落屑症候群，強度近視，網膜色素変性症，アトピー，外傷の既往などが関連していることが多い．また，術前診察で瞳孔の形状異常や前房深度の左右差が生じているなど，予測できる徴候がみられることもあるので，疑わしい場合はいつでも術式を変更できるように準備しておく．麻酔は手術が長くなってもよいように Tenon 囊下麻酔を選択し，切開創の拡大が可能なように強角膜切開で手術を開始するほうがよい．Zinn 小带断裂が見つかった場合にすぐに対応できるように，カプセルテンションリング（CTR）や硝子体切除のパック，強膜内固定用の 3 ピース IOL なども準備しておくことが望ましい．手術時間が延長する可能性が高いので，ほかの手術への影響を考えて，順番を最後のほうに組むなどの工夫も必要と思う．

　外傷後などでは断裂部が限局していることが多い．断裂範囲が 1/4 以下など狭い場合は，断裂部位になるべく負担がかからないように，また水晶体囊を誤吸引して断裂範囲を拡大させないように慎重に操作する．断裂範囲が狭い場合はできるだけ皮質吸引まで終了させて，水晶体囊内に何もない状態で水晶体囊を眼粘弾剤で拡張し，補強のための CTR を挿入する．CTR の挿入は断裂部位に向かって断裂部位をもとに戻すようにして挿入すると断裂範囲が拡大しにくい（図 1）．方向を間違うと，CTR 挿入によって断裂範囲を拡大させてしまうことがあるので注意する．

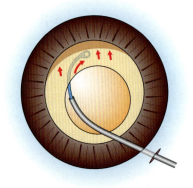

図 1　CTR の挿入方向
CTR は断裂部位に向かって，断裂部位をもとの位置に戻るように挿入すると断裂範囲が拡大せず，正常な位置に移動していく．

❷ 白内障手術の合併症：Zinn 小帯断裂

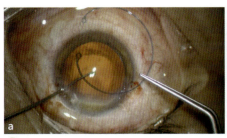
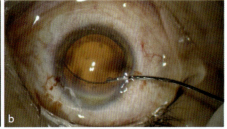

図2 前囊鑷子を使用した CTR 挿入
鑷子で CTR を挿入する場合，前方のリングはプッシュプル鈎で囊内にガイドし（a），後方のリングは前囊鑷子で把持して囊内に挿入する（b）とコントロールしやすい．

❖ 正攻法のここが盲点！

　CTR 挿入にはインジェクターを使用する方法と，鑷子を使ってマニュアルで入れる方法がある．インジェクターは初心者でも簡単に扱えるが，水晶体囊に過分な負荷がかかってしまうことがある．CTR を鑷子で入れるほうが，水晶体囊に対する荷重を手で感じながら挿入できるので断裂範囲を拡大しにくい．鑷子で CTR を挿入する場合，前方のリングはプッシュプル鈎を使って囊内にガイドし，後方のリングは前囊鑷子で把持して囊内に挿入するとコントロールしやすい（図2）．できればインジェクターと鑷子の両方法を使えるようにしておくとよい．

 断裂範囲が広い場合は CCC 作成直後に CTR を挿入する

❖ 正攻法のここが大事！

　Zinn 小帯断裂範囲が広い症例や，脆弱が高度で前囊切開が難しい症例は，その後の超音波核破砕などの操作が困難になる可能性が高い．超音波核破砕を始めてから CTR を挿入すると，皮質と水晶体囊が分離せずに CTR を挿入することになるため，CTR が皮質を水晶体囊に押し付けるように挿入されてしまい皮質吸引が難しくなる．Zinn 小帯の広範囲の断裂や高度の脆弱があると判断したら，連続円環状前囊切開（continuous curvilinear capsulorhexis：CCC）作成直後のタイミングで CTR を挿入する．ここで重要なのが，水晶体囊と水晶体を分離してから CTR を挿入するビスコダイセクションテクニックである[1]．ビスコダイセクションには凝集型の眼粘弾剤を使用する．完成した CCC 前囊切開縁から少し離れたところから，水晶体囊と水晶体の間に眼粘弾剤を注入する．このときに水晶体囊と水晶体細胞成分を完全に分離することが重要である．ビスコダイセクションが成功している目安として，水晶体囊が赤道部に向かって円形に剥離してくる（図3）．細胞成分内に迷入すると水晶体線維形状に剥離するので，そのときは場所を変えて再度ビスコダイセクションを試みる．一度円形に剥離してきたら，剥離した部位を広げていき，完全に（全周させて）水晶体囊と水晶体を分離する．後囊側まで拡大する必要はない．大量の眼粘弾剤を注入するので，どうしても眼圧が上昇しやすい．眼粘弾剤注入中にときどき創口を押し下げて，眼圧を下げながらビスコダイセクションを完成させる．

第二章　水晶体疾患

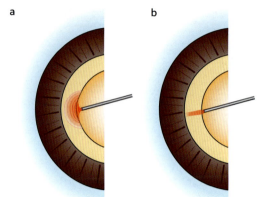

図3 ビスコダイセクションのコツ
a：ビスコダイセクションが成功している目安として，水晶体嚢が赤道部に向かって円形に剝離してくる．b：細胞成分内に迷入すると水晶体線維形状に剝離するので中止し，ほかの場所からやり直す．

> **豆知識**
>
> **CTRの役割**
> 　CTRは水晶体嚢内に挿入することで赤道部を拡張し，水晶体嚢形状を維持する作用をもつ．Zinn小帯断裂の手術で困るのは，吸引中の超音波チップやI/Aチップに断裂部の水晶体嚢が誤吸引され，硝子体が脱出することである．CTRは水晶体嚢を拡張して誤吸引を防いでくれる．また，網膜剝離症例で白内障手術と同時手術を行う場合，Zinn小帯断裂があると硝子体液空気置換時やシリコーンオイル置換時に，前房中に空気やシリコーンが脱出し手術操作に支障をきたすことがあるが，前もってCTRを挿入しておくとある程度予防できる．CTRは水晶体嚢を拡張し嚢形状を維持する有効な器具であるが，Zinn小帯を補強するわけではないので，大きな水晶体偏位を矯正し，長期に水晶体嚢の脱臼・偏位を予防する作用はない．

秘技その一　核硬度が高い高度のZinn小帯脆弱には計画的ICCEが効果的

❖ これが秘技！

　CTRを挿入しても，Zinn小帯の断裂範囲が広いまたは脆弱が高度である症例，さらに高齢者など進行し核硬度が高い症例では，超音波乳化吸引中に核が硝子体方向に脱臼してくることもある．無理に小切開での手術を継続すると，角膜内皮や創口への負担が大きくなり，手術時間も延長する．核硬度の高いZinn小帯脱臼脆弱症例では，無理せず水晶体嚢内摘出術（intracapsular cataract extraction：ICCE）に変更するほうが効率がよい．超音波の途中から強角膜切開を拡大することも可能であるが，最初の切開層をいつも以上に綺麗に作成し，麻酔を追加してから，結膜切開の拡大と強角膜切開の拡大を行う必要がある．ICCEに移行する可能性が高いことがわかった段階で，最初から大きい切開創を作成したほうがマネジメントしやすい．大きい切開創を作成するときは，角膜輪部から離れすぎないほうがよい．離れすぎるとフラップの厚みを一定にするのが難しくなり，娩出時もフラップが邪魔になる．創口作成時は，中央から左右にバランスよく広げ，閉じやすく縫合しやすい創口を作成する．現代の若手白内障術者にとっては難しい手技なので，縫合技術も含めてウェットラボなどでの練習が必要である．

❷ 白内障手術の合併症：Zinn 小帯断裂

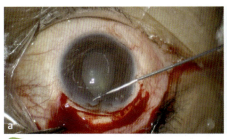
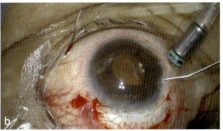

図4 小瞳孔に計画的 ICCE を行う場合は虹彩全幅切開
a：小瞳孔では核娩出に虹彩が邪魔にならないように 12 時部位の虹彩全幅切開を施行する．b：切開した虹彩は，硝子体切除＋強膜内固定を施行した後に縫合して通常の形状に戻す．

秘技その二　小瞳孔に計画的 ICCE を行う場合は，虹彩全幅切開

❖ これが秘技！

　計画的 ICCE を行う症例には，落屑症候群など小瞳孔を合併している症例も多い．小瞳孔症例に対して無理に ICCE を行うと核娩出時に虹彩が伸展し，瞳孔の形状異常や虹彩萎縮を生じてしまう．核娩出時に虹彩が邪魔にならないように，12 時部位の虹彩全幅切開を行ってから核娩出を行う（図4）．12 時部位の虹彩が切開しやすい位置にサイドポートを作り直すと操作がしやすい．虹彩全幅切開後に核娩出と硝子体処理，強角膜の縫合を行い，強膜内固定を施行し，最後に虹彩縫合を施行する．虹彩縫合の方法はさまざまであるが，Ayres の作成した動画[2]は，虹彩縫合の方法がわかりやすく編集されており参考になる．

文 献

1) 松島博之：Zinn 小帯脆弱の診断と基本的対処法．日の眼科 **92**：20-26, 2021
2) Ayres B：Sliding Knot Model
〔https://www.youtube.com/watch?v=qoU7QFXxqqw&list=WL&index=9&t=13s〕（2024 年 9 月 27 日閲覧）

3 後発白内障

黒坂　大次郎

後嚢混濁 (Elschnig pearls) ではレーザー照射の位置に注意する

❖ 正攻法のここが大事！

　十分に散瞳させ，スリットの徹照モードにて後発白内障をよく観察し，さらに眼圧・眼底検査などを行い視機能を十分に評価しておく．アプラクロニジン点眼薬を処置1時間前に投与する．
　通常，後発白内障の治療はNd：YAGレーザーで行われる．Nd：YAGレーザー照射装置のスリットの視度調整をしっかりと行い（行わないとエイミングビームとスリット像がずれる），さらにフォーカス調整が200 μm後方になっていることを確認する．後嚢中央部にエイミングビームを合わせ，低出力から照射を開始し十字に上下左右に切開を広げる（**図1**）．通常は前嚢混濁にかからない範囲の後嚢を十分に広く切開する．周辺部は眼を少し上下左右に動かしてもらい，できるだけ照射が正面で行えるようにするのがコツである．IOLに亀裂が入る場合には，視度やフォーカス調整が正しいか再度確認し，しっかりと後嚢にフォーカスを合わせる．IOLの亀裂を避けるために円形にレーザー照射を行うと，後嚢が硝子体中に舞い，時に強い飛蚊症の原因となるので通常は行わない．終了したら，再度アプラクロニジンを点眼し，30分後に視力・眼圧を確認し，低濃度のステロイド点眼薬を処方する．

❖ 正攻法の盲点！

　Nd：YAGレーザーは，光凝固などのレーザーと違い衝撃波を発生させ，この衝撃波（熱などではない）で後嚢などを破る．そして最も重要なのが，この衝撃波の方向を認識することであ

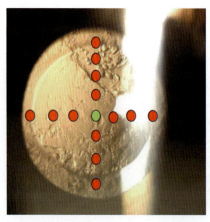

図1 後嚢混濁 (Elschnig pearls) へのNd：YAGレーザー照射
中心部（緑）から上下左右（赤）に切開を広げていく．

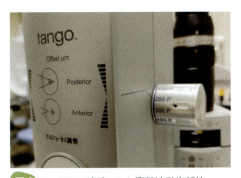

図2 エイミングビームと衝撃波発生部位
右側のツマミで衝撃波の発生部位を前後にずらすことが可能．

る．衝撃波は，発生した点から後方（角膜側）つまり手前に戻る方向に生じる．この原理を知っていれば，切開するものによって衝撃波の発生部位を変える必要のあることが理解できる．最も一般的な後囊切開では後囊の手前（角膜側）にIOLがあり，もし後囊で衝撃波を生じさせると，その衝撃波は後囊を破らずにIOLを損傷する．したがって衝撃波の発生部位を後囊より硝子体側へずらす必要があるが，この機能はレーザー装置についている（図2）．この機能はエイミングビームと衝撃波発生部位をずらすもので，後囊の破砕の場合にはエイミングビームから衝撃波発生部位を200 μm後方（硝子体側）にずらすのが一般的である．これにより，エイミングビームを後囊に合わせると衝撃波は200 μm後方で発生し，後囊を破ることができる．このずれがないと後囊を破れないばかりか，IOLの亀裂ばかり生じることになる．

後囊線維性混濁・前囊混濁ではレーザー照射エネルギーと回数に注意する

❖ 正攻法のここが大事！

　Elschnig pearlsのような半透明で厚みのある混濁ではなく，後囊上のコラーゲンの沈着による線維性混濁では，Nd：YAGレーザーを照射しても照射した部分の後囊が破れるだけで，後囊に亀裂が走ることがない．照射をこまめにつなげていくことが必要である．広がらないからといって，照射エネルギーは上げすぎないほうがよい．周辺部の混濁の少ない部分まで照射すると，後囊の亀裂部が広がりやすくなる．ただ，周辺部まで線維性混濁が強く，そこまで照射できない場合でも，ある程度のスリットが入れば視力が回復することが多い．

　一方，前囊混濁ではフォーカス調整を0 μmにする．照射エネルギーを通常よりは強めに設定し，エイミングビームを合わせて前囊表面よりややIOL側に押し込む感覚で照射する．前囊混濁が強く前囊切開窓が完全に閉塞しているような症例でも，中央部から照射すれば通常は開裂できる．前囊混濁は前囊収縮を伴っていることが多く，前囊混濁のない部位まで切開を入れるとその場で大きく広がる．周辺部まで照射できなくても，中央部に裂隙が入ればその後自然と前囊混濁が変化し，中央部の透明な部分が広がる（図3）．

第二章　水晶体疾患

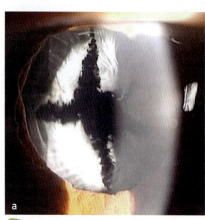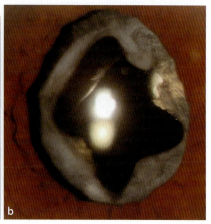

図3　前嚢収縮に対するレーザー照射
照射直後（a）は裂隙が広がっていないが，照射6週後（b）には線維性混濁が変化し切開縁が周辺部に移動している．

❖ 正攻法の盲点！

　線維性混濁では，通常の Elschnig pearls 型の後嚢混濁のように後嚢・前嚢の亀裂部が広がらないので，照射回数が増えることが多い．眼圧上昇・炎症の惹起につながるので，ある程度のところで中止することが重要になる．線維性混濁では，周辺部まで照射できなくても中央部に裂隙が入ればその後自然と中央部の透明な部分が広がることが，特に前嚢混濁では起こるので，深追いしないことが重要である．

　液状後発白内障では後囊下方に照射する

❖ これが秘技！

　液状後発白内障とは，乳化し白濁した液状成分が後嚢と IOL との間に溜まるものである．視機能障害にならない（視力低下を自覚しない）場合も多く，この場合には経過観察で問題ない．その後自然に吸収される場合もあるが，混濁が強くなって視機能障害を生じる場合もある．多くはコントラストの低下（白地に黄色の文字などが見えにくい）を訴えることが多い．後嚢照射と同じ条件設定で，中央部ではなく下方の後嚢にエイミングビームを合わせて照射する（図4）．後嚢が1ヵ所破れると，そこから乳化した液状成分が硝子体側へ移動する．中央部に照射すると視軸にこの混濁がかかるので，下方に行うのがコツである．ただし，その後徐々に硝子体全体へ広がり1〜2週間で吸収される．

❸ 後発白内障

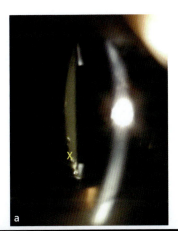

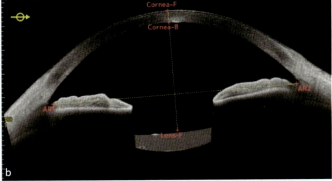

図4 液状後発白内障
a：IOLと後嚢の間に乳白色の液状物質が貯留している．b：同部の前眼部OCT像．レーザーをX印（a）の下方に照射し，後嚢を穿孔すると液状物が抜けていく．

第三章

緑内障

1 開放隅角緑内障：診断・検査

新田　耕治

> 正攻法
> その一
> 患者への説明では気持ちに寄り添い不安を軽減できるように心がける

❖ **正攻法のここが大事！**

　緑内障と診断されたとき，患者はその事実をどう受け止めるであろうか？　一般の方に「緑内障と聞いてどんなことを連想しますか？」と尋ねると，①いずれ失明する，②眼圧が正常であれば緑内障の心配はない，③緑内障になると眼圧が高くなるので目や頭が痛くなる，④視力障害などの自覚症状がなければ緑内障ではない，などといった答えが返ってくることが多い．

　筆者は緑内障と診断した患者が1人で診察室に入室してきた場合，まず「今日はお1人ですか？　ご家族が待合室でお待ちですか？」と尋ね，病状を一緒に聞いてもらえる家族などの有無を確認している．これは，患者だけに病状などを説明しても，後で家族や知人が耳学問で得た誤った情報を患者に話してしまい医師との信頼関係に影響が生じることがあるので，周りの人にも緑内障とはどんな疾患であるか正確に知ってもらう必要があると考えているからである．

　緑内障全般について説明する場合は，眼球の模型を使用しながら説明している．また，緑内障の病状を説明する場合は，MD値ごとの視野障害パターン（**図1**）の説明用下敷きを見せながら，「緑内障は，上方が初期，真ん中が中期，下方が後期と徐々に黒い部分，つまり見えにくい部分が広がっていく病気です」と説明している．さらに，直近に施行した本人の視野検査を実際に見せながら（中期の症例の場合），「あなたの視野検査の結果は，このように4段目あたりですね．3段目から4段目へ10年で徐々に進行していると思います．現在の治療を継続しても，さらに10年後には4段目から5段目に進行していくと予想されます」などと説明している．

　また，失明については「確かに緑内障は失明に至ることがある怖い病気です．しかし，適切な治療で緑内障による失明や病気の進行を抑えることができ，多くの場合，日常生活は不自由なく送ることができるようになってきています．緑内障の診断イコール失明を意味するものではありません」と説明し，患者の不安を軽減するよう心がけている．

　実際に，緑内障の進行速度は症例によってさまざまであり，しかもそれを初診時に予測することは，紹介状にこれまでの経過が添付されている場合を除いて困難である．これまでの情報がなく，緑内障の進行速度を気にする患者に対しては，初診時から2年間待ってもらい，その間に3ヵ月ごとに視野検査を施行して進行の速度をとらえることが可能である．筆者が監修した「緑内障進行速度別の視野変化の具体例の説明用下敷き」（**図2**）を見せながら，「15年間長期観察した7例の視野変化が下敷きに載っています．15年前は7例とも初期の病状でしたが，左側のように引き続き初期の段階のままあまり進行していない症例もあれば，右側のように15年間でかなり進行してしまった症例もあります．あなたの緑内障が左側のほうの経過を辿るか右側のほ

❶ 開放隅角緑内障：診断・検査

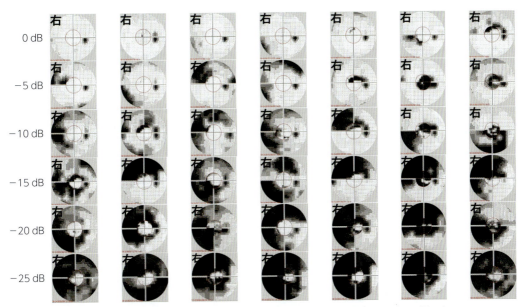

※示されているグレースケールは，多種ある緑内障の進行パターン中の一例です

図1 MD値ごとの視野障害パターン
「緑内障は，上方が初期，真ん中が中期，下方が後期と，このように徐々に黒い部分つまり見えにくい部分が広がっていく病気です．初期に真ん中の視野から欠けていく症例も時々ありますが，多くは緑内障がかなり進行しても真ん中の視野は保たれていることが多いので，患者さん自身が視力障害を自覚していない症例もあります」と説明している．

うの経過を辿るかは，現時点では予測ができません．よって，視力障害などの自覚症状がなくても，引き続き治療継続と通院継続が必要になります．途中で中断しないように頑張りましょう」と説明している．

❖ 正攻法の盲点！

　緑内障に対して楽観的な患者の場合，自覚的な視力障害がなく深刻にとらえないため1年もしないうちに通院が途絶え，治療も継続できないことが多い．そのような患者が10年後に再診して，嘆かわしいほど視野障害が進行してしまった例をみることも時々ある．やはり<u>毎回の検査結果を画面で見せる</u>などで病識を植え付けることも肝要であろう．

　一方，緑内障＝失明ととらえて，非常に深刻に受け止めている患者もいる．失明しませんよと言ってあげたいところであるが，軽はずみにそのようなことも言えない．<u>緑内障の進行速度を調べれば今後の予後がわかることを伝えて</u>，2～3年で進行速度を呈示できるよう，毎回正確な視野検査結果を導き出すべくスタッフとも連携することが重要である．また，可能な限り患者の気持ちによく耳を傾けることも重要である．緑内障の患者全員が心配性なわけではないが，特に深刻に受け止めている患者の場合は寄り添ってあげることも必要であろう．筆者は緑内障と初めて診断した患者に対しては慎重に言葉を選び，患者の表情を確認しながら，病状や治療方法などについて説明するようにしている．

第三章　緑内障

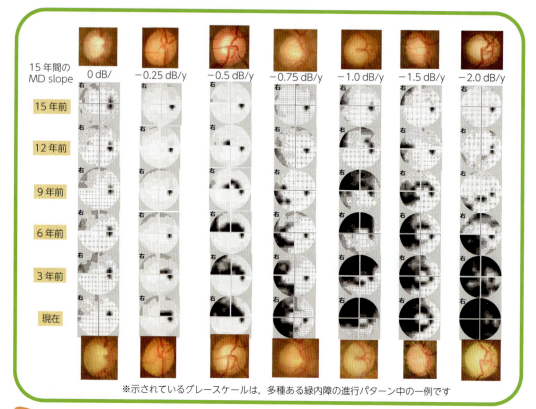

※示されているグレースケールは，多種ある緑内障の進行パターン中の一例です

図2 緑内障進行速度別の15年間の視野変化の実際
右側の症例ほど，15年間で病状が進行している．

さまざまな緑内障ベースライン検査を何回かに分けて施行すべし

❖ 正攻法のここが大事！

　緑内障の診断が確定したら，次に重要なのは治療前のベースライン検査である．<u>ベースライン検査中に毎回眼圧測定は行うが，多岐にわたる緑内障検査は3回に分けて施行する</u>ようにしている．当院では，視力，Goldmann圧平式眼圧計（GAT），ocular response analyzerによる角膜ヒステリシス（CH）測定，CHを加味した眼圧測定，光干渉断層計（OCT）（前眼部，後眼部），OCT angiography，眼底写真（ステレオ眼底写真，広角眼底写真，超広角眼底写真），光学的眼軸長測定，レーザースペックルフローグラフィー（LSFG-NAVI）による乳頭血流測定，角膜内皮細胞密度測定をルーティンとして検査している．多岐にわたる検査を施行することで，今後の緑内障進行のリスクが高いかなども推察できることが多い．

　また，診断確定時に緑内障について説明するために作成したパンフレットを渡して次回までに精読するように依頼し，次回の診察時に随時質問を受け付けるようにしている．こうすることで一方通行の診療を回避でき，患者も治療に参加しているという実感を抱いてもらえるようになる．

❶ 開放隅角緑内障：診断・検査

豆知識

　他院にて治療中の緑内障症例を診察した場合，ベースライン眼圧が不明なことが多い．ベースライン眼圧を確認することで目標とする眼圧を設定しやすくなるため，病状が許せば，これまでの治療薬をいったん休薬し当院で改めてベースライン検査を行うこともある．また，視神経に余力がない状態で紹介受診した場合には，朝9時から夕方5時まで2～3時間ごとに5回程度GATを測定することで病状の一端を知ることができる場合もある（外来眼圧日内変動）．

秘技その一　GAT測定には工夫が必要

❖ これが秘技！

　愛用しているスリットを真上からご覧いただきたい（図3a）．たいていのスリットは，額板のほうが前方に出ていて，顎台が後方についていないだろうか．このことが，やせている顔貌で上眼瞼溝深化（deepening of upper eyelid sulcus：DUES）がある症例の眼圧測定をますます難しくしていると思う．そこで筆者は，顎台を飛び越えた姿勢で測定したり（図3aの右，bの右），顎台を自家製のものに改良してより眼圧測定がしやすくなるように工夫している（図3c）．

　この方法は，コロナ禍で急増した，アプラネーションのボックスがマスクに当たって眼圧が測定できない患者にも有効である．しかし，鳥のくちばし状に先端が尖っているN95のようなマスクを着用している患者では，とりわけGATでの測定がしづらい．アイケアで測定する方法もあるが，筆者はGATでの眼圧測定にこだわり工夫して眼圧を測定している．患者の顔を左右に少々振って，同時に患者にチップの先端方向を注視してもらうとマスクが邪魔にならない．右眼の測定の際には少々左に顔を振って，左眼の測定の際には右に顔を振るとGATで眼圧測定が可能になる（▶1）．

▶1 マスク装着によってGATのボックスが当たる場合は顔を左右に少々振るとよい

患者の顔を左右に少々振って，同時に患者にチップの先端方向を注視してもらうとマスクが邪魔にならない．右眼の測定の際には左に，左眼の測定の際には右に顔を振るとGATで眼圧測定が可能になる．

第3章　緑内障

a

額板が顎台より前方　　　額板を後方に改造

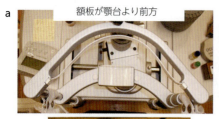
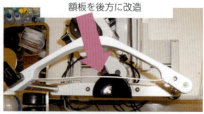

上眼瞼を挙上しにくい　　上眼瞼を挙上しやすい

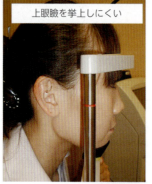
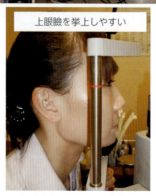

b

医師側

ここに顎を突き出す

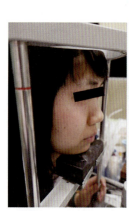
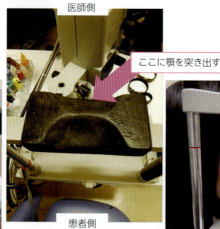
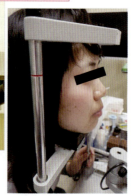

患者側

c

図3　スリットランプの額板と顎台の位置関係

スリットランプの額板と顎台を真上から観察すると，額板が前方で顎台が後方である（a左上）．この位置関係では眼瞼が窪んだ症例などでは眼圧をアプラネーションで測定するのが困難なことが多いため，筆者はa右上のように額板を後方にずらしたり，顎台を飛び越えた体勢（b右）で測定したり，顎台を自家製のものや樹脂製のものに改良（c）して顎を突き出す姿勢にして，より眼圧測定がしやすくなるように工夫している．

❶ 開放隅角緑内障：診断・検査

> 豆知識
> **GATの目盛り**
>   GATの1目盛りは，通常2mmHg間隔である．よって眼圧測定値は偶数になることが多いと言われているが，実は筆者のGATの目盛りは1mmHg間隔である．GATでの眼圧1mmHgの上下にこだわっているので，1mmHg間隔でよかったと考えている．
> **PAP眼のGAT測定**
>   眼圧下降作用に優れるプロスタグランジン点眼薬のシェアが高まるにつれ，上眼瞼が窪む症例（DUES）や，眼瞼硬化・眼瞼皮膚の菲薄化などを認める症例（prostaglandin-associated periorbitopathy：PAP）が増えてきた．そのことにより眼瞼を十分に開くことができない症例が増加し，特にやせている顔貌でPAPがある症例では眼圧測定に苦労するので，「秘技その一」を参考にされたい．

 一度のみの眼圧上昇で治療指針を変更しない

❖ これが秘技！

　日々の眼圧変動が大きい症例に対しては，一度のみの眼圧上昇で治療方針を変えるのではなく，眼圧の推移をグラフで確認し，<u>過去にも頻回なスパイク状眼圧変動があったかどうかを確認しながら治療強化を検討すべき</u>である．一度のみの眼圧上昇で治療方針を変えていれば，われわれが提供できる治療のツールはすぐに底をついてしまう．

2 開放隅角緑内障：治療

新田　耕治

> **正攻法その一**　正常眼圧緑内障進行の原因として角膜ヒステリシス低値は案外多い

❖ 正攻法のここが大事！

　手術目的で紹介されてくる症例には，眼圧もグラフ上常時 low teen で推移しているにもかかわらず，なぜか視野検査の一覧表では−0.5 dB/y よりも速い進行を呈している例も多い．このような場合は，現在までにこの病状に至った背景（進行の因子）を探るようにする．角膜ヒステリシス（CH）が低値，強度近視による視神経症と合併，眼圧の日々変動，日内変動が大きい，眼血流が悪い，点眼アドヒアランス不良，病識欠如などさまざまな要因が複数存在する可能性もある．そのなかでも Ocular Response Analyzer® (ORA) にて測定される CH が低値の症例も割と多い．低い CH は，『緑内障ガイドライン 第5版』でも緑内障進行の危険因子とされているものの，ORA を緑内障診療の現場で活用している施設は少ない．ORA 以外の非接触型眼圧計でも CH を加味した眼圧を測定でき，非接触型の眼圧計の面も兼ね備えているので，2台目は不要であると考えられて普及しないのであろう．

　非接触型眼圧計としてではなく，CH を測定して緑内障が進行しやすいか，緑内障治療介入によりどのように変化したかを確認する機器として，ORA は緑内障診療に必須のアイテムだと筆者は考えている．わが国で高頻度にみられる正常眼圧緑内障では，CH が低く，篩状板への圧ストレスに干渉できず直接的に視神経への圧負荷がかかっている症例も存在すると思われる．したがって CH も考慮に入れた緑内障診療が，今後さらに重要になっていく可能性がある．

❖ 正攻法の盲点！

　ORA で測定される CH の正常値は 10.24±1.54 mmHg とされるが，非接触型眼圧計特有の検査間誤差が生じる点に注意が必要である．特に 21 mmHg を超える高眼圧状態の症例では，CH は著しく低値を呈する場合がある．ORA が威力を発揮するのは，眼圧が正常範囲内にコントロールされている症例における進行予測であり，CH は簡便で説得力のある検査値になると考える．

　CH は緑内障性視野障害の悪化，緑内障の診断と重症度，緑内障の転帰，視野の進行速度と関連しており，将来，篩状板および視神経乳頭周囲強膜の菲薄化などに代わりバイオマーカー的な役割を果たす可能性がある．

❷ 開放隅角緑内障：治療

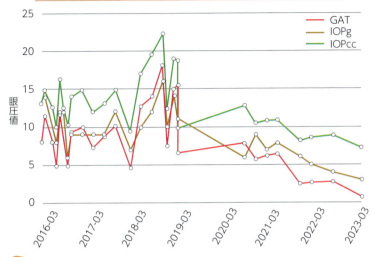

測定日	GAT	IOPg	IOPcc	CH
2016.3.24	14	11.5	14.8	8.28
2022.10.25	4	2.8	8.9	6.86

図1 ORAはLASIK眼にも有用

LASIK眼は角膜が薄いためにGATが低く測定されるので，GATのみで眼圧を評価するのは困難である．ORAも毎回測定しておくと，GATとIOPgは同様に変化し，IOPccはCHを加味して評価できるので，LASIK眼での真の眼圧に近似すると思われ有用である．

強度近視眼に緑内障を合併していても眼圧下降治療を継続する

❖ これが秘技！

　強度近視例では，緑内障性視神経症と近視性視神経症の混在，および病的近視による眼底変化（近視性網脈絡膜萎縮など）の合併が原因の視機能低下について十分に説明する．緑内障性視神経症と近視性視神経症の判別は難しいが，病的近視による眼底変化を有する症例は，近視性視神経症が主体であることが多い．そのような場合の治療方針として筆者は，近視性視神経症にも眼圧下降治療を施行している．圧負荷の軽減による緑内障発症率の低減と，眼圧下降による乳頭や乳頭周囲の血流改善を期待し，積極的な介入をすすめている．また症例によっては，濾過手術を施行することもある．

　緑内障患者のなかに，若い頃にLASIKによる屈折矯正手術の既往がある症例が紛れていることがある．初診時に屈折矯正手術の既往の有無をしっかり問診することは重要であるが，角膜が薄いのでGoldmann圧平眼圧計（GAT）での測定では低値に測定されてしまい眼圧を過小評価してしまう．ORAの場合にはCHを加味して眼圧を測定できるので，LASIK眼にも有用である（図1）．

第三章　緑内障

> 🔸 豆知識
> **近視を伴う緑内障について**
> 　日本を含むアジア圏では，近視の有病率が高い．近視は緑内障発症の危険因子と言われており，近視を伴う緑内障症例が年々増えている．そのような症例には緑内障性視神経症と近視性視神経症が混在していると考えられ，両者を明確に区別することは困難である．しかし眼底所見や視野所見により，この症例は緑内障性視神経症が主体とか，あの症例は近視性変化がメインなどと，検査所見や診察の結果で経験的に判断できることが多い．経験的判断の際に，通常の緑内障診断や進行評価に有用なOCTは無用な検査となる．

 ぶどう膜炎の既往例で眼圧が上昇したら，診断的治療としてSLTも考慮する

❖ これが秘技！

　ぶどう膜炎でステロイド点眼薬やステロイド内服薬を長期に使用している症例に眼圧上昇を認めた場合，その原因の判断が困難なことが多い．詳細な隅角検査により，ぶどう膜炎に特徴的な隅角所見の有無を確認することが重要である．ぶどう膜炎続発緑内障には選択的レーザー線維柱帯形成術（SLT）はかえって炎症を惹起するので禁忌とされているが，ステロイド緑内障にはSLTが著効する．そこで筆者は==周辺虹彩前癒着（PAS）がなければ，診断的治療としてSLTを鼻側半周に施行することを考慮している==．ぶどう膜炎続発緑内障であった場合，SLT半周照射であれば炎症増悪も軽度で済むと思われる．一方，ステロイド緑内障であれば半周でもSLTの効果によって眼圧下降が得られ，残り半周（耳側）の追加照射でさらなる眼圧下降が期待できる．

> 🔸 豆知識
> **低出力SLT**
> 　ぶどう膜炎緑内障に対するSLTは禁忌とされている．SLTはレーザー照射により炎症を惹起し，それにより誘導されたサイトカインやマクロファージに眼圧下降効果を期待する治療であるため，炎症眼にはSLTは有害と考えられている．しかし低出力SLTの場合は，施行後の炎症も軽度でありメリットがデメリットを大きく上回ると考えられるため，症例によっては試してみてもよいと思われる．

 点眼以外の緑内障管理方法も検討する

❖ これが秘技！

　緑内障が失明につながるとわかっていても，自覚的な視力障害はなく仕事も忙しいため定期的に受診しない患者が少なからず存在する．これらの患者に通常の患者と同様の管理を進めようとすれば，医師と患者の間に軋轢が生じ，通院中断という結果に陥ってしまう．そのため筆者の施設では，病状に余裕があると思われる患者に対しては，無理なく継続できる緑内障管理方法としてまず==SLTを第一選択治療==として積極的に導入している．再照射を含めて2〜3回SLTを実施し，その間に定期的に経過観察ができれば徐々に緑内障に対する病識が高まり，後に開始する可

能性がある点眼治療に対するモチベーションも維持でき，治療継続率の向上につながるのではないかと考える．

　点眼治療には，処方したその日から簡単に治療を開始できるというメリットがある．炭酸脱水酵素阻害薬を含有する点眼薬では，点眼時に霧視などの一過性視力障害を自覚するが，その他の点眼薬では治療開始後早期に出現する有害事象はほとんどないので，患者が治療を受け入れやすいのも特徴である．しかし，長期継続した症例では，FP受容体作動薬では上眼瞼溝深化（DUES），眼瞼硬化，眼瞼色素沈着，睫毛多毛などのプロスタグランジン関連眼周囲症（prostaglandin-associated periorbitopathy：PAP）が，ブリモニジンではアレルギー性結膜炎が，リパスジルでは眼瞼皮膚炎などが遅発性に出現することがある．点眼開始直後に出現した症状であれば点眼薬が原因だと患者も気づくことが多いが，長期間問題がなく遅発性に出現した症状では難しい．しかし結局，これらの症状には整容面で患者が気づく可能性がある．特に，緑内障による自覚的視力障害をきたしていない症例の場合は，点眼治療を開始する際にむしろ整容面での配慮が重要であろう．

　年齢と残余視機能を考慮した治療方法の選択も重要である．たとえば白内障手術後に偶然に見つかった高齢の前視野緑内障や，正常眼圧緑内障でMDが−6 dBまでの初期の状態であれば，無治療あるいは点眼薬1成分でしばらく経過観察しても視機能に影響がないと考える．

豆知識

高齢者緑内障における諸問題
　緑内障は慢性進行性疾患であり，病期が後期である高齢者症例のなかには，慣れ親しんでいる自宅での生活を送るのが精いっぱいで，外出が不可能なほどに視機能が低下している症例も散見される．
・難聴患者（70歳以上では約3割）
・脳卒中による片麻痺
・認知症（80歳以上の2〜3割）
・定期的に受診できない（自動車を運転できない，寝たきり，施設入所中，老老介護など）
・GATによる眼圧測定が困難なことがある（車椅子のためスリットの顎台の高さが合わない，開瞼不能など）
・自己点眼が不可能なことがある
・呼吸器や循環器へ影響を及ぼすβ遮断薬を使用しにくい
・高頻度で落屑緑内障である
・急性閉塞隅角症のリスク大
・Tenon嚢が後方へ移動しており，濾過手術後に濾過胞関連合併症が生じやすい
　上記のような本人の全身状態による諸問題や，加齢に伴う高齢者緑内障患者にまつわるさまざまな事情が，緑内障管理に影響を及ぼすと思われる．

秘技その四　病識向上のためにタイムラプス動画も活用すべし

❖ これが秘技！

　病識が乏しいと定期的な受診が継続できないので，毎回の診療時には患者説明用モニターを使用して検査結果を説明している（図2）．進行したと判断した場合には治療を強化しなければならないが，それとともにアドヒアランスも向上させなければならない．緑内障の進行は，一般的には機能変化よりも構造変化が先行すると言われている．ステレオ眼底カメラに搭載されている

第③章　緑内障

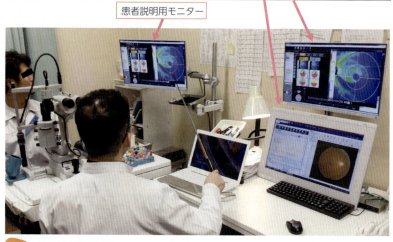

2015.11月 NAVIS-AZU を導入　2画面で検査データが参照可能に
患者説明用モニター

図2 当科の診察室風景
2つのモニターに眼底写真，OCT，視野，眼圧推移を同時に表示することができるようになった．患者用椅子の真横に設置された液晶モニターには，医師の眼前にある眼科専用電子カルテの上下2つの端末が切り替え表示でき，画像や視野変化，眼圧推移などを必要に応じて映し出し，病状説明が可能である．

▶1 ステレオ眼底カメラによるタイムラプス動画を使用した進行判定

a：興和社製 nonmyd™ WX-3D の専用付属ソフトを使用してステレオ眼底写真タイムラプス動画を作成し，上耳側リムの菲薄化を容易に確認できる．b：陥凹が拡大したために下耳側リム近傍の乳頭内血管の走行が偏位した症例も，経時的な変化が簡単に確認できる．

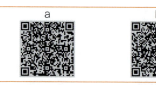

▶2 黄斑部 GCC 厚タイムラプス動画を使用した進行判定

ニデック社製 SD-OCT RS-3000 Advance の専用付属ソフト NAVIS-EX を使用して黄斑部 GCC 厚タイムラプス動画を作成可能である．GCC 厚の菲薄化領域が不変の場合，a の動画のように確認でき，黄斑に向かって GCC 厚の菲薄化領域が拡大している場合もタイムラプス動画で簡単に確認できる（b）．

　タイムラプス動画作成機能を活用すると，乳頭陥凹の深度の増加，篩状板孔の透見化，リムの菲薄化，乳頭血管の走行変化，乳頭出血（DH）などの観察が可能である（▶1a, b）．これを見習って，筆者の施設では SD-OCT RS-3000 Advance に黄斑部 GCC 厚タイムラプス動画を作成できるように開発してもらった．2枚の GCC map を電子カルテのモニター画面に並べて表示して，各セクターの GCC 厚の平均値などをみただけでは進行していないように見えても，ソフト上で網膜血管を指標にして重ね合わせ，以前と現在の GCC タイムラプス動画を作ると，進行は一目瞭然である．これだと GCC 菲薄化領域の変化が患者でも明瞭に確認でき，危機感を演出できるようになるので，今日からは今まで以上にしっかりと治療に参画しようと自覚してもらえることが多い（▶2a, b）．

❷ 開放隅角緑内障：治療

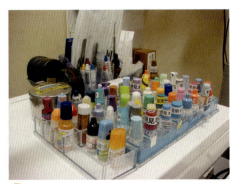

図3 スリットランプのターンテーブルに配置した点眼薬の空容器

新規に点眼薬を処方したり，継続処方する本数を確認する際に点眼薬の空容器を使用しながら診療している．また，重度視野狭窄した緑内障症例では，空容器を触ってもらいながら確認すると誤処方を防ぐことができる．

豆知識

継続受診率について

　当院を2007～2009年に初診した緑内障患者330例の継続受診率を初診時の年代別に示すと，3年間の継続受診は50歳未満（73例）で75.9％，50歳代（82例）で90.1％，60歳代（73例）で90.0％，70歳代（64例）で75.8％，80歳以上（38例）で56.2％であり，80歳以上の高齢者緑内障症例の継続受診率が有意に低率であった．

秘技その五 処方本数の確認は実物の空容器を見せながら行う

❖ これが秘技！

　緑内障患者は多種の点眼薬を使用していることが多い．診察時に点眼薬を処方する場合，患者と会話のみでやりとりすると，医者は点眼薬の容器の色で話しているつもりなのに，患者は保存袋やキャップの色のことと思っていたりと，診療に手間どるばかりでなく誤処方にもつながりかねない．そのため，筆者は**図3**のようにすべての緑内障点眼薬の空容器を用意して（ジェネリック点眼薬の空容器をすべて用意するのは困難だが…），それを患者に見せながら処方本数などを確認するようにしている．さらに，緑内障の後期で点眼薬を複数併用しなければならない患者では，点眼薬容器の色や形をはっきり識別できないことがあるので，なるべく点眼薬容器の形状の異なる点眼薬を併用するようにしている．こうすれば，患者はキャップやボトルの形状を触って確認しながら点眼でき，有用と思われる．

第三章　緑内障

緑内障点眼薬による有害事象が顕著なときは，点眼薬を休薬しSLTへの切り替えも考慮

❖ **これが秘技！**

　治療介入の手段としてSLTを考慮して最も喜ばれる症例は，緑内障点眼でPAPやアレルギー性結膜炎，眼瞼炎でつらい思いをしているにもかかわらず，失明するくらいならと我慢して点眼し続けている症例である．筆者はSLTを代替治療として考慮する場合，いったんすべての点眼薬を休薬することに同意してもらい，SLTに切り替えて点眼治療分をカバーできるか試してみることがある．多くの症例では，まず点眼薬を休薬したことで，これまで散々つらかった眼症状（結膜充血，瘙痒感，眼瞼色素沈着，DUESなど）が改善するので非常に喜ばれる．と同時に，点眼しないことを不安がられることも多い．2種類の点眼薬を使用中の患者でも，SLTのみに切り替えても同等の眼圧下降効果を得られることもある．残余視機能が少ない場合に，SLTのみで多剤分の眼圧下降効果が得られないことがあるが，SLTでは日内変動や日々変動が小さくなる分，進行が緩徐になることもあるので，しばらく点眼すべてを休薬したまま経過観察できることも多い．その後の経過で進行を認めた場合には，点眼治療に戻るのではなく，観血的治療へ進めるのもよいと考える．

> **豆知識**
> **点眼による有害事象を有する症例の濾過手術の成績**
> 　緑内障点眼によりアレルギー性結膜炎や接触性皮膚炎を認めた場合には，積極的に休薬を促している．その際，病状の進行を恐れ休薬を拒む患者もいる．しかし将来的なことを考えた場合に，アレルギー性結膜炎による結膜充血が持続すれば，炎症による強膜の菲薄化・結膜の脆弱化をもたらし，濾過手術の成績も悪くなると言われているので，一刻も早く症状改善に動きたいところである．

3 閉塞隅角病

新垣　淑邦

正攻法その一　前眼部を詳細に評価する

❖ 正攻法のここが大事！

　浅前房をみた際は，まず閉塞隅角を疑う．特に中心前房深度が 2.0 mm より浅くなると，急性閉塞隅角症（緑内障）を発症するリスクがあり注意が必要である．特に要因がなく，遺伝的背景や加齢性の前眼部構造の変化により生じる原発閉塞隅角病（primary angle closure：PAC）と，他の眼疾患や全身疾患など何らかの原因を有する続発性閉塞隅角がある．前房深度に左右差がある場合は続発性閉塞隅角を疑い，内服歴や外傷の既往，繰り返す充血の既往，水晶体の膨化や偏位，また水晶体振盪，前房内の炎症，虹彩や隅角における結節や新生血管の存在に留意する．
　PAC は基本的に両眼に生じるため，眼軸長が左右同等であれば，前房深度にも左右差はない．また浅前房，高齢，女性，遠視の患者に多いとされるため，該当する患者を診療する際は PAC を想定する．
　屈折値や眼軸長に関しては，短眼軸長，遠視，正視が多いとされるが，約 1〜10％ は長眼軸や近視眼であるとされる．ただし水晶体亜脱臼や，薬物や炎症による毛様体脈絡膜剥離に伴う水晶体の前方偏位が原因である場合もあり，近視眼の浅前房の場合にはその鑑別に留意が必要である．
　隅角鏡検査は PAC の診断のみならず，緑内障の病型診断のために必須である．日頃から多くの隅角を観察しておくと，隅角の開大度および異常所見の診断力が向上する．
　前眼部診断機器は客観的な評価が可能であり，診断補助のツールとして有用性が高い．また相対的瞳孔ブロック，プラトー虹彩，水晶体因子，毛様体因子など，隅角閉塞の機序の確認が可能である．特に後方因子の有無は，細隙灯顕微鏡検査では確認できないため必須である．

❖ 正攻法の盲点！

　中心前房深度のみに着目すると，プラトー虹彩に伴う PAC を見逃すことがある．PAC および急性緑内障発作〔急性原発閉塞隅角症（acute primary angle closure：APAC）〕の約 30％ はプラトー虹彩形状を有するとされ，決して少なくはない．診察時は周辺前房深度を確認する意識が必要である．
　前眼部解析装置の活用は推奨されるが，機能的閉塞と器質的閉塞の鑑別が困難である．また隅角の色素沈着，結節や新生血管の有無は描出できないことを念頭に置くべきである（図 1）．
　隅角鏡検査は角膜に上皮障害，浮腫（高眼圧，炎症，角膜内皮減少），混濁を有する症例では評価困難である．また検査にはある程度の侵襲を伴い，習熟度や主観的評価のため，検者間のばらつきが存在するという問題もある．

第❸章 緑内障

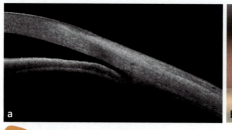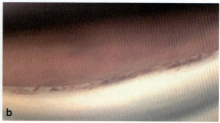

図1 前眼部OCTと隅角鏡検査
a：前眼部OCTで虹彩が菲薄化，伸張しておりITCを認めない．b：隅角鏡では色素沈着が確認でき，一部低いPASを認めることから，機能的閉塞および器質的閉塞の存在が推察できる．

> **豆知識**
> **隅角の開大度**
> 　隅角開大度が大きい，つまり隅角が広いのは，耳側，鼻側，下方，上方の順とされる．そのため隅角鏡，前眼部解析装置などにおいて，一番隅角が広い耳側の隅角閉塞，または色素沈着が存在する場合は，他象限では閉塞隅角所見がより明瞭である場合が多い．また上方や下方が明らかに開放隅角で，その他の象限のみ隅角閉塞である場合は続発性の可能性も考える．

正攻法その二　原則は外科的治療

❖ 正攻法のここが大事！

　治療の目的は隅角閉塞の解除であり，閉塞機序に応じた外科的治療が必須である．レーザー虹彩切開術（LI）は瞳孔ブロック機序に対して有効である．水晶体摘出術は瞳孔ブロック機序，プラトー虹彩機序，水晶体因子のいずれにおいても有効とされる．毛様体因子に関しては有効とされる治療法は明記されていない．
　近年，長期的な眼圧下降効果の面を含めた有効性を示すエビデンスが示され，白内障の有無にかかわらず，LIよりも水晶体摘出術を施行することが増えてきている．

❖ 正攻法の盲点！

　水晶体摘出術は，ほとんどの隅角閉塞機序に対して有効であることが多い．機器の性能向上やデバイスの活用により，水晶体摘出術は以前より比較的安全に完遂可能となった．ただしPACにおいては，浅前房に加えZinn小帯脆弱や水晶体の膨化，さらにAPACでは角膜浮腫を併発した難症例も存在する．そのため，白内障手術を多く経験してきた熟練者が執刀することは重要である．
　若年者，短眼軸においては，毛様体因子が原因のPACがまれに存在する．その場合，水晶体摘出術後に浅前房が改善されず，高眼圧が持続する悪性緑内障を発症することもある（図2）．水晶体摘出術に限らず，外科的治療前に毛様体因子の確認，また術中，術後に悪性緑内障を発症した場合の硝子体手術を念頭に，事前に対策を講じることが肝要である．

❸ 閉塞隅角病

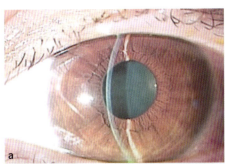
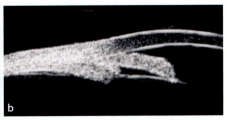
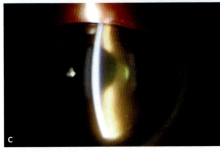

図2 毛様体因子によるPAC

a, b：初診時所見．浅前房と，全周の隅角閉塞で周辺虹彩前癒着を認めた．中心前房深度 1.87 mm，眼軸長 20.45 mm，眼圧 22 mmHg，視力（1.0）であった．UBMで軽度の毛様体脈絡膜剝離と虹彩線維柱帯間の接触（iridotrabecular contact：ITC）を認めた．c：白内障術後．PEA＋IOL＋GSL後も前房深度は浅く，角膜浮腫を認め眼圧は 40 mmHg と上昇．悪性緑内障と診断し，硝子体手術を要した．

豆知識

PACSのLI適応

以前はLIによる角膜内皮細胞減少および水疱性角膜症の発症が危惧されたが角膜浮腫がなく，角膜内皮細胞が正常であり適切な照射条件での施行では影響は少ないとする報告がほとんどである．しかしながら，原発閉塞隅角症疑い（PACS）に対するLIの有効性は限定的であり，全例に対しては推奨しないと報告されている[1]．その理由は，自然経過においてPACSがPACやAPACを発症する割合は低く，視機能への影響は低いためである．ただしAPAC僚眼や前房深度が2 mm以下など，APAC発症の高い症例ではその限りではない．

秘技その一　解除困難な急性隅角閉塞緑内障の外科的治療

❖ これが秘技！

APACは就寝中の伏臥位などが誘因となることもあり，夜中または早朝に発症することがある．救急外来で遭遇し，内科的治療で改善が得られない場合には速やかな外科的治療が必要となるが，炎症によるDescemet膜皺襞や角膜浮腫が強いことがほとんどであり，十分な眼科検査が行えず，また手術準備が万全でないことが多い．その場合に，無理をせず発作解除目的に周辺虹彩切除（PI）を施行することは賢明な選択である．PIは基本的には瞳孔ブロックが原因の閉塞隅角緑内障に対し行われる術式である．しかしながら，閉塞機序にはその他の因子も複合的に関連することがほとんどであり，まずは施行する価値はある．前後房間の圧差が改善されれば，一時的に眼圧は下降する．その間に閉塞機序を精査し，角膜内皮細胞の状態を確認後，二期的に水晶体摘出術を行うことは安全性が高い（図3）．角膜透見性不良時における水晶体摘出術は高難度であるのみならず，角膜内皮細胞への障害が必発である．

97

第3章 緑内障

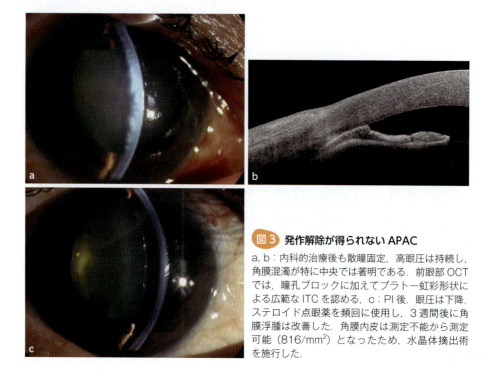

図3 発作解除が得られない APAC
a, b：内科的治療後も散瞳固定，高眼圧は持続し，角膜混濁が特に中央では著明である．前眼部 OCT では，瞳孔ブロックに加えてプラトー虹彩形状による広範な ITC を認める．c：PI 後．眼圧は下降．ステロイド点眼薬を頻回に使用し，3 週間後に角膜浮腫は改善した．角膜内皮は測定不能から測定可能（816/mm^2）となったため，水晶体摘出術を施行した．

文 献

1) Mingguang H et al：Laser peripheral iridotomy for the prevention of angle closure：a single-centre, randomised controlled trial. Lancet **393**：1609-1618, 2019

4 ぶどう膜炎続発緑内障

楠原　仙太郎

 眼圧上昇の原因を突き止めることが大切

❖ 正攻法のここが大事！

　ぶどう膜炎続発緑内障では，眼圧が上昇することにより緑内障性視神経症が進行することがほとんどである．ぶどう膜炎で眼圧が上昇する機序は，閉塞隅角と開放隅角で異なる．閉塞隅角では，炎症による虹彩後癒着からの瞳孔ブロック，または炎症に伴う周辺虹彩前癒着（PAS）の拡大のいずれかである．開放隅角では，ステロイドレスポンス，炎症物質による可逆的な流出路障害，または慢性炎症に伴う流出路組織障害である．これらの鑑別には，詳細な前眼部検査・隅角検査が大切である．

❖ 正攻法の盲点！

　検眼鏡所見には現れない炎症の存在を意識しないと，治療に混乱が生じることがある．たとえばPosner-Schlossman症候群やサイトメガロウイルス虹彩毛様体炎では，軽微な前眼部炎症にもかかわらず著しい眼圧上昇が認められる．また，Vogt-小柳-原田病では，炎症による毛様体の腫脹から浅前房が生じ瞳孔ブロックと誤診されることも多い．ぶどう膜炎ではその原因によって炎症の特徴が異なり，そのことが眼圧上昇の機序に影響する点に留意したい．

> **豆知識**
> 　サルコイドーシスに伴うぶどう膜炎は慢性の経過を辿ることが多いため，ステロイド点眼が長期に及ぶことがしばしばである．ステロイドによる眼圧上昇を嫌って軽微な炎症については無治療で経過観察するという方法もあるが，静かに隅角結節が進行し広範囲なPASが形成される症例がある．サルコイドーシスでは定期的な隅角検査が必須である．

 治療の原則は緑内障点眼薬→流出路再建術→濾過手術

❖ 正攻法のここが大事！

　ぶどう膜炎続発緑内障においても眼圧を下降させることが治療の目標となる．目標眼圧を達成するために緑内障点眼薬→流出路再建術→濾過手術の順で治療を組み立てることは，原発緑内障と同様である．ぶどう膜炎続発緑内障に対するプロスタノイド受容体関連薬の使用については議論がある．まず，禁忌となっているEP2受容体作動薬は使用できない．炎症を惹起する可能性

第三章　緑内障

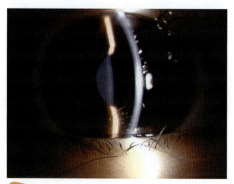

図1　分類不能の小児ぶどう膜炎

分類不能の肉芽腫性前部ぶどう膜炎治療中，眼圧が43 mmHgと上昇したためドルゾラミド・チモロール配合点眼とリパスジル点眼を開始した．1週間後に眼圧は14 mmHgと低下したが，刺激感のためドルゾラミド・チモロール配合点眼薬は使用していなかったことが判明した．本症例ではリパスジル点眼のみで大きく眼圧が下降したことになる．

の高いFP受容体作動薬の使用については議論があるが，ヘルペスウイルス感染関連ぶどう膜炎ではウイルスの活性化を助長するので使用すべきではない．その他のぶどう膜炎であればリスクとベネフィットを考えたうえでの使用となる．頻度は低いが，ブリモニジン点眼薬は眼炎症を惹起する可能性があるので注意する．手術の適応については原則として原発緑内障に準じる．

❖ 正攻法の盲点！

　ぶどう膜炎続発緑内障の治療については，ランダム化比較試験に裏打ちされたエビデンスがないことが問題である．ぶどう膜炎続発緑内障の視野異常の進行は原発開放隅角緑内障に比べて速いことが報告されている[1]ことから，目標眼圧の設定基準が原発緑内障でよいかどうかも不明である．炎症によって，視神経乳頭陥凹や乳頭周囲網膜神経線維厚が正常に見えることがある点にも注意が必要である．高眼圧を伴うぶどう膜炎患者では定期的な視野検査が必須である．

 ROCK阻害薬を活用する！

❖ これが秘技！

　短期間のうちに眼圧が上昇したぶどう膜炎続発緑内障（高眼圧症を含む）では，主経路を構成する線維柱帯やSchlemm管に不可逆的な組織障害が生じていないことが多い．この段階であれば，ROCK阻害薬であるリパスジルによって非常に高い眼圧下降効果が得られることがある[2]（図1）．また，基礎研究レベルではあるがリパスジルは抗炎症作用や神経保護作用を有するので，ぶどう膜炎との相性がよい薬剤であると考えられる．リパスジルの眼局所および全身副作用は，一過性の充血を除き短期的には問題となることがないので，ぶどう膜炎続発緑内障をみたらすべての症例に対してまずはトライしてみてほしい．

4 ぶどう膜炎続発緑内障

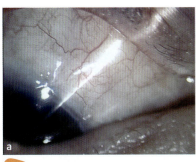
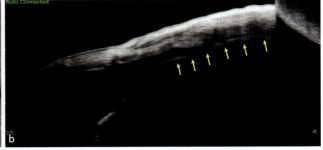

図2 Tenon 開創器を使用した線維柱帯切除術後の濾過胞
Tenon 開創器を使用した線維柱帯切除術後5年の前眼部写真（a）では，虚血を示唆する無血管領域がなく濾過胞が目立たない．同部位の前眼部 OCT 像（b）からは，後部 Tenon 嚢下へと続く房水の流れ（矢印）が確保されていることがわかる．

> **豆知識**
> **ステロイド点眼の中止について**
> ステロイドによる眼圧上昇を考え，ステロイド点眼を中止するという考えがある．しかしながら，目の前のぶどう膜炎患者を長期的な視点で考えてみてほしい．長期的に眼局所ステロイド治療が必要なのであれば，ステロイド点眼を中止するという選択肢はなくなる．「手術してでもステロイド」という治療方針が必要なぶどう膜炎続発緑内障患者は数多く存在する．

濾過手術に躊躇しない！

❖ これが秘技！

　炎症と眼圧がまずまずコントロールされているのであれば，現状維持でよいと考えるのは普通のことである．しかしながら，点眼薬の副作用や長期的な患者負担を考えると早期手術介入が適している場合もある．また，緑内障手術前の点眼期間が長いと手術成績が悪くなるという報告もある[3]．サイトメガロウイルス虹彩毛様体炎に対する濾過手術では，手術後に眼内環境が変化し高価な抗ウイルス薬の継続が必要なくなる症例がある[4]．また，Posner-Schlossman 症候群で高眼圧発作を繰り返していたビジネスマンに濾過手術を行ったところ，発作的な眼圧上昇が生じず仕事のスケジュール管理が容易になったと喜ばれたこともある．濾過手術の代表である線維柱帯切除術では高頻度の術後濾過胞感染が問題であり，このことが術者側の心理的なハードルになっていると思われる．筆者は Tenon 開創器を使用した独自の線維柱帯切除術を開発し[5]，濾過胞感染のリスクとなる虚血濾過胞の頻度を減らすことに成功した（**図2**）．また，術後の瘢痕予防にリパスジル点眼薬を使用することで線維柱帯切除術の成績が向上することも期待できる．Behçet 病や Vogt-小柳-原田病など術後に強い炎症が生じうるぶどう膜炎に注意は必要だが，治療する側が勇気をもって緑内障手術をすすめることは重要である．

第3章　緑内障

> ● 豆知識
>
> **濾過手術の選択について**
>
> 　ぶどう膜炎続発緑内障の手術は簡単ではない．流出路再建術で眼圧下降が得られない場合や目標眼圧が 15 mmHg 未満の症例では濾過手術が選択されることになるが，その際に線維柱帯切除術とロングチューブシャント手術のどちらを選択するかという問題が生じる．原則は，**僚眼の視機能が残存しているのであれば線維柱帯切除術**である．なぜならロングチューブシャント手術では，頻度は高くないものの術後の斜視・眼球運動障害が生じるからである．この場合に僚眼の視機能が残存していると術後の複視に苦しむことになる．ロングチューブシャント手術後の斜視手術は困難であり，必要な筋の切除（移動）量に関して定まったものがない．

文　献

1) Liu X et al：Evaluating the impact of uveitis on visual field progression using large-scale real-world data. Am J Ophthalmol **207**：144-150, 2019
2) Kusuhara S et al：Efficacy and safety of ripasudil, a Rho-associated kinase inhibitor, in eyes with uveitic glaucoma. Graefes Arch Clin Exp Ophthalmol **256**：809-814, 2018
3) Okuda M et al：Association of the prolonged use of anti-glaucoma medications with the surgical failure of ab interno microhook trabeculotomy. Acta Ophthalmol **100**：e1209-e1215, 2022
4) Murai Y et al：The beneficial impact of filtration surgery on antiviral therapy cessation in patients with cytomegalovirus-related secondary glaucoma. BMC Ophthalmol **21**：389, 2021
5) 楠原仙太郎ほか：続発緑内障に対するテノン開創器を用いた線維柱帯切除術の短期成績．日眼会誌 **123**：121-127, 2019

5 血管新生緑内障

室谷　太郎・三木　篤也

正攻法
その一　日頃の診察でリスク症例の虹彩は強拡大で観察を！

❖ 正攻法のここが大事！

　血管新生緑内障では，網膜虚血により血管内皮増殖因子（vascular endothelial growth factor：VEGF）などの血管新生因子が増加し，新生血管が前房水流出路に生じる．開放隅角で新生血管は出現するが眼圧上昇のない前緑内障期，新生血管膜が線維柱帯を覆い眼圧が上昇する開放隅角期，新生血管膜が収縮し周辺虹彩前癒着（PAS）により隅角が閉塞し眼圧が高度に上昇する閉塞隅角期に病期分類される．前緑内障期，開放隅角期，閉塞隅角期と進行するにつれて治療成績は悪化するため，早期に発見・治療介入することが重要である．糖尿病網膜症，網膜中心静脈閉塞症における血管新生緑内障の発症が多く，その他の原因として眼虚血症候群，網膜中心動脈閉塞症，ぶどう膜炎，眼内腫瘍などがある．こうした新生血管が生じるリスクの高い症例，あるいは眼圧上昇を認める症例においては，瞳孔周囲および隅角における新生血管の発生がないか必ず観察する（図1）．

❖ 正攻法の盲点！

　定期検査の患者では，散瞳後に診察が行われることが通常ではないだろうか．しかし散瞳すると虹彩や血管が収縮してしまい，新生血管が見えなくなることがある．リスクの高い症例では，初診時のみならず定期的に無散瞳の状態での診察を行うべきである．もちろん，無散瞳での隅角観察も同時にできればよいことは言うまでもない．

豆知識

各原因疾患での差
　本邦では糖尿病網膜症による血管新生緑内障発症の頻度が最も高い．増殖糖尿病網膜症では血管新生緑内障の発症率が増加し，硝子体手術後にはさらに発症リスクが増加するとされている．最近では，増殖糖尿病網膜症に対する硝子体手術後の1年間での血管新生緑内障発症率は7.1％と報告された[1]．術中汎網膜光凝固など，術式の進歩により硝子体術後血管新生緑内障の発症頻度は減少している可能性がある．網膜中心静脈閉塞症は通常，非虚血型では血管新生緑内障を起こさないが，虚血型への移行に注意する必要がある．虚血型（10乳頭径以上の無灌流域）では約20％で血管新生緑内障が発症したとの報告がある[2]．虚血型では3ヵ月以内に血管新生緑内障を発症することもあるため注意する．眼虚血症候群は虚血による網膜出血・浮腫がまず起こり，増悪により新生血管を生じる．早期に灌流障害の原因を見つけ，新生血管の発生を防ぐべきである．

第3章 緑内障

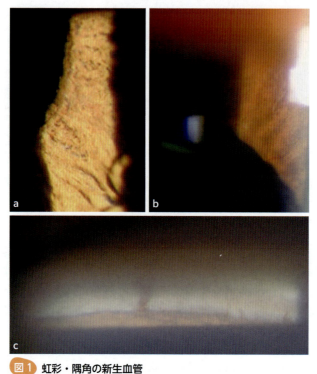

図1 虹彩・隅角の新生血管
a, b：瞳孔周囲の新生血管．c：隅角の新生血管．
虹彩の新生血管は無散瞳・強拡大でないと見逃しやすい．隅角観察は病期を知るためにも必要である．

治療は病期ごとの病態から選択を

❖ 正攻法のここが大事！

　従来の汎網膜光凝固に加えて抗VEGF薬が新たな治療方法として注目されているが，病期によって効果が異なる．病期による房水流出の変化を理解することが，治療法選択の助けになる．開放隅角期では新生血管膜により隅角からの房水流出が妨げられるが（図2），抗VEGF薬により退縮すれば，眼圧の正常化は可能である．しかし広範なPASが生じている症例では，新生血管が退縮しても癒着による物理的な閉塞は解除されないため，降圧を得るために濾過手術が必要だとわかるだろう．

　ベバシズマブ単独の前房内投与により，前緑内障期では100％，開放隅角期では約50％，閉塞隅角期では約7％の症例で眼圧が正常化でき，また抗VEGF薬単独の前房内投与のみでは高率に再発をきたすため，汎網膜光凝固の追加を要するとの報告がある[3]．長期的にみると，開放隅角期で約40％，閉塞隅角期で90％以上の症例が濾過手術を要する．閉塞隅角期にベバシズマブを併用した濾過手術を行うことで，成功率は同程度だが，周術期出血を抑制し，視力の予後改善がみられたとの報告もされている[4]．

❺ 血管新生緑内障

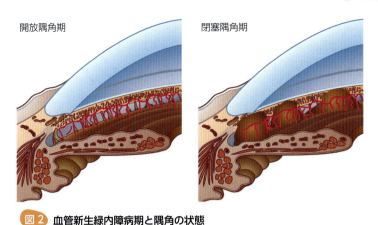

開放隅角期　　　　　　閉塞隅角期

図2 血管新生緑内障病期と隅角の状態

　術式の選択では，線維柱帯切除術とプレートありのインプラント手術の術後長期成績については報告により差があり，どちらがよいとはまだ言えない．患者個々人の結膜性状を評価し，術式を選択する必要がある．

❖ 正攻法の盲点！

　抗VEGF薬の効果は短期的であり，長期予後の改善には原疾患の鎮静化が重要である．病期の進行に伴い新生血管の再発が増加し，治療が難渋する傾向がある．また眼圧下降が治療の目的ではなく，患者の視機能維持が一番の目的であるため，早期に眼圧下降させ，視野障害の進行を止めることが大事である．

病期，治療法に応じた抗VEGF薬の使いかた

❖ これが秘技！

　抗VEGF薬は新生血管消退に有用である．一方で，「正攻法その二」で述べたように抗VEGF薬による眼圧コントロール効果には病期により差があり，器質性の隅角閉塞が広汎に生じた症例では，抗VEGF薬により新生血管が消退しても眼圧下降は期待できない．では，抗VEGF薬はどのような症例に使用すべきなのだろうか？
　病期のなかでは，抗VEGF薬の最もよい適応は開放隅角緑内障期である．この病期であれば，抗VEGF薬投与により新生血管消退だけでなく眼圧下降も期待できる．一方，前緑内障期と閉塞隅角緑内障期では症例を選んで投与すべきである．前緑内障期では，まだ眼圧上昇を起こしていないので，汎網膜光凝固を行って新生血管の消退が得られれば必ずしも抗VEGF薬の投与は必要ない．しかし，出血を生じていて汎網膜光凝固の施行が困難な症例や，新生血管が顕著で早期に眼圧上昇をきたすリスクが高い症例においては，抗VEGF薬を投与して新生血管を消退させることで安全に汎網膜光凝固を完遂することができる．逆に閉塞隅角緑内障期で広汎な（自験例では隅角全周の50％以上）PASを生じている症例では，抗VEGF薬を投与しても眼圧下降は期待できず，原則的に手術の適応である[3]．しかし活動性の新生血管を合併している症例においては，術後眼内出血により視力低下や濾過胞の閉塞をきたすことがある．このような術後出血に

第3章　緑内障

対しては，術後に抗VEGF薬を投与しても消退が得られるので，現在筆者は術前には抗VEGF薬を投与せず，術後出血合併症がみられる症例に限って術後に投与を行っている．

 濾過手術，チューブシャント手術の使い分け

❖ これが秘技！

　血管新生緑内障は従来，濾過手術の術後成績が悪く，難治性緑内障の代表とされてきた．しかし抗VEGF薬を投与することで術後出血合併症の発生を抑え，それなりの術後成績が得られるようになってきた[4]．一方，欧米などの海外では，血管新生緑内障に対しては最初から濾過手術を行わずにチューブシャント手術を行うことが多い．チューブシャント手術であれば，少々の術後出血があってもそれでチューブが閉塞してしまうことは少なく，抗VEGF薬を使用せずに眼圧コントロールが可能である．

　では，実際両者をどのように使い分ければよいだろうか？　筆者らは，血管新生緑内障であっても濾過胞を形成できる結膜の状態であればまずは濾過手術を選択する．術後，新生血管による出血が生じた場合は抗VEGF薬の投与を行う．初回手術の第一選択がチューブシャント手術ではなく濾過手術である理由は，チューブシャント手術は異物を埋め込む手術であるため眼圧コントロール成績がよくとも眼球への侵襲が濾過手術より大きいこと，濾過手術既往眼に対してチューブシャント手術は比較的容易に施行できるがチューブシャント手術既往眼で濾過手術を行うのは瘢痕形成などの原因で非常に困難なため，チューブシャント手術を一度行ったらチューブシャント手術以外の選択肢がなくなってしまうことである．一方で，濾過手術を1回行って眼圧コントロール不良になった症例や，高度の瘢痕で濾過手術の成功がおぼつかない症例においては，積極的にチューブシャント手術を行っている．血管新生緑内障は頻度の高い疾患ではなく，また，原疾患の状態や病期などによって予後が大きく異なるため，ランダム化比較試験などの良質なエビデンスに基づいて画一的な治療を行うのは困難であり，症例に応じて臨機応変な対応が必要である．

文　献

1) Goto A et al : Frequency and Risk Factors for Neovascular Glaucoma After Vitrectomy in Eyes With Proliferative Diabetic Retinopathy. J Glaucoma **22**：572-576, 2013
2) The Central Vein Occlusion Study Group N report : A randomized clinical trial of early panretinal photocoagulation for ischemic central vein occlusion. Ophthalmology **102**：1434-1444, 1995
3) Wakabayashi T et al : Intravitreal bevacizumab to treat iris neovascularization and neovascular glaucoma secondary to ischemic retinal diseases in 41 consecutive cases. Ophthalmology **115**：1571-1580, 2008
4) Miki A et al : One-year results of intravitreal bevacizumab as an adjunct to trabeculectomy for neovascular glaucoma in eyes with previous vitrectomy. Eye **25**：658-659, 2011

6 緑内障手術の合併症

丸山　勝彦

　目の前の臨床像のみにとらわれない

❖ 正攻法のここが大事！

　緑内障手術の合併症においては，目の前にある臨床像だけでなく，その臨床像を引き起こしている原因にも目を向けなければならない．「木を見て森を見ず」に陥り，原因に対する治療を怠ると病態が改善しないことがある．

　たとえば低眼圧と房水漏出を認め視力が低下している症例の場合，まず房水漏出に注意が向き，その治療が行われることが多いだろう．それで改善することもあるが，低眼圧の原因が過剰濾過であるなら，房水漏出を止めただけでは過剰濾過は改善せず，視力は低下したままである．房水漏出に対する処置の後も眼圧や視力に気を配り，機を逸することなく過剰濾過に対する治療を追加する必要がある．

❖ 正攻法の盲点！

　患者の自覚症状も重視する．合併症の発生が明らかで当然治療が必要と思われる状態でも，==意外と患者は困っておらず，保存的に経過観察が可能な場合もある==（図1）．もちろん自覚症状がなくても治療を行うべき局面はあるが，総合的に判断して治療の介入を検討するべきである．

　最悪の事態を想定して対処すべし

❖ 正攻法のここが大事！

　緑内障手術後は眼内炎や駆逐性出血，悪性緑内障など，著しい視機能障害をきたす合併症も生じる．診断に迷うこともあるが，これらの合併症は適切な治療が行われなかったときの代償が大きいため，==疑わしきは最悪の事態を想定して対応==する．

　ここでも患者の自覚症状に耳を傾けることが重要である．緑内障手術後の患者から電話で問い合わせを受けることも少なくないが，話を聞いただけで「重症らしくない」「その程度の症状であれば様子をみて大丈夫」などと判断することは禁物である．自覚症状には個人差があることを忘れず，==少しでも疑わしい症例は来院させ，診察を行う==．

❖ 正攻法の盲点！

　かと言って過剰治療は避けるべきである．悪性緑内障に対する再発率の低い治療法は，硝子体

第3章 緑内障

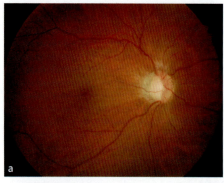

図1 低眼圧黄斑症を認めるにもかかわらず視機能低下がみられなかった症例

線維柱帯切除術後,過剰濾過により低眼圧黄斑症を生じた.保存的に経過観察したが,矯正視力は終始(1.2)であった.a:眼底所見,b:OCT所見,c:視野と眼圧の推移.

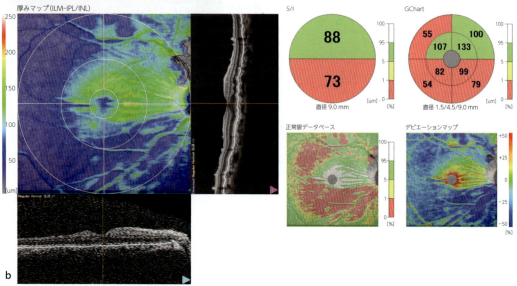

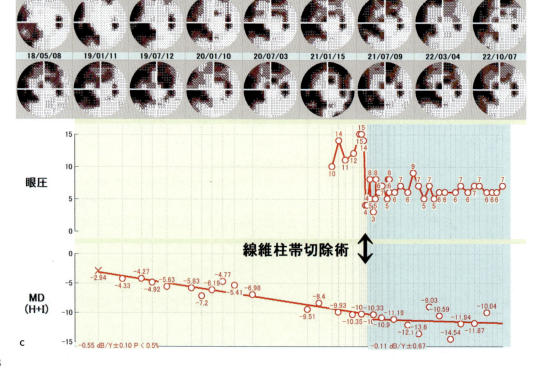

6 緑内障手術の合併症

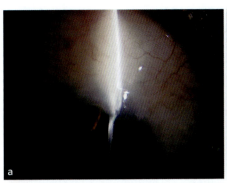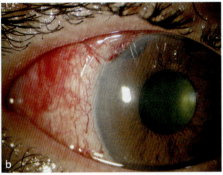

図2 術後疼痛が強いと予想されたため術直後からコンタクトレンズを連続装用した症例
線維柱帯切除術の再手術例（右眼）．a：鼻上側に線維柱帯切除術を行ったが眼圧調整が得られなかった．術直後から疼痛を強く訴えていた．b：耳上側に再手術を施行した直後．コンタクトレンズを連続装用し，疼痛の緩和を試みた．

切除に虹彩切除，水晶体囊切除，Zinn 小帯切除，前部硝子体膜切除を併施する術式であるが[1]，確実性と侵襲性の関係はトレードオフである．有茎硝子体を切除することは，長期的には，将来追加となりうる緑内障手術の術式選択肢を減らし，術後成績の低下や駆逐性出血などの合併症発生につながる．低侵襲の処置で病態が改善すればそれに越したことはない．

秘技その一　コンタクトレンズ装用

❖ これが秘技！

特に緑内障手術を日帰りで行っている場合，術直後の疼痛をできるだけ減らすことは重要である．術後疼痛は，結膜の取り扱いや縫合糸結紮部の埋没など術中操作の工夫で軽減できるが限界もある．筆者は，手術による眼痛や異物感などの眼刺激症状が強い症例に対し，術直後からコンタクトレンズを連続装用させている（図2）．感染症発生のリスク上昇を危惧する意見もあるが，自覚症状の軽減を優先させている．

秘技その二　Nd：YAG レーザーによる水晶体囊切開

❖ これが秘技！

悪性緑内障は前眼部術者にとって厄介な合併症である．高眼圧にさらされ眼痛に耐えている患者を前に，硝子体術者へコンサルトし治療方針の決定を待っている間，やきもきさせられることも少なくない．

だが悪性緑内障は，症例の条件にもよるが，レーザーによって非観血的に治療することができる（図3）．水晶体再建術後の症例に限られるが，眼内レンズの光学部のエッジが完全に見えるまで散瞳させたうえで，水晶体囊から硝子体腔に至るまで Nd：YAG レーザーを照射し，硝子体腔と前房とのバイパスを作成する．線維柱帯切除術時に作成した周辺虹彩切除部から同様の処置を行うことも可能である．

第3章　緑内障

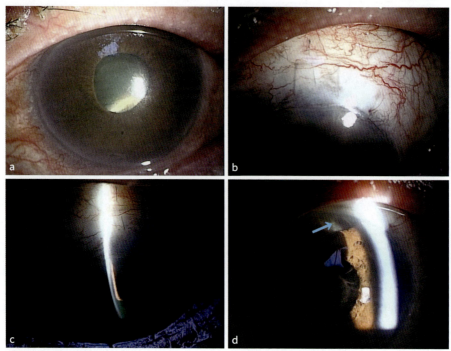

図3 悪性緑内障に対してNd：YAGレーザーで治療を行った症例

線維柱帯切除術後の濾過胞不全に対してニードリングを行ったところ，悪性緑内障を生じた．a：発症時．眼圧は58 mmHg，角膜浮腫を認める．b：濾過胞は平坦である．c：前房は消失している．d：周辺虹彩切開部からNd：YAGレーザーを照射し，水晶体嚢を切開して硝子体腔と前房とのバイパスを作成した後（矢印）．前房は深化し眼圧は8 mmHgに下降した．

文　献

1) Raj S：Treatment outcomes and efficacy of pars plana vitrectomy-hyaloidotomy-zonulectomy-iridotomy in malignant glaucoma. Eur J Ophthalmol **31**：234-239, 2021

7 濾過胞管理

坂田　礼

> **正攻法その一**　手術後【早期】はレーザー切糸術，眼球マッサージで濾過胞管理

❖ 正攻法のここが大事！

　濾過胞の出来が術後の眼圧管理を左右する．濾過手術は，線維柱帯切除術とエクスプレス挿入術，プリザーフロマイクロシャント挿入術の3つから選択できる．

　濾過手術では結膜剥離の範囲に始まり，マイトマイシンCの濃度と塗布時間，強膜弁の厚みと大きさ，強角膜ブロック切除の大きさ，弁の縫合本数，そして結膜縫合まで，濾過量に影響を与える数限りない過程が含まれる．エクスプレス挿入術は，線維柱帯切除術に比べると眼圧管理はしやすいかもしれない．両術式とも術後早期では，レーザー切糸術と眼球マッサージが必要である．一方で，プリザーフロマイクロシャント挿入術は強膜弁を作成しないためレーザー切糸術が不要である．

❖ 正攻法の盲点！

　濾過手術後の眼圧は，視力が維持される最も低い値が理想である．理論上，レーザー切糸術を行えば行うほど濾過量は増えていき，すべて切った時点でフリーフラップになるはずであるが，その間にも結膜〜強膜弁の癒着は進行していくため，そのバランスで眼圧が決まる．糸を切る順番は円蓋部側からになるが，どこから切るかは術者の考えに従う（図1）．眼球マッサージで一

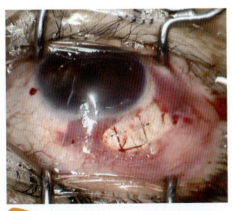

図1 一般的な強膜弁縫合（線維柱帯切除術）
レーザー切糸術では円蓋部側の糸からゆるめていく．縫合糸の強さは術者が把握しているので，切る順番はその指示に従う．

111

第三章　緑内障

時的に眼圧を下げることができるが，それよりもどのような感じで濾過胞が広がっていくか，どこに房水の通りが悪いところがありそうなのか（癒着）を確認する．

> **豆知識**
>
> レーザー切糸術のタイミングは入院管理と外来管理で若干異なるかもしれない．術後2週目の推奨眼圧として1桁という報告もあり，低眼圧にならない程度に管理を進める．このあたりに正攻法はなく，あまり介入せずに落ち着くこともあれば，そうでない場合もある．患者自身による眼球マッサージは有効なこともあるが，実際は眼球を押す場所（円蓋部側），力，圧迫時間など，こちら側が意図しているようにきちんと伝わっているかを確認することは難しいため，指導する患者は選ばないといけない．

正攻法その二　手術後【後期】はニードリング（needle 法）で濾過胞管理

❖ 正攻法のここが大事！

濾過手術後ある程度時間が経過してくると，濾過胞の形状はだいたい整い，眼圧は（高くても低くても）安定してくる．結膜壁は少しの厚みが出てくるため，この時期のレーザー切糸術は肝心の糸が見えづらいことが多い．ニードリング処置前は角膜に隅角鏡を載せ，強角膜ブロック切除部位（エクスプレス挿入術，プリザーフロマイクロシャント挿入術ではチューブ先端）を確認し，交通路に障害（出血，虹彩嵌頓，チューブ閉塞など）がないことを確認する．ニードリング前は通常の局所点眼に加えて，綿棒に点眼麻酔薬（リドカイン）を染み込ませ，針刺入部位と強膜弁周辺（プリザーフロではチューブ遠位端付近）の結膜に浸潤させる．癒着が解除されると前房水が結膜下に流れ込み結膜は隆起するが，さらに結膜下の索状組織を刺突して十分な広がりを確保する（図2）．しかし針では癒着組織を切ったり，広い範囲を剝離するにはやや不向きである．このような場合はブレブナイフを選択するが，刃先に意識を向けていると刺入口が意図せずに拡大していることもある（図3）．

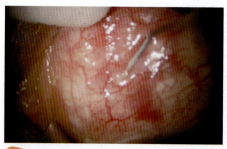

図2　針によるニードリング
綿棒は染み込ませたリドカインによる局所麻酔を行う以外にも，上眼瞼を押さえる，眼球の位置を整える，縫合の補助をするなど役割が多い．

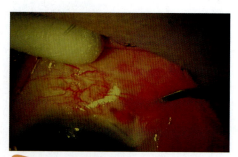

図3　ブレブナイフによるニードリング
針よりも効率的に面で癒着を解除できる．刺入点は針よりも大きいので処置後に縫合しておく．

❼ 濾過胞管理

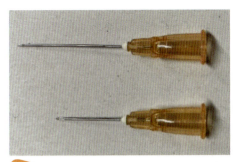

図4 シャフトが長い25G（上）と短い25G（下）

❖ 正攻法の盲点！

　細隙灯顕微鏡でニードリングを行うメリットとしては，処置後すぐに前眼部のチェックや眼圧測定ができることである．処置後は眼圧が下がっていること，リークがないことを確認して一連の手技は終了となる．ただし細隙灯顕微鏡に固執せず，ベッドに横たわらせて行ったほうが安全にできる場合もある（迷走神経反射が起こりやすい患者など）．合併症の1つとして大量の前房出血が起こることがあり，視機能がよいほうの眼にニードリングを行う際は，付き添いをお願いしておく．

> 豆知識
> 　太さやコシの面から25G針が一番扱いやすいと考えるが（術後早期では27〜30Gといった細い針も使用する），25Gにもシャフトが長い25G（長さ25 mm）と短い25G（長さ16 mm）がある（図4）．採血に用いられる長い25Gが常備されていることが多いが，シャフトが短い25Gのほうがニードリングは行いやすい．

秘技その一　手術後【早期】でもニードリングする場合がある

❖ これが秘技！

　術後早期に強膜弁が血液（凝血塊）で癒着することがある．このような場合にレーザー切糸術を行っても，強膜弁からの濾過量は増えない．時間とともに溶血してくることを踏まえて，眼圧が下がらないからとむやみに切糸を追加しない．27〜30Gで強膜弁下に針先を入れて弁を少し持ち上げることで（ニードリング），この癒着が緩まることがある．また，強角膜ブロック切除部（隅角部）やエクスプレス挿入時のチューブ先端部に凝血塊が付着している場合は溶血してくるのを待つ．

> 豆知識
> 　前房出血や結膜下出血は濾過胞管理の大敵である．虹彩切除時に毛様体側を切除しないように意識すること，手術中結膜を愛護的に扱うこと，時間がかかっても各ステップでしっかり止血を行っていくことが，結果的にはよい濾過胞につながる．

113

第三章　緑内障

マイトマイシン C（MMC）結膜下注射後のニードリング

❖ これが秘技！

　ニードリングで結膜下の癒着を解除（剥離）することはできるが，索状組織を取り除くことはできない．つまり再癒着が生じやすいということを前提に処置をする．このような場合，リドカイン含有の MMC を結膜下注射してからニードリングを行うことで瘢痕化抑制が期待できる．MMC 注射は癒着している結膜下に行い，決して濾過胞の中に入らないようにする（図 5）．前房に MMC が入ると角膜内皮障害が起こる．MMC 注射前に綿棒で結膜を動かし，癒着の範囲を把握しておく．

> **豆知識**
> 　結膜下注射用の MMC 作成方法は以下のとおりである．4 mL の生理食塩水* で 0.05% MMC を作成．5 mL 用のシリンジに静注用の 2% キシロカイン 1.5 mL，0.05% MMC を 3 mL 入れ，2/3 に希釈する．

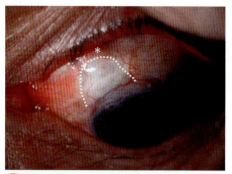

図 5　MMC を注射する部位
限局性濾過胞に対して MMC 併用ニードリングを行う場合を考える．白点線が癒着部位であるため，その外側（＊）に MMC の注射を行う．白点線の内側は前房と交通している．

---

*注：2023 年 8 月から，緑内障観血的手術における補助として MMC が販売開始となった．これに伴い，従来の蒸留水から生理食塩水での溶解となった．

第四章

後眼部疾患

1 中心性漿液性脈絡網膜症

寺尾　信宏・古泉　英貴

> **正攻法その一**　診断はマルチモーダルイメージングを駆使することが重要

❖ **正攻法のここが大事！**

　中心性漿液性脈絡網膜症（central serous chorioretinopathy：CSC）は黄斑部に漿液性網膜剥離（serous retinal detachment：SRD）をきたす，実臨床でもよく遭遇する疾患である．通常，視力低下は軽度で，中心暗点，歪視，小視症を主訴とすることが多い．病態メカニズムはまだ明らかにされていないが，中高年の男性に好発すること，ストレス，タイプA気質，睡眠障害などが危険因子として知られている．またステロイド薬投与が発症の誘因となることがある．

　診断には検眼鏡検査に加え，フルオレセイン蛍光眼底造影（fluorescein angiography：FA），インドシアニングリーン蛍光眼底造影（indocyanine green angiography：IA），光干渉断層計（OCT），OCT angiography（OCTA），眼底自発蛍光などのマルチモーダルイメージングを用いることが重要である．FAでは，典型例では造影早期に点状蛍光漏出がみられ，時間経過とともに蛍光漏出の拡大を認める．再発例や慢性例では，びまん性の弱い蛍光漏出を認め，網膜色素上皮（retinal pigment epithelium：RPE）の障害を反映するwindow defectがみられることが多い．IAでは，造影早期に脈絡膜充盈遅延や脈絡膜血管拡張，造影後期に脈絡膜血管透過性亢進を認めることが特徴である．OCTはSRDの検出とその経過観察に非常に有用であり，必須の検査である．またenhanced depth imaging OCTやswept-source OCTを用いることで，脈絡膜断層像の観察が可能となり，CSCでは脈絡膜の肥厚に加え脈絡膜大血管の拡張所見が観察できるため，脈絡膜を確認することは適切な診断を行うために必要である．

　CSCは中高年の男性に好発するが，女性の発症頻度は低く，特に50歳以下の女性ではステロイド薬内服や妊娠などの危険因子となりうる背景がない限り極めて少ない．またCSCは短眼軸眼，遠視眼に多く，強度近視眼にCSCを発症することは極めてまれである．もし強度近視眼であれば，他の疾患の可能性を考慮して検査を進める必要がある．

　CSC診断はマルチモーダルイメージングが主流であるが，クリニックなどでは侵襲的な検査は困難であり，限られた検査で診断を行わなければならない状況もある．疫学や危険因子などの患者背景を把握することが診断に役立つ可能性もあり，しっかり問診することが重要である．

❖ **正攻法の盲点！**（図1）

　「脈絡膜肥厚を伴うSRD＝CSC」とは限らないことに注意する．Vogt-小柳-原田病（原田病）はメラノサイトを標的とするぶどう膜炎であり，前眼部炎症，両眼性のフィブリン析出を伴うSRD，視神経乳頭発赤などを特徴とする．脈絡膜にはメラニン顆粒を含むメラノサイトが存在

① 中心性漿液性脈絡網膜症

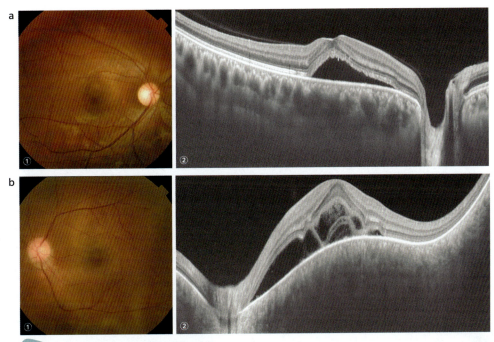

図1 CSCと原田病の脈絡膜内部構造所見
a：CSC．カラー眼底写真（①）ではSRDを，OCT（②）では脈絡膜血管拡張を伴う脈絡膜肥厚を認める．
b：原田病．カラー眼底写真（①）ではフィブリンを伴うSRDを，OCT（②）では脈絡膜の著しい肥厚を認めるが，間質肥厚に伴い脈絡膜血管構造は消失している．

するため，OCTではCSCと同様に脈絡膜の著しい肥厚を認める．重症型CSCであるbullous retinal detachmentでは，両眼にフィブリンを伴うSRDを認めることも多く，前眼部所見が軽微な原田病の場合はCSCとの鑑別に苦慮する症例がある．そのような場合には脈絡膜内部構造に着目すると鑑別は容易である．CSCでは脈絡膜血管の拡張所見を認めるのに対し，原田病では間質の炎症細胞浸潤が認められるため脈絡膜血管構造が消失したように見える．

> **豆知識**
> **pachychoroidについて**
> 　近年，OCTによる詳細な脈絡膜観察が可能となり，pachychoroidという疾患概念が提唱されている．pachychoroidとは脈絡膜肥厚，脈絡膜大血管拡張，脈絡膜血管透過性亢進などの特徴的な所見を含む概念であり，RPE障害，SRD，黄斑新生血管（macular neovascularization：MNV）発生に関与していることがわかってきている．pachychoroidを基盤にtype 1 MNVが生じた症例はpachychoroid neovasculopathy（PNV）とよばれ[1]，従来考えられていたドルーゼンなどの加齢性変化から発生したMNV，いわゆる滲出型加齢黄斑変性とは区別するという考え方が広まってきている．滲出型加齢黄斑変性の特殊型であるポリープ状脈絡膜血管症（polypoidal choroidal vasculopathy：PCV）には以前から脈絡膜の厚い症例が多いことが知られていたが，PNVが最終的にPCVに移行することが報告され，CSC，PNV，PCVは同じ疾患スペクトラム上にあると考えられている．現状，pachychoroidの病態はまだ解明されていないが，これまでの研究結果から，その病態には渦静脈うっ滞が関与していると考えられており，研究が盛んに行われている．今後は，日常診療でもpachychoroidを意識して診療していく必要がある．

第四章 後眼部疾患

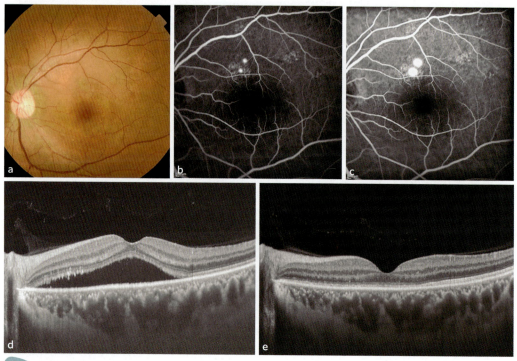

図2 網膜光凝固術を施行した CSC
a～d：治療前．カラー眼底写真（a）および OCT（d）では黄斑部に SRD を認める．FA（b, c）では造影初期に2ヵ所の点状過蛍光を認め，造影後期には円形拡大型の蛍光漏出を呈している．e：治療後の OCT．SRD が消退している．

蛍光眼底造影所見から網膜光凝固術，光線力学的療法を適切に使い分ける

❖ 正攻法のここが大事！（図2, 3）

　CSC は発症早期であれば自然寛解することがあるため，経過観察することも多い．経過観察の際，ステロイド薬投与が発症，増悪に関与している可能性がある場合は，全身的に可能であればステロイド薬を減量することも有効である．視力低下をきたした場合や自覚症状のため早期治癒を希望する場合，また長期にわたる SRD の遷延や再発を繰り返している CSC の場合は視力障害を残す可能性が高いため，積極的に治療を行う．

　治療選択には蛍光眼底造影が必須であり，FA 所見から網膜光凝固術あるいは光線力学的療法（photodynamic therapy：PDT）を選択するのが一般的である．FA にて明瞭な蛍光漏出点が確認できた場合は網膜光凝固術が第一選択となる．治療は黄色波長を用いて，低出力から開始すると安全である．筆者は，基本的にスポットサイズ100～200 μm，照射時間0.1～0.2秒，出力70 mW 前後を目安とし，FA で検出された漏出点と網膜血管の交叉部，屈曲部との位置関係を参考にして照射することを心がけている．照射は凝固斑がわずかに認識できるぐらいでも効果は十分であり，凝固が強すぎると SRD は改善しても，暗点の自覚が出現したり，治療後に atrophic creep により萎縮が拡大する危険性があるので十分に注意する．網膜光凝固術は，RPE からの漏

❶ 中心性漿液性脈絡網膜症

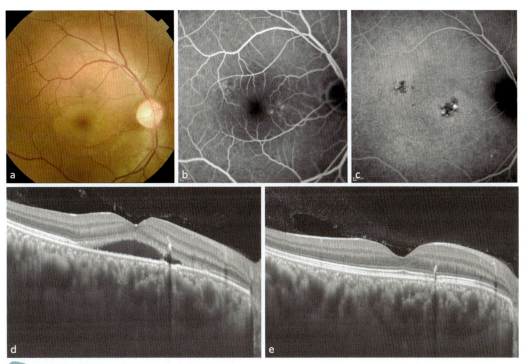

図3 光線力学的療法を施行したCSC
a～d：治療前．カラー眼底写真（a），OCT（d）では黄斑部にSRDを認める．FA（b）では中心窩近傍に淡いびまん性蛍光漏出を，IA（c）では脈絡膜血管透過性亢進所見を黄斑部に複数認める．e：治療後．OCTではSRDが消退，脈絡膜菲薄化を認める．

出点を閉鎖することでSRDの吸収を促進させることが目的であるため，病態の主座である脈絡膜異常は改善しない．そのため，長期的には再発などに留意して経過観察する必要がある．

FAにて漏出点を中心窩無血管領域内に認める場合や，びまん性漏出を認める場合はPDTを選択する．PDTでは光感受性物質であるベルテポルフィンを静脈注射した後に，IAにて脈絡膜血管透過性亢進が認められる領域にレーザー照射する．当初は滲出型加齢黄斑変性に対するPDTと同様の方法で施行されていたが，RPE萎縮，脈絡膜虚血，MNVなどの合併症が報告されたため，これらを軽減させる目的で，現在ではベルテポルフィンの投与量を半量にするhalf-dose PDTやレーザーの照射エネルギー密度を半分にするhalf-fluence PDTが積極的に行われている．筆者は，SRDの原因となるFAでの漏出を含む責任脈絡膜血管透過性亢進領域に，half-dose PDTを行っている．PDTは治療後に脈絡膜厚が減少することが報告されており[2]，CSCの一次的原因と考えられている脈絡膜をターゲットにした治療法と言える．

❖ 正攻法の盲点！（図4）

CSCは長期経過でMNVを発症し，PNVに移行する症例が存在することが知られている．CSCのなかにはPNVとの鑑別が非常に難しい症例が存在するため，治療方針に難渋する場合がある．特にPNVに対して網膜光凝固術を施行した場合，網膜下出血やMNVの活性化を促す可能性があるため，治療開始前にMNVの存在を把握しておくことが重要である．PNVにおける

第四章　後眼部疾患

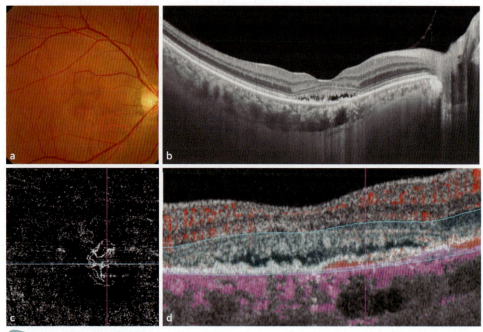

図4　CSC との鑑別が困難な PNV
カラー眼底写真（a）では SRD を認める．OCT（b）では視細胞外節延長を伴う浅い SRD を認めるが，MNV の存在を疑う扁平な RPE 隆起は認めない．OCTA（c）では MNV の血管構造が明瞭に描出されている．OCTA B スキャン画像（d）では新生血管の血流を示唆する赤色部分が RPE 下に確認できる．

MNV は，OCT では扁平で不整な網膜色素上皮剥離として観察されるが，FA, IA では MNV の判断に苦慮することがあり，特に小さい MNV の検出は困難である．しかし OCTA を用いれば，比較的小さなサイズの MNV でも正確に検出することが可能である．CSC と PNV は治療方針が異なるため，治療開始前の MNV 有無の確認は重要であり，そのためには OCTA が非常に有用である．

> **豆知識**
>
> **漿液性網膜色素上皮剥離に対する治療**
> 　日常診療で MNV を伴わない漿液性網膜色素上皮剥離を認める症例に遭遇することがある．SRD を伴わないため視力低下は軽微であり，日常生活に困ることがないため，治療を希望することは少なく，経過観察していることが多い．しかし，なかには丈の高い網膜色素上皮剥離のため強い変視を訴える場合があり，そのような症例には治療が必要となる．このような漿液性網膜色素上皮剥離の治療適応を考慮するうえで，IA における脈絡膜血管透過性亢進所見の有無が重要である．IA で漿液性網膜色素上皮剥離に脈絡膜血管透過性亢進を伴う場合は reduced-fluence PDT が有効な場合が多いと報告されており[3]，CSC と同じく積極的な治療適応と考えている．

❶ 中心性漿液性脈絡網膜症

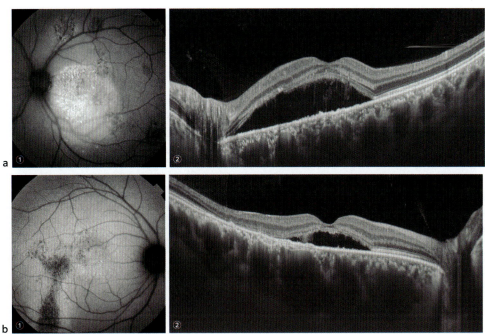

図5 CSC における眼底自発蛍光所見
a：眼底自発蛍光撮影（①）では OCT（②）での SRD 部位に一致した淡い過蛍光所見を認める．SRD 内のプレシピテートは過蛍光所見を呈する．b：眼底自発蛍光撮影（①）では OCT（②）での RPE 萎縮に一致した低蛍光（descending tract）を認める．SRD の既往が示唆される．

 眼底自発蛍光を利用する（図5）

❖ これが秘技！

　眼底自発蛍光はおもに RPE 細胞内のリポフスチンおよびその関連蛍光物質が発する自発蛍光に由来することから，おもに RPE 細胞機能評価に用いられる検査法であるが，SRD 内の物質も過蛍光を呈することがあり，CSC 診療には有効な検査である．CSC では発症初期には SRD に一致した淡い低蛍光を示すことが多く，SRD が数ヵ月経過すると，伸長した視細胞外節が発する蛍光を反映して過蛍光所見を呈するようになる．SRD が遷延し，慢性化すると RPE 障害のため低蛍光となる．また遷延した SRD が重力に伴い下方に移動することにより生じる帯状の RPE 萎縮は descending tract とよばれ，過去の CSC 既往を疑わせる重要な所見である．

 bullous retinal detachment に対する治療方針（図6）

❖ これが秘技！

　本邦で多発性後極部網膜色素上皮症とよばれていた重症型 CSC は，現在では bullous retinal detachment とよぶことが一般的である．両眼性に丈の高い SRD が広範囲に認められ，SRD 内

第四章　後眼部疾患

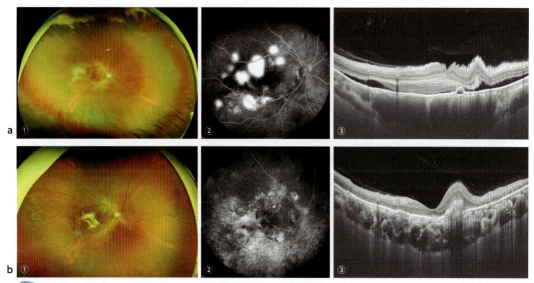

図6 網膜光凝固術にて改善した bullous retinal detachment

a：治療前．広角カラー眼底写真（①）では下方に広がる胞状網膜剥離を認める．網膜剥離内にはフィブリンの析出を認めるが，網膜裂孔は認めない．FA（②）では黄斑部だけでなく，アーケード外にも多数の蛍光漏出を認める．OCT（③）では網膜下にフィブリンを伴う SRD を認め，脈絡膜は著明に肥厚している．b：治療後．広角カラー眼底写真（①）では下方の胞状網膜剥離は消退している．FA（②）では広範囲の window defect を認めるが，治療前に認められた旺盛な蛍光漏出は認めない．OCT（③）では SRD の消退を認めるが，広範囲の網膜外層障害を呈している．

にはフィブリンの析出を認めることも多い．症例のなかには下方に丈の高い網膜剥離を認める場合があり，裂孔原性網膜剥離との鑑別に難渋する．通常，bullous retinal detachment は FA で多発性に過蛍光点と旺盛な蛍光漏出を示すため，鑑別には有用である．治療は長期にわたり黄斑部に網膜剥離が存在する場合に適応となるが，ステロイド薬の全身投与が行われている場合は，薬剤の減量や中止で改善することもあるため，早期に担当医師と相談しておくことも大切である．治療は一般的な CSC と同様に網膜光凝固術または PDT が適応となる．筆者は，FA にて漏出点が中心窩無血管領域内に存在しない場合，複数の漏出点に対して網膜光凝固術を積極的に行っている．一度のレーザー治療ではすべての漏出を抑えられず，効果が得られにくいこともあり，もし網膜剥離が改善しない場合は，FA にて再度漏出点および蛍光漏出を確認したのち網膜光凝固術を追加している．根気よく治療を継続することで，網膜剥離が消退する．

豆知識

強膜開窓術

　強膜開窓術は一般的には uveal effusion syndrome（UES）の治療法として広く用いられている．難治性の bullous retinal detachment に対しても，強膜開窓術が有効であったという報告が散見される．UES は病態の主座が強膜にあると考えられており，強膜の肥厚および硬化に伴い，強膜を通過する眼内液の眼外への流出障害および強膜を通過する渦静脈の流出路障害がその要因と推察されている．筆者らは CSC における強膜厚は正常眼よりも厚いことを報告し[4]，強膜肥厚が CSC の病態に関与している可能性を示唆した．特に bullous retinal detachment のような重症型 CSC では UES と同様に強膜異常などの要素が関連していることが，強膜開窓術が効果を示す原因になっている可能性がある．

文　献

1) Pang CE et al：Pachychoroid neovasculopathy. Retina **35**：1-9, 2015
2) Maruko I et al：Subfoveal choroidal thickness after treatment of central serous chorioretinopathy. Ophthalmology **117**：1792-1799, 2010
3) Goto S et al：Reduced-fluence photodynamic therapy for subfoveal serous pigment epithelial detachment with choroidal vascular hyperpermeability. Am J Ophthalmol **154**：865-871, 2012
4) Imanaga N et al：Scleral Thickness in Central Serous Chorioretinopathy. Ophthalmol Retina **5**：285-291, 2021

2 滲出型加齢黄斑変性

大音　壮太郎

> **正攻法その一** マルチモーダルイメージングを駆使して正確な診断を行う

❖ 正攻法のここが大事！

　滲出型加齢黄斑変性（neovascular age-related macular degeneration：滲出型 AMD，もしくは wet AMD）は，加齢が危険因子となって黄斑部新生血管（MNV）が生じた疾患である．わが国では 2008 年に作成された『加齢黄斑変性の分類と診断基準』がゴールデンスタンダードとなっている．この診断基準では，主要所見として①脈絡膜新生血管，②漿液性網膜色素上皮剝離，③出血性網膜色素上皮剝離，④線維性瘢痕の少なくとも 1 つを満たすものを確定診断とする．さらに随伴所見として，網膜下フィブリン，硬性白斑，網膜浮腫，漿液性網膜剝離（SRD）などの滲出性変化や，網膜内・網膜下出血を伴うことが多いと記載されている．そして滲出型 AMD の特殊型として，ポリープ状脈絡膜血管症（PCV）と網膜内血管腫状増殖（retinal angiomatous proliferation：RAP）が分類される．

　これらの所見は眼底検査，眼底写真のみでわかることもあるが，より正確な診断のためにはマルチモーダルイメージングを駆使する必要がある．マルチモーダルイメージングとは複数のイメージング機器画像から得られる情報を総合して所見を判断することである（図 1，2）[1]．眼底に OCT 画像を照らし合わせることにより，ほとんどの所見を正しく読み取ることができる．MNV の有無を判定するには，最近では OCT angiography（OCTA）が最も有用と言える．しかし PCV や RAP の診断を行うには，フルオレセイン蛍光眼底造影（FA），インドシアニングリーン蛍光眼底造影（IA）が必須である（図 1，2）[1]．

❖ 正攻法の盲点！

　滲出型 AMD の病変は時に黄斑部を越えて広範囲に及ぶことがある．OCT 検査を行うときにルーティンのスキャンパターンのみで検査を行うと，病変部がうまくスキャンできていない場合がある．造影検査と同日に OCT 検査を行う場合には，造影検査で異常部位を確認したのちに，OCT で病変部を密にスキャンすると診断に有用である．網膜下出血があると出血により深部の情報はブロックされるため，判定が困難となる．このような症例では enhanced depth imaging（EDI）法を用いて撮影するとよい．EDI 法はピント調節により像を反転させるだけで撮影可能であり，いずれの OCT 機種でも撮影できる．

　滲出型 AMD での OCTA 読影の際には，セグメンテーションエラーに注意する必要がある．滲出型 AMD は病変部網膜が複雑な構造となる場合が多く，セグメンテーションエラーが頻発する．画像化された OCTA のみだけではなく，もとの decorrelation image を参照する習慣を

❷ 滲出型加齢黄斑変性

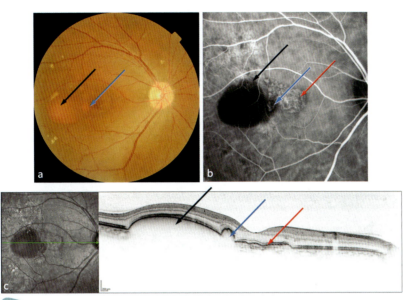

図1 PCVのマルチモーダルイメージング
眼底カラー写真（a）では出血性網膜色素上皮剥離を，IA（b）ではブロック所見を，OCT（c）ではRPE下に反射を認め，出血性網膜色素上皮剥離であることが確認できる（黒矢印）．また，眼底カラー写真（a）では橙赤色隆起状病巣を，IA（b）ではポリープ状病巣を，OCT（c）ではRPEの急峻な立ち上がりに内部反射を認め，ポリープ状病巣だとわかる（青矢印）．さらにIA（b）では異常血管網を認め，OCT（c）ではRPEの平坦な隆起に内部反射を伴っており，1型MNVであることがわかる（赤矢印）．

つけることが重要である．MNVの存在部位は網膜色素上皮下から網膜下まで及ぶため，外顆粒層～脈絡膜毛細血管板などの，広いセグメンテーションの範囲で画像化されたOCTA画像で判定するのがよい．さらに，萎縮のある症例も注意が必要である．萎縮部位は脈絡膜血管が映り込むため，正常脈絡膜血管をMNVと勘違いしないようにする（図3）．萎縮部位の判定には眼底自発蛍光が有用である．

> **豆知識**
> PCVの診断にはIAが最も有用である（図1）．眼底で橙赤色隆起状病巣を認める症例もあるが，眼底カラー写真だけで診断可能なものは半数程度である．初診時，治療開始後1年時，悪化時などにはFA/IA検査を施行すべきである．
> RAPの診断にはOCTとIAが有用である（図2）[1]．OCTでは網膜色素上皮（RPE）を貫くようなbump signとよばれる所見を認める．IAでは網膜色素上皮剥離の中に特徴的なhot spotを認め，網膜動静脈との吻合がみられる．このような病変は複数認められることもある．

  治療の原則はプロアクティブ治療

❖ 正攻法のここが大事！

滲出型AMDに対する第一選択治療が抗VEGF治療となり10年以上が経過して，長期成績に

第四章　後眼部疾患

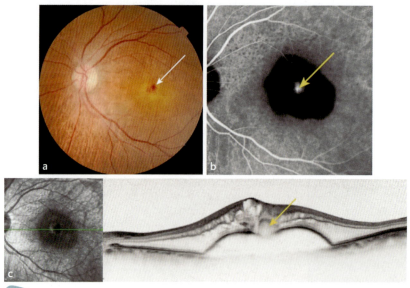

図2　RAPのマルチモーダルイメージング

眼底カラー写真（a）では網膜内出血（矢印）を，IA（b）ではhot spot（矢印）を，OCT（c）ではIRF, sub RPE fluidとともに網膜内新生血管を示唆するbump sign（矢印）を認め，これらはRAPの特徴的な所見である．bでは黄斑部上方にpseudodrusenを示す低蛍光所見もみられる．RAPは両眼性に発症しやすく，RAPの僚眼はハイリスクである．
〔大音壮太郎：高齢者の加齢黄斑変性．あたらしい眼科 39：1347-1356, 2022 より許諾を得て改変し転載〕

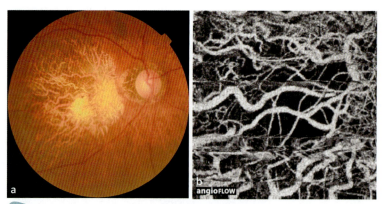

図3　RPE萎縮部位におけるOCTA画像（脈絡膜レベル）

a：眼底カラー写真．滲出型AMDの治療後で滲出性変化は認めないが，黄斑部のRPEは萎縮している．b：OCTA画像では，RPE萎縮部位内の脈絡膜レベルで正常脈絡膜中大血管が描出されている．

関する報告，リアルワールドデータでの報告が行われている．長期成績に関する多くの報告から，滲出型AMDで長期的に視力を維持するためには，継続的な治療・フォローが必要であると言える．

　滲出型AMDに対する抗VEGF治療の方法として，リアクティブ治療であるPRN（pro re

nata）法と，プロアクティブ治療である固定投与，treat and extend（TAE）法が知られている．PRN法は滲出性変化の出現時など必要時に抗VEGF薬を投与する方法である．毎月，視力検査とOCTによるモニタリングのうえ厳密にPRN法を行えば視力の維持・改善が可能とする報告もあるが，実臨床ではundertreatmentになりがちで，長期的には視力が低下する傾向にある．固定投与は治験のように8週間隔など決まった間隔で投与する方法である．TAE法は病状に応じて投与間隔の延長・短縮を繰り返し，12週など投与間隔の最大延長期間を決めて投与する手法である．これらのプロアクティブ治療では，長期にわたり視力の維持・改善が得られることが示されており，滲出型AMDでは第一選択の治療法と言える．

❖ 正攻法の盲点！

プロアクティブ治療がリアクティブ治療よりもよいことはわかっているが，滲出型AMDは何年経っても再燃・悪化をきたす可能性がある疾患のため，いつまで続ければよいのかという問題がある．治療回数が増えれば医療者側としては，合併症（眼内炎・網膜剝離など）のリスクが高まり，萎縮が起こりやすくなるのではないかとの懸念がある．患者側としては，やはりコストの問題が大きい．また近年，ブロルシズマブ・ラニビズマブバイオシミラー・ファリシマブの3つの新しい抗VEGF薬が使用可能となった．個々の症例に対し，どのように抗VEGF治療や光線力学的療法を行うかを再考する時期に来ていると言える．

僚眼の発症リスクを考慮した治療戦略

❖ これが秘技！

先述のように滲出型AMD治療においては，TAE法や固定投与といったプロアクティブ治療を継続することが，長期にわたって視力を維持・改善するために重要である．しかしすべての症例に，生涯にわたりこのような継続治療を行うことは現実的には困難である．そこで筆者らは，僚眼の発症リスクを考慮した治療を推奨している．

僚眼の発症リスクとしては，次のような所見があげられる．
① 大型の軟性ドルーゼン，融合ドルーゼン，drusenoid PED（pigment epithelial detachment）（図4）[1]
② 色素沈着（図4）[1]
③ pseudodrusen（図5）[1]
④ calcified drusen（図6）[1]
⑤ RAP（図2）の僚眼

これらの所見を僚眼に認める場合は，後期AMD発症リスクが高く，将来的に両眼性に後期AMDになってしまう可能性が高い．こうした症例では現在治療している眼の視機能維持が特に重要であり，積極的な治療継続が必要と言える．反対にこのような所見がない場合，将来的にも片眼性にとどまる可能性が高く，dryの状態で安定していれば休薬も検討可能と言える．

本項ではあくまで抗VEGF治療が第一選択として述べてきたが，抗VEGF治療抵抗例や0.1以下の低視力症例においてはまだまだ光線力学的療法の適応となる症例もあることを付記しておきたい．

第4章　後眼部疾患

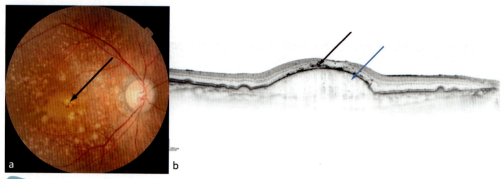

図4　ドルーゼンと色素沈着

a：眼底カラー写真．多数の軟性ドルーゼンを認め，黄斑部では融合し drusenoid PED となっている．黒矢印は色素沈着で，将来の AMD 進行がハイリスクであることを示す所見である．OCT（b）では色素沈着（黒矢印）に加え，RPE 下に中等度反射像を認め，ドルーゼン物質を示す（青矢印）．
〔大音壮太郎：高齢者の加齢黄斑変性．あたらしい眼科 39：1347-1356, 2022 より許諾を得て改変し転載〕

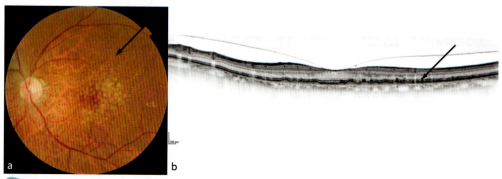

図5　pseudodrusen

a：眼底カラー写真．pseudodrusen は黄斑部の上方にみられることが多く，軟性ドルーゼンよりやや白色で点状・網目状形態を示す（矢印）．OCT（b）では RPE 上の高反射物質として同定される（矢印）．pseudodrusen は後期 AMD 発症のハイリスク所見である．
〔大音壮太郎：高齢者の加齢黄斑変性．あたらしい眼科 39：1347-1356, 2022 より許諾を得て改変し転載〕

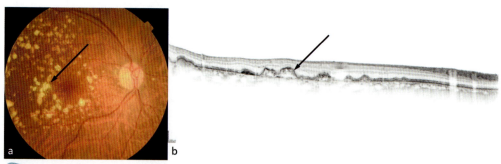

図6　calcified drusen

a：眼底カラー写真．calcified drusen は光沢のあるドルーゼンで（矢印），OCT（b）では RPE 下に点状の高反射点を認める（矢印）．calcified drusen は地図状萎縮発生のハイリスク所見である．
〔大音壮太郎：高齢者の加齢黄斑変性．あたらしい眼科 39：1347-1356, 2022 より許諾を得て改変し転載〕

豆知識

drusenoid PED は，5年の経過で約 40％に MNV もしくは地図状萎縮をきたすことが知られている．両眼性に大型のドルーゼンと色素沈着のある症例では，10年で約 2/3 が MNV もしくは地図状萎縮をきたす．RAP の僚眼や，滲出型 AMD の僚眼に pseudodrusen がある症例では数年以内に MNV が発生することが知られており，ハイリスクである．

文 献

1) 大音壮太郎：高齢者の加齢黄斑変性．あたらしい眼科 **39**：1347-1356, 2022

3 黄斑上膜

厚東　隆志

> **正攻法その一**　黄斑上膜の診断はOCTで一発だが思考停止しない

❖ 正攻法のここが大事！

　黄斑上膜（epiretinal membrane：ERM）は黄斑前に半透明の線維組織が生じる疾患である（図1）．網膜疾患のなかで最も多く出遭う疾患の1つであり，7～11％と高い有病率が報告されている[1]．多くは特発性であるが，網膜裂孔や網膜剝離，糖尿病網膜症，ぶどう膜炎などに続発するものもある．主訴は変視や視力低下であり，その程度により手術加療を検討する．治療は手術しかないが，無症状の症例にその必要性はなく経過観察となる．

　ERMの診断は眼底検査とOCTで行う．細隙灯顕微鏡で前置レンズを用いて黄斑部の観察を行うことも重要である．OCTでは網膜面の膜は明瞭に描出されるため，診断は容易である．

❖ 正攻法の盲点！

　極端に言えば，OCTさえ撮ってしまえばERMそのものを診断することは誰でもできる．大半は特発性であり，視力低下を生じていたり変視の自覚症状が強かったりすると思考停止し，手術を予定してしまうことも多いが，==続発性の鑑別は必ず行わなくてはならない==．周辺に網膜裂孔がないか，静脈閉塞症の合併がないか，不自然な硝子体混濁があればぶどう膜炎がないかなど，さまざまな可能性を念頭に眼底を周辺まで丁寧に観察することが大切である．

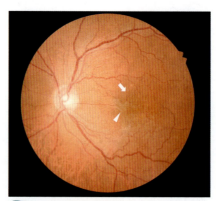

図1　ERMの眼底写真
黄斑部に白色半透明の膜を認め（矢頭），網膜皺襞を生じている（矢印）．

❸ 黄斑上膜

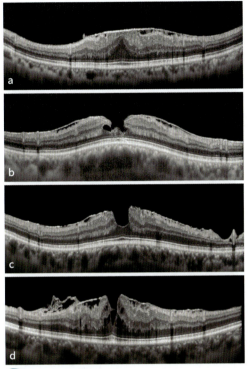

図2 ERMの分類
a：普通のERM，b：分層黄斑円孔（LMH）．不整な中心窩形状，中心窩の空洞，組織欠損を伴う，c：黄斑偽円孔（MPH）．ERMにより垂直に切り立つような中心窩形状となっている．d：ERMによる中心窩網膜分離．Henle線維層における網膜分離を生じている．

> 豆知識
>
> **ERMの変視症**
> ERMの主訴の1つである変視症には，直線が波打って見えるという症状，ものの大きさが左右で違って見えるという症状がある．ERMにおいては「ものが大きく見える」大視症を呈する症例が多いことが知られている．黄斑浮腫，中心性漿液性脈絡網膜症など黄斑疾患では小視症を呈することが多く，「大きく見える」という主訴はERMを鑑別診断として思い浮かべる際に重要なヒントとなることを知っておきたい．

正攻法その二　ERMの詳しい分類，分層円孔の定義がより明確に

❖ 正攻法のここが大事！

　ERMには，典型的な中心下陥凹の消失や網膜の層構造の乱れが観察される「普通の」ERMに加え，分層黄斑円孔（lamellar macular hole：LMH）や黄斑偽円孔（macular pseudohole：MPH）といった病態や，ERMによる中心窩網膜分離を伴う症例が存在する（**図2**）．

第四章 後眼部疾患

表1 特殊なERMの分類

	分層黄斑円孔 (lamellar macular hole：LMH)	黄斑偽円孔 (macular pseudohole：MPH)	ERMによる中心窩網膜分離 (ERM foveoschisis)
必須所見	・不整な中心窩形状 ・下方に掘り込む中心窩の空洞（網膜面と円孔縁の角度が90°未満） ・中心窩の組織欠損	・中心窩を避けるERM ・垂直に切り立つような中心窩形状（網膜面と円孔縁の角度が約90°） ・網膜厚の増加	・収縮性のERM ・Henle線維層における網膜分離（網膜面と網膜分離縁の角度が90°以上）
参考所見	・epiretinal proliferation（EP） ・中心窩外層の隆起 ・elipsoid zoneの途絶	・内顆粒層の微小嚢胞 ・正常の中心網膜厚	・内顆粒層の微小嚢胞 ・網膜厚の増加 ・網膜皺襞

LMH，MPH，ERM foveoschisis の特徴．
〔Hubschman JP et al：Optical coherence tomography-based consensus definition for lamellar macular hole. Br J Ophthalmol **104**：1741-1747, 2021 より引用〕

　後者の3疾患は臨床上明確な区別が曖昧なまま使われていた病名であったが，近年これらのOCT所見に基づく分類が提唱された（表1）[2]．中心窩が掘れ込むような形となり中心窩網膜厚が菲薄化するLMH，垂直に切り立つような中心窩形状を認めるMPH，中心窩に網膜分離を認めるERM foveoschisisと，OCT所見から明確に定義された分類である．これらの分類のなかで，特にLMHは，参考所見であるepiretinal proliferation（EP）の存在が術式選択においても非常に重要である．

❖ 正攻法の盲点！

　上記のような疾患の分類は（ERMに限らず）さまざまに提唱され，定着するものとしないものがあり，また検査機器，手術手技の進歩などに伴い常に変化し続ける．ERMの分類においても，かつては検眼鏡的な所見に基づく分類がなされていたが，OCTの進歩により「普通の」ERMがステージ分類され，分層黄斑円孔に対する病態の理解が深まったことで上記の分類に至った．このような進歩に常にアンテナを張っておかないと，いつの間にか古くなった知識をいつまでも使い続けていることになりかねないので気をつけなくてはならない．

手術適応の決定は自覚症状を大切に

❖ 正攻法のここが大事！

　ERMの治療は硝子体手術によるERMの除去であり，手術以外の治療法はなく，自然軽快も原則しない．硝子体手術の低侵襲化により，現在は自覚症状とERMの臨床所見とに矛盾がなければ，視機能の低下を待たず手術を行うようになっている．

　手術手技そのものは硝子体手術のなかでは比較的定型的で，硝子体切除を行ったのちにERMを剝離する．網膜内境界膜（internal limiting membrane：ILM）をブリリアントブルーG（BBG）を用いて染色し，ともに剝離することで再発率が低下する[3]ため，ILM剝離を行う術式が一般的である（図3）．

　手術適応を決めるうえで，患者の自覚症状は非常に重要である．視力低下はもちろんだが，視

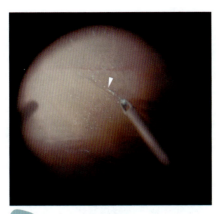

図3 ERM の硝子体手術
ERM とともに BBG で染色した網膜内境界膜（矢頭）を剝離する．

力が良好であっても変視の程度が強ければ日常生活に支障をきたすため，その主訴を丁寧に汲み取り手術適応を決定する．変視の評価は Amsler チャートや M-CHARTS® を用いて行う．

❖ 正攻法の盲点！

ERM の手術目的は視機能の低下を防ぐことが主眼であり，大きく視機能を改善させる性格のものではない．そのため手術の説明に際して，術後も変視が残存すること，視機能の回復には時間がかかることをよく説明する必要がある．失明疾患ではない以上，最終的な手術の決断は患者本人の意思に委ねることが必要である．

LMH に対する新しい術式

❖ これが秘技！

LMH に対する手術は，術後に中心窩の欠損が残存してしまうことが問題であったが，近年新しい術式が提唱されている．LMH では，epiretinal proliferation（EP）とよばれる，分層円孔縁にみられる黄色の組織を高率に認める．EP は，OCT では表面が高輝度で内部が低輝度の隆起として観察される（図4）．これを剝離せずに，LMH 内に埋め込むことで LMH の形態が改善し，視機能の向上にもつながると報告されている[4]．

■ 文 献

1) Fung AT et al：Epiretinal membrane: A review. Clin Exp Ophthalmol **49**：289-308, 2021
2) Hubschman JP et al：Optical coherence tomography-based consensus definition for lamellar macular hole. Br J Ophthalmol **104**：1741-1747, 2021
3) Schechet SA et al：THE EFFECT OF INTERNAL LIMITING MEMBRANE PEELING ON IDIOPATHIC EPIRETINAL MEMBRANE SURGERY, WITH A REVIEW OF THE LITERATURE. Retina **37**：873-880, 2017
4) Takahashi K et al：Results of lamellar macular hole-associated epiretinal proliferation embedding technique for the

第四章 後眼部疾患

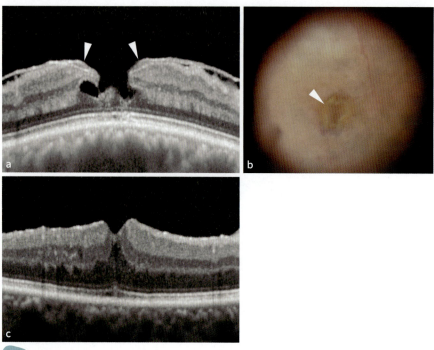

図4 LMHにみられる epiretinal proliferation（EP）
a：LMHでみられるEP（矢頭）．OCTでは表面が高輝度で内部が低輝度の隆起として観察される．
b：硝子体手術でEP（矢頭）を剝離せずにLMH内に埋入する．c：EP埋め込み法の術後．中心窩の組織欠損が充填されている．

treatment of degenerative lamellar macular hole. Graefes Arch Clin Exp Ophthalmol **257**：2147-2154, 2019

4 黄斑円孔

田中　慎・門之園　一明

　黄斑円孔は約 6,000 人に 1 人の頻度で発症し，両眼発症が多い．視機能を著しく障害する急性疾患であり，早期の硝子体手術を必要とする．

 内境界膜剝離術を併用する硝子体手術

❖ 正攻法のここが大事！

1．OCT 画像を見せて，患者に術前の説明をする
　黄斑円孔は高率に治る疾患である．患者には，孔が閉じること，視力が改善し変視症が改善することを OCT 画像を見せて説明し，また治癒には時間のかかることを伝えて安心させる．一方，①最小円孔径が 650 μm 以上，② 1 年以上放置した陳旧性，③高度近視眼，④外傷，の症例の場合は，再手術の可能性のあることや，視機能が改善しない可能性のあることを伝える．

2．黄斑円孔のサイズ測定
　黄斑円孔の最小円孔径および円孔底径を測定する．最小円孔径は術式の選択において重要である．また，円孔底径は最大円孔径であり，術後視力に強く相関する．Gass 分類の必要はない．

3．内境界膜剝離術式
　内境界膜（ILM）を剝離する際に大切なのは，①視細胞および神経線維層に不要な障害を加えないこと，また，②円孔底の色素上皮には絶対触れないこと，③丁寧な剝離を行うこと，④眼内照明光量を調節すること，⑤円孔から水を抜かないこと，⑥色素はすぐに吸引することである．

4．白内障との同時手術
　黄斑円孔手術の場合は，白内障との同時手術の適応が高い．中心窩の障害により術前から視機能障害があるため，術後に屈折異常の不満が少ない．

❖ 正攻法の盲点！

1．OCT での円孔径の測定誤差
　一般に，円孔径の定義は最小円孔径であり，円孔底部では評価しない（**図 1**）．また B-モード OCT のスライスでは，円孔の中心部を通る断面で計測しないと円孔径を小さく見積ってしまうので注意する．29 mm を超える長眼軸の手術では，黄斑部に鑷子が届かないことがある．特に左眼の手術では，右手のポートからの距離が長くなるため難易度が増す．

2．黄斑円孔術後の網膜剝離
　黄斑円孔術後の網膜剝離は避けるべき合併症である．患者の信頼を失うことになる．予防策としては，後部硝子体剝離（posterior vitreous detachment：PVD）作成後に周辺の硝子体を十分に

第四章 後眼部疾患

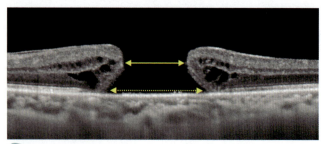

図1 巨大黄斑円孔のOCT
実線の矢印が最小円孔径で908μm，点線の矢印が最大円孔径で1,429μm．

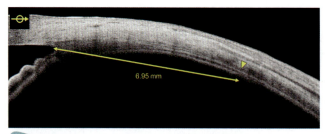

図2 前眼部OCT（CASIA2）による鋸状縁位置の予測
隅角から三角をなす，2つの高反射な線が消失する場所が鋸状縁である．
この症例では隅角から6.95mmの位置であった．

切除すること，特に硝子体のポート付近の切除は必須である．PVD作成において，周辺部に裂孔を生じる可能性があるが，十分に牽引および周辺の硝子体を切除し膨張ガスを注入すれば，術後に剝離することはない．

3．強度近視眼の黄斑円孔

鑷子用ポートを角膜輪部から離して作成する．術前に前眼部OCTを撮影し，鋸状縁の位置を予測する（図2）．通常，ポートは角膜輪部から3.5〜4.0mmの位置に作成するが，強度近視を対象にした我々の報告では，平均6.2mmまで角膜輪部からポートを離すことができた[1]．これにより，鑷子挿入部と黄斑部の位置が近くなり，操作性を向上させることができる（図3）．

4．円孔非閉鎖症例の場合

強度近視眼や円孔のサイズの大きな症例において，術後に円孔が非閉鎖となる症例が存在する．このような場合は現状，網膜自家移植（autologous retinal transplantation：ART）が行われる．慢性巨大黄斑円孔や，初回手術で内境界膜剥離（ILM peeling）が行われている再手術症例などが適応となる．我々の施設では，最小円孔径が650μm以上の初回手術でARTを行い，7眼中7眼で円孔の閉鎖が得られ，5眼で0.3 LogMAR以上の改善がみられた[2]．再手術の症例も含まれる多施設研究においても，41眼中36眼（87％）で円孔の閉鎖が得られ，15眼（36％）で0.3 LogMAR以上の改善が報告されており，難治性黄斑円孔に対する1つの選択肢となっている[3]．

4 黄斑円孔

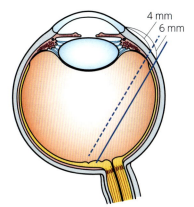

 眼球断面図
鑷子用のポートの位置は，角膜輪部から4 mmよりも6 mmのほうが後極に届きやすくなり，操作性が向上する．

> **豆知識**
> **黄斑円孔網膜剥離**
> 黄斑円孔網膜剥離は，強度近視眼の患者にしばしば生じる重篤な疾患である．硝子体手術の適応になる．

正攻法その二　黄斑円孔網膜剥離手術はILM移植

❖ 正攻法のここが大事！

1. 中心視力が回復しないことの説明
円孔の閉鎖が得られても，術後に中心窩の視細胞障害が生じ，術後の視機能は改善しないことが多い．術前に丁寧な説明をする．

2. ILMを用いて閉鎖，網膜下液を円孔から吸引除去しない
液ガス置換で円孔から水を抜くと色素上皮の障害が生じ得るため，円孔からの積極的な下液の吸引除去は行わない．おもにinverted ILMを円孔閉鎖に用いる．網膜剥離の治癒率が高いことが報告されている[4]（図4）．

3. 周辺部網膜の確認
周辺に網膜裂孔が存在することがあるため，裂孔原性剥離の可能性を否定しておく．

 inverted ILM flapを用いて円孔を閉鎖する．液ガス置換は，意図的裂孔を作成する

意図的裂孔を作成して，液ガス置換時に排液を行う．円孔は良好に閉鎖する可能性が高い．

 自家網膜移植術で円孔を閉鎖する

ILMのない場合は，ARTにより円孔の閉鎖を行い，完全に治癒させる（図5）．

第四章　後眼部疾患

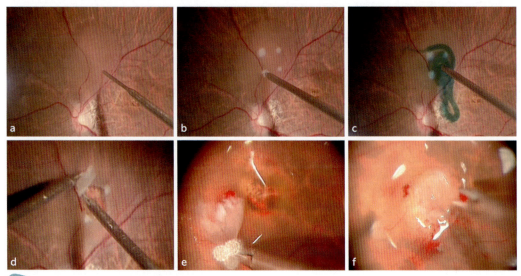

図4 巨大黄斑円孔に対する自家網膜移植

a：47Gマイクロニードルを用いて網膜剝離（bleb）を作成，b：blebの表面の4隅をジアテルミーで凝固，c：表裏の判別のためICGで染色，d：剪刀を用いてスクエア型に採取，e：パーフルオロン下で移植片を円孔近くまで寄せる，f：移植片を円孔周辺の網膜下に埋め込む．

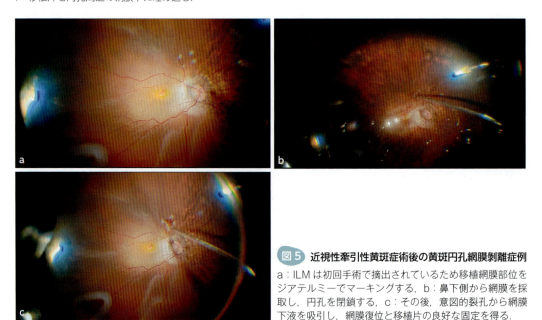

図5 近視性牽引性黄斑症術後の黄斑円孔網膜剝離症例

a：ILMは初回手術で摘出されているため移植網膜部位をジアテルミーでマーキングする，b：鼻下側から網膜を採取し，円孔を閉鎖する，c：その後，意図的裂孔から網膜下液を吸引し，網膜復位と移植片の良好な固定を得る．

文　献

1) Hirono K et al：Anterior segment optical coherence tomography in determination of entry site for vitrectomy in highly myopic eyes. Retina **43**：733-738, 2023
2) Tanaka S et al：Autologous retinal transplantation as a primary treatment for large chronic macular holes. Retina **40**：1938-1945, 2020
3) Grewal D et al：Autologous retinal transplant for refractory macular holes: multicenter international collaborative study group. Ophthalmology **126**：1399-1408, 2019
4) Matsumae H et al：Inverted Internal Limiting Membrane Flap versus Internal Limiting Membrane Peeling for Macular Hole Retinal Detachment in High Myopia. Ophthalmol Retina **4**：919-926, 2020

5 硝子体手術の灌流トラブル

星野　順紀・秋山　英雄

灌流トラブルは徹底した予防が重要！

❖ 正攻法のここが大事！

　術中灌流は硝子体手術の命綱と言っても過言ではない．初級硝子体術者が避けたい硝子体手術の術中合併症の1つに，灌流液の網膜下（毛様体無色素上皮下）灌流，上脈絡膜灌流がある．網膜下灌流や上脈絡膜灌流は，毛様体剥離や脈絡膜剥離を伴う症例で生じやすく，インフュージョンポートの先端が硝子体腔に達していないことが原因で起こる．一度網膜下灌流や上脈絡膜灌流が起こると，急激な網脈絡膜剥離の増大によって硝子体手術の難易度が数段上がることに加え，その程度によっては視力予後に大きな影響を与える．術前から，毛様体剥離や脈絡膜剥離が疑われる症例では異所性灌流が生じる可能性を念頭に置き，その発生を防ぐためにさまざまな手段を講じることが硝子体手術の大原則である．

　網膜下灌流や上脈絡膜灌流を予防するためには，どのような症例で毛様体剥離，脈絡膜剥離が合併しやすいかを知っておく必要がある．裂孔原性網膜剥離症例の2～4.5％に脈絡膜剥離を伴うことが報告されており[1]，低眼圧症例や網膜全剥離症例で脈絡膜剥離の合併が多い．また外傷例では，一見脈絡膜剥離がみられなくても，毛様体剥離が生じている可能性があるため注意が必要である．状況から脈絡膜剥離の存在が疑われるが，丈が高い網膜剥離や硝子体出血などで検眼鏡的に確認しにくい症例では，超音波検査で脈絡膜剥離の有無を確認するとともに，安全にインフュージョンポートが設置できる象限をイメージしておくことが大切である．

　インフュージョンポートの設置に際しては，設置前に鋭針などを用いて安全な位置から硝子体腔に灌流液を注入し，眼圧を調整しておくとよい（**図1a**）．このとき針先が硝子体腔に達しているか顕微鏡下で確認し，網膜下や上脈絡膜に灌流液を注入しないよう注意が必要である．トロカールは通常のものよりも刺入部が長いものを選択し（**図1b**），斜めに刺入するのではなく，垂直に刺入することで確実に先端を硝子体腔に挿入する．ポートを設置したら眼外からインフュージョンを押し込み，先端が硝子体腔にあることを直視で確認する（**図1c**）．硝子体出血などで視認性が悪く，ポート先端の確認が困難な場合は，点灯させたライトガイドを挿入してその光を確認するとよい．ここまで確認できた後，インフュージョンで眼圧を上昇させたうえで他のポートを設置していくと，より安全に手術に臨める．

❖ 正攻法の盲点！

　上記のような対策によって，術前から予想される網膜下灌流，上脈絡膜灌流の発生は高い可能性で予防することができる．しかしこれらの異所性灌流は，毛様体剥離や脈絡膜剥離などの症例

第四章　後眼部疾患

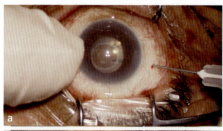
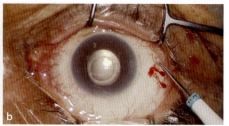
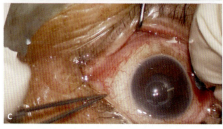

図1 網膜下灌流，上脈絡膜灌流予防のためのセッティング
a：27G鋭針を硝子体腔に刺入し，灌流液を注入して眼圧を調整する．この際必ず針先を確認する．b：6mmトロカールでインフュージョンポートを作成．c：インフュージョンを眼外から押し込み，ポート先を確認する．

要因だけでなく，術中操作による術者要因でも発生することがあるため注意が必要である．網膜下灌流，上脈絡膜灌流が生じうる術中操作について，その代表的なものを以下に列挙する．

1．トロカールの刺入

極小切開硝子体手術では，創口の自己閉鎖性を高めるために多くの術者が強膜面に対してトロカールを斜めに刺入している．刺入角度が強膜面に対して水平に近いほど強膜トンネルは長くなるが，その一方でポートの先端が網膜下や上脈絡膜腔に迷入する可能性が高くなる．

2．インフュージョンポートの引き抜き

インフュージョンチューブに牽引がかかることでポート先端が部分的に引き抜かれ，網膜下灌流，上脈絡膜灌流が引き起こされることがある．インフュージョンチューブを，たるみなく，長さに余裕がない位置で固定してしまうと，術中に眼球を動かした際に部分的な引き抜きが起こりうる．

3．強膜内陥

硝子体腔に露出しているインフュージョンポート部が短い場合，強膜内陥によってポートの先端が上脈絡膜に迷入してしまうことがある．

4．インフュージョンポートと眼瞼の干渉

インフュージョンポートは下耳側に作成することが多いが，ポートの設置位置が下眼瞼寄りすぎる，または狭瞼裂の場合，眼球を下転させた際インフュージョンが眼瞼と干渉することで先端が網膜下や上脈絡膜腔に迷入してしまうことがある．

このように，網膜下灌流，上脈絡膜灌流は術中のさまざまなシチュエーションで起こりうる．

 灌流トラブルが起こったときはインフュージョンポートの確認と排液を

❖ これが秘技！

術中，急激な網膜剥離や脈絡膜剥離が生じたときは，網膜下灌流や上脈絡膜灌流が起こっている可能性を考え，まずはインフュージョンポートの状態を確認する．インフュージョンポートが毛様体下にあることが確認されれば，インフュージョン部の毛様体を硝子体カッターで切開し，

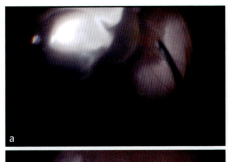
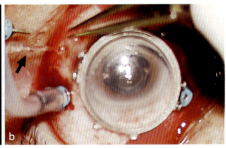
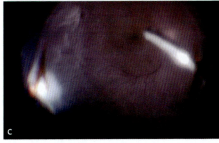

図2 術中に上脈絡膜灌流が生じた裂孔原性網膜剝離症例

a：core vitrectomy 中，耳側の象限に急激な脈絡膜剝離が生じた．b：インフュージョンを上耳側のポートに差し替え，下耳側のポートを抜去した．抜去部から上脈絡膜に回った灌流液が排液されている（矢印）．c：排液後，脈絡膜剝離は減少した．

硝子体腔にポート先を露出させる．直接インフュージョンポートが確認しにくい場合やカッターでの切開が難しい場合は，無理にポート部の毛様体を切開する必要はない．確実に硝子体腔に挿入されている他のポートにインフュージョンを接続し直したうえで，正攻法で記載した方法を用いてインフュージョンポートを作成し直すことで十分対応できる．

インフュージョンが硝子体灌流になっても，一度生じた網膜剝離や脈絡膜剝離はなかなか消退してくれず，そのままの状態で続行すると難易度が高い手術を強いられてしまうことがある．ここからは，異所性灌流で生じた網膜剝離，脈絡膜剝離の対処について述べる．

1．網膜下灌流に伴う網膜剝離

裂孔原性網膜剝離症例では，もともとの網膜剝離部と連続した位置に網膜下灌流が生じた場合，原因裂孔からの下液吸引で対応できる．もともとの網膜剝離部と連続していない場合，または網膜剝離症例ではない場合には，網膜剝離が手術に支障をきたすことや術後も剝離が残存することが予想されれば，意図的裂孔を作成して網膜下液を吸引する．

2．上脈絡膜灌流に伴う脈絡膜剝離

上脈絡膜灌流で生じた脈絡膜剝離では，眼内からの排液はできない．脈絡膜剝離に対しては，脈絡膜剝離の丈が高い位置に強膜穿孔創を作成することで排液が得られるが，穿孔に伴う出血のリスクがある．より簡便な方法として，ポートの抜去がある．まずインフュージョンをポートから抜去し，確実に硝子体腔に挿入されているポートへ接続し直す．その後，上脈絡膜腔に迷入しているポートを抜去することで，抜去後の強膜孔からの自然な排液が期待される（図2）．脈絡膜剝離が改善した後は，「正攻法その一」で記載した方法に準じて，新たなインフュージョンポートを作成し直す．脈絡膜剝離の完全な消失までは得られずとも，この方法によって安全に手術を継続できる程度には脈絡膜剝離を消退させることができる．

文 献

1) Yu Y et al：Risk factors for choroidal detachment following rhegmatogenous retinal detachment in a chinese population. BMC Ophthalmol **16**：140, 2016

6 網膜色素変性

井上　麻衣子

正攻法
その一　診断に画像検査を活用しよう！

❖ 正攻法のここが大事！

　網膜色素変性は，視細胞および網膜色素上皮細胞を原発として進行性に広範な網膜障害がみられる遺伝性疾患である．本邦では約4,000〜8,000人に1人の頻度で発症し，視覚障害の原因疾患の第2位である[1]．症状は，早期では杆体細胞障害により夜盲や視野狭窄が起こり，進行すると錐体細胞障害に伴い中心視力の低下，羞明が生じる．網膜色素変性の特徴的な眼底所見は，骨小体様色素沈着，粗造な網膜色調，視神経萎縮，網膜血管狭小，白点，黄斑変性であり，診断の判定にはそのうち2つ以上を有することが必要である[2]．

　確定診断には網膜電図での異常（振幅の低下または消失）も必要である．視野検査では初期〜中期にかけて輪状暗点が進行し，後期では求心性視野狭窄がみられ，視野検査で重症度を判定する．

❖ 正攻法の盲点！

　発症初期の眼底病変は軽度であることがあり，診断に結びつかない場合もある．また，非定型網膜色素変性（無色素性，片眼性，区画性など）も眼底所見のみでは診断が難しい．そのようなときは眼底自発蛍光を用いることで，眼底所見のみではとらえられない病変も同定可能となる．眼底自発蛍光は，蛍光眼底造影と異なり非侵襲的で簡便に検査を行うことができる．網膜色素変性での眼底自発蛍光のパターンはさまざまであるが，よくみられるのは黄斑周囲の異常過蛍光（AF ring）である（図1）．AF ringの変化は黄斑機能や視野に関連すると言われているので，経時変化をみることで疾患の進行度合いを確認することができる．

> **豆知識**
> 　周辺網膜の評価のためには広角眼底自発蛍光を活用したい．周辺の自発蛍光を撮影することで網状あるいは斑状の低蛍光パターンを観察することができるが，年齢や病期と相関するため，病状の把握にも有効である．

6 網膜色素変性

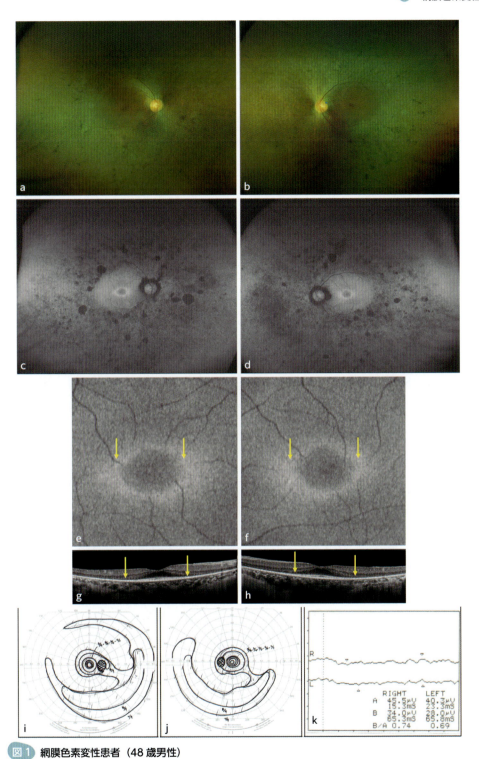

図1 網膜色素変性患者（48歳男性）
a, b：眼底写真．両眼とも視力（1.2）．骨小体様色素沈着がみられる．c, d：眼底自発蛍光写真．AF ring ならびに斑状の低蛍光所見がみられる．e~h：AF ring 外の OCT では ellipsoid zone の途絶がみられる（矢印）．i, j：Goldmann 視野計では輪状暗点がみられた．k：網膜電図（フラッシュ）．振幅の消失がみられた．

第四章　後眼部疾患

 遺伝子治療の話をしよう！

❖ 正攻法のここが大事！

　網膜色素変性の治療に関しては，ヘレニエン（アダプチノール®）の内服はロドプシンの再生に関与し，一時的に暗順応を改善するという報告はされているが，原疾患の進行の抑制効果は明らかではない．白内障に対しては水晶体再建術を行うことで視力が改善する症例もあるが，ellipsoid zone の状態によっては術後視力が回復しない症例もあるため，術前に黄斑部の状態をしっかりと評価しておく．嚢胞様黄斑浮腫（cystoid macular edema：CME）に対しては，炭酸脱水酵素阻害薬（ドルゾラミド点眼薬やアセタゾラミド内服薬），ステロイド薬（デキサメタゾン点眼薬，ステロイド Tenon 嚢下注射）による治療効果が報告されている[3]．また，2023 年に遺伝子治療用ベクターのボレチゲン　ネパルボベク（ルクスターナ®注）が発売された．両アレル性 RPE65 遺伝子変異のある患者が対象となるため，希望される場合はエキスパートパネル施設に紹介する．

❖ 正攻法の盲点！

　患者へのムンテラには十分配慮する必要がある．特に若い患者は今後の人生も長いため，慎重に病状を説明するよう心がける．多くの患者は将来の失明を心配するが，進行度合いは個々人で異なるため，定期検査で判断していく必要がある．年齢や黄斑所見は予後の指標となるため，視力検査や OCT，眼底自発蛍光の変化をみることが観察のポイントである．また，遺伝形式も予後に関わるため，患者の希望があれば遺伝子検査ができる施設とも連携をとれることが望ましい．

> **豆知識**
> 　CME があると，ほかの網膜硝子体疾患との鑑別が困難になるケースがある．適切な治療を行うためにも OCT や眼底自発蛍光など画像検査をしっかり行い，診断をつけたうえで治療にあたる．

 OCT は来院ごとに撮影する

❖ これが秘技！

　網膜色素変性の OCT では，疾患の進行に伴い ellipsoid zone が連続性を失い，やがて消失する所見がみられる．さらに，視細胞の障害が進むと外境界膜が消失し，外顆粒層の菲薄化がみられる．ellipsoid zone は初期〜中期では中心窩周囲では保たれ，周辺部は消失するが，その移行部が AF ring に相当する．また，変性した網膜色素上皮細胞が外顆粒層へ遊走する所見が認められる（hyperreflective foci）．hyperreflective foci は視細胞障害に反応して生じたものであり，より進行した病態を示唆すると考えられている[4]．OCT は病状の把握，病態理解に有用な非侵襲的検査であり，可能であれば来院ごとに検査を行う．

144

❻ 網膜色素変性

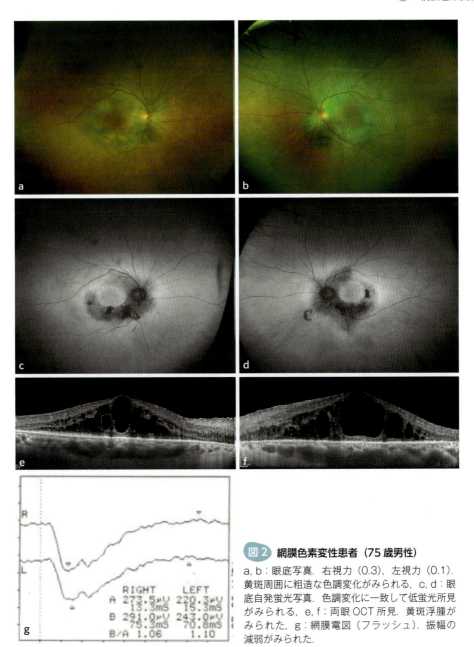

図2 網膜色素変性患者（75歳男性）
a, b：眼底写真．右視力（0.3），左視力（0.1）．黄斑周囲に粗造な色調変化がみられる．c, d：眼底自発蛍光写真．色調変化に一致して低蛍光所見がみられる．e, f：両眼OCT所見．黄斑浮腫がみられた．g：網膜電図（フラッシュ）．振幅の減弱がみられた．

● 豆知識

　網膜色素変性は経過観察中に40%以上で黄斑疾患を合併すると言われている（図2）．最もよくみられる黄斑疾患はCMEと黄斑上膜であるが，検眼鏡的には観察が難しい場合もあり，OCTが非常に有用である[5]．その他，黄斑円孔や硝子体黄斑牽引症候群といった黄斑病変も合併することがあるため定期検査が必要である．

第四章　後眼部疾患

 ロービジョンへの対応も視野に入れよう！

❖ これが秘技！

網膜色素変性と診断できたらロービジョンケアを考慮する．適切なロービジョンケアを行うことで，生活の質（quality of life：QOL）を向上させることができる．行政への対応として指定難病申請をし，該当すれば身体障害者手帳（視覚障害）取得をすすめる．それにより遮光眼鏡の給付，LED ライト搭載ルーペ・拡大読書器などの拡大補助具の給付，白杖歩行訓練，同行援護サービスなどの福祉サービスも受けることができる．暗所ではフラッシュライト（強力懐中電灯）の携帯が役立つが，近年，暗所視支援眼鏡としてウェアラブルデバイスタイプの HOYA MW10 HiKARI® が開発された．暗いところや夜間の環境でわずかな光を明るく増幅させ，見え方を向上させることができるため，日常生活用具として給付する自治体もある．

> **豆知識**
> タブレット端末の機能を利用する試みも多く行われている．iPad® や iPhone® は背面カメラを携帯型拡大鏡として使用でき，白黒反転や自動テキスト読み上げ機能などのアクセシビリティ機能が標準装備されている．

▪ 文　献

1) Morizane Y et al：Incidence and causes of visual impairment in Japan：the first nation-wide complete enumeration survey of newly certified visually impaired individuals. Jpn J Ophthalmol **63**：26-33, 2019
2) 厚生労働科学研究費補助金難治性疾患政策研究事業網膜脈絡膜・視神経萎縮症に関する調査研究班網膜色素変性診療ガイドライン作成ワーキンググループ：網膜色素変性診療ガイドライン．日眼会誌 **120**：846-861, 2016
3) Liew G et al：Efficacy and prognostic factors of response to carbonic anhydrase inhibitors in management of cystoid macular edema in retinitis pigmentosa. Invest Ophthalmol Vis Sci **56**：1531-1536, 2015
4) Nagasaka Y et al：Number of Hyperreflective Foci in the Outer Retina Correlates with Inflammation and Photoreceptor Degeneration in Retinitis Pigmentosa. Ophthalmol Retina **2**：726-734, 2018
5) Hirakawa H et al：Optical coherence tomography of cystoid macular edema associated with retinitis pigmentosa. Am J Ophthalmol **128**：185-191, 1999

7 裂孔原性網膜剝離

馬場　隆之

正攻法その一　眼底検査に熟練する

❖ 正攻法のここが大事！

　裂孔原性網膜剝離の診療において最も大切なことは，眼底をしっかりと観察することである．散瞳をしっかり行い，十分に瞳孔が散大した状態で眼底検査を行う．眼底検査には，双眼倒像眼底鏡と 20D レンズ，それに強膜圧迫子を用いる．患者が坐位の場合，上方周辺部の眼底をみるためには検者はしゃがんで見上げる必要があり，姿勢に無理が生じる．リクライニングする椅子などに移動してもらい，仰臥位にて眼底観察を行う．
　網膜剝離の範囲を把握したのち，網膜裂孔を検出する．最周辺部の網膜や毛様体は強膜圧迫を行わなければ観察不可能であるため，眼瞼上から強膜圧迫子を用いて検査を行う．強膜圧迫子（図1）は眼球をただ圧迫するように用いると前方を圧迫してしまい，痛いばかりで見たい部分が全く見えない．圧迫子の先端を，眼球後方に向かってそっと差し入れるイメージで圧迫を行う．内眼角は眼瞼上からは圧迫できないため，点眼麻酔を行ったのちに，結膜上から優しく圧迫して眼底観察を行う．最後に，網膜裂孔の位置が網膜剝離の範囲と矛盾しないか，Kreissig らの報告した網膜剝離のパターン[1]（図2）に照らし合わせて確認しておく．もしパターンから外れるような場合には，未知の裂孔がまだあることを想定して手術を計画する．眼底を観察する技術を向上させるためには，眼底チャート（図3）を作成することが非常に有効である．クリップのあるバインダーに眼底チャート用紙を挟み，患者の胸部に載せて，所見を記入する．一例につき 30 分程度はかかるが，詳細な所見をとるためには必要である．

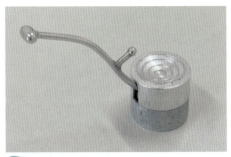

図1　強膜圧迫子
いろいろなタイプのものがあるが，写真は MIRA 製のもので，指示部と先端の角度を変えることにより，圧迫の強さを変化させることができる．

第四章　後眼部疾患

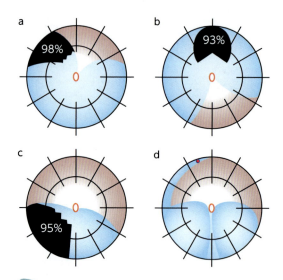

図2　原因裂孔発見の法則
上耳側あるいは上鼻側の網膜剥離では，98％の症例で原因裂孔は剥離の上縁から 1.5 時間以内の位置に存在する（a）．12 時を含む上方の剥離や全剥離では 93％の症例で原因裂孔は 12 時を頂点とする 1.5 時間以内の位置に存在する（b）．下方の剥離では 95％の症例で剥離がより上方に広がっている側に存在する（c）．下方の胞状剥離では，原因裂孔は上方に存在する（d）．

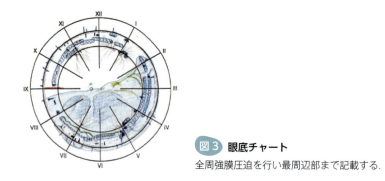

図3　眼底チャート
全周強膜圧迫を行い最周辺部まで記載する．

❖ 正攻法の盲点！

　単眼倒像鏡と 20D レンズの組み合わせでも眼底は見えるが，立体視はできない．細隙灯顕微鏡と 90D 前置レンズを用いた検査では周辺の観察は困難であるため，後極の観察と後部硝子体剥離の有無を調べたいときに使用する．これらの方法では両手が使えないため，強膜圧迫を併用した眼底検査はできない．圧迫子付きのミラーを駆使すれば鋸状縁まで観察可能であるが，ミラーを準備する必要がある．

❼ 裂孔原性網膜剝離

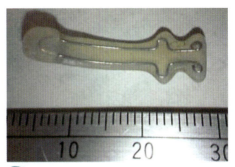

図4 黄斑プロンベ
チタン製のガイドワイヤーにより，形状を自由に変化させることができる．

> 🔴 豆知識
>
> 眼底検査に使用するレンズは20Dレンズをおすすめしたい．14Dレンズは像が大きく，詳細な所見をとりやすいが，焦点距離が長く，手の小さな検者では安定してレンズを保持することが難しい．また28Dもあるが，今度は一度に見える範囲が大きくなるものの，眼底像は小さくなる．眼内レンズ挿入眼では，後発白内障で眼底が見づらいことがある．Nd：YAGレーザーによる後嚢切開を行い，視認性を確保したのちに眼底検査を行う．

秘技その一　黄斑バックルと耳側強膜短縮

❖ これが秘技！

　難治性網膜剝離の1つとして，強度近視眼に生じる黄斑円孔網膜剝離がある．近年，内境界膜フラップを用いた硝子体手術が，円孔閉鎖率，網膜復位率に関して従来の内境界膜剝離のみを行った硝子体手術よりも成績がよいことが報告されている[2]．黄斑円孔網膜剝離に対する初回手術としては内境界膜フラップを用いる方法が推奨されるが，以前に手術を受け，内境界膜をすでに剝離されている再発症例では，この手技を行うことが困難である．そこで登場するのが黄斑バックルである．チタン製のワイヤーが入ったシリコンプロンベ（図4）によって，黄斑を強膜側から圧迫し，隆起を作ることにより黄斑円孔を閉鎖する．黄斑円孔が大きく拡大し，黄斑プロンベの先端の隆起に載せにくいときには，耳側強膜短縮により眼軸長を短縮し円孔の閉鎖と網膜復位を狙うことができる．

> 豆知識
>
> 黄斑プロンベの芯材は以前はステンレス製であったが，現在はチタン製のものがある．チタン製の利点としては，MRI撮像が可能であることがあげられる．

第四章　後眼部疾患

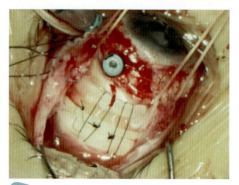

図5　バックル併用硝子体手術
シリコンタイヤでエンサークリングを行っている．

秘技その二　再手術時のバックル併用硝子体手術

❖ これが秘技！

　一般的な裂孔原性網膜剝離に対する硝子体手術は，初回復位率が90％以上である．多くの症例で良好な復位が得られるが，その一方で1回の手術では復位が得られない場合や，ある程度期間をおいて再剝離する場合がある．そのような症例では，単純に硝子体手術を繰り返すだけでなく，強膜バックリングを併用する方法がある．強膜バックリングの効果としては，周辺部残存硝子体による網膜牽引力を軽減し，裂孔閉鎖をより確実にする狙いがある．裂孔部分にのみシリコンスポンジで部分バックルを置く場合と，多発裂孔や全周にわたり網膜格子状変性があるような場合，硝子体基底部の牽引が非常に強いような場合には，エンサークリング（図5）を行うことが有効である．

> **豆知識**
> バックル併用を行うことにより復位率の向上が見込まれるが，マイナス面の影響もある．特に部分バックルを設置した場合には，角膜乱視が生じる．縫合糸のゆるみなどにより，徐々に乱視は軽減される傾向がある．またエンサークリングを後方に設置し渦静脈を圧迫した場合，術後に循環障害から脈絡膜剝離を生じることがある．多くの場合は術後自然に軽快する．

秘技その三　アトピー性皮膚炎患者には強膜内インプラント

❖ これが秘技！

　アトピー性皮膚炎に裂孔原性網膜剝離が合併することがあるが，この場合，網膜裂孔の生じる位置は非常にバリエーション豊かである．毛様体扁平部や毛様体皺襞部に裂孔が生じていた場合，通常のエクスプラントではバックルの設置がかなり前方になるため，外眼筋付着部と重なってしまい設置が困難である．そこで強膜半層切開を行い，シリコンタイヤを強膜内に埋没（図6）すると，バックルを十分前方に設置することができる．

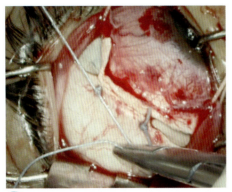

図6 強膜内インプラント
強膜半層切開したフラップを縫合し，シリコン材料を埋没している．

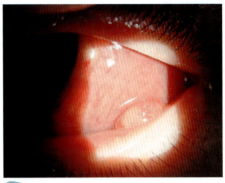

図7 バックル感染
強膜バックリング術後1ヵ月の症例．縫合部に肉芽形成がみられる．

豆知識

　アトピー性皮膚炎患者に生じた網膜剝離に対する強膜バックリング後の合併症として，バックル感染がある．アトピー性皮膚炎患者の結膜囊にはMRSAなどの常在菌がおり，通常の術後抗菌薬点眼では対応できないことがある．バックル感染の徴候としては，術後眼脂が多く，眼瞼腫脹が続くこと，圧痛があること，結膜縫合部の解離や肉芽形成（**図7**），バックル材料の露出などがみられる．結膜培養後，感受性のある抗菌薬を点眼，内服するが，多くの場合は無効であり，バックル除去を余儀なくされることが多い．バックル感染の予防には，初回手術時，結膜縫合を行う前に設置したバックル周囲をPA・ヨードでよく洗浄しておくことが役立つかもしれない．

文　献

1) Kreissig I（著），山本修一（訳）：網膜剝離　Minimal Surgery，エム・ビー・エス，東京，p14-15, 2001
2) Iwase T et al：Comparison of internal limiting membrane peeling and flap removal to flap insertion on visual outcomes in highly myopic eyes with macular hole retinal detachment. Ophthalmologica **244**：110-117, 2021

8 網膜動脈閉塞症

杉浦　好美

正攻法その一　OCTを駆使する

❖ 正攻法のここが大事！

　網膜動脈閉塞症の診断の基本は病歴聴取と網膜所見であるが，近年，光干渉断層計（OCT）が診断の補助として使用されている．急性期の虚血網膜では網膜内層の浮腫・高反射がみられる．強度近視眼などで網膜白濁がわかりづらい症例や白内障が強い症例では，OCT所見が有用である．また網膜中心動脈閉塞症（central retinal artery occlusion：CRAO）なのか，網膜動脈分枝閉塞症（branch retinal artery occlusion：BRAO）なのか，一過性の網膜動脈閉塞（retinal artery occlusion：RAO）なのかの区別もつきやすい（図1）．網膜内層の浮腫や高反射所見は慢性期になると徐々に消退し，内層の菲薄化がみられるようになる．発症時期が不明な場合は，この所見も参考にしたい（図2）．

❖ 正攻法の盲点！

　閉塞部位の確定診断や再灌流の有無についてはフルオレセイン蛍光眼底造影（FA）が用いられるが，施設によって，また患者の体調によっては実施が困難なことも多い．近年普及しているOCT angiography（OCTA）は非侵襲的に血流所見がわかるため，さまざまな網膜疾患で診断の補助となっている．

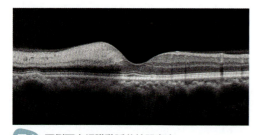

図1 耳側下方網膜動脈分枝閉塞症
発症直後のOCT垂直断．下方に当たる中心窩の左側に，網膜内層の浮腫・高反射所見を認める．

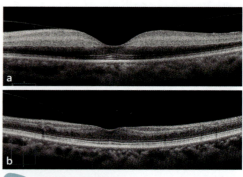

図2 網膜中心動脈閉塞症
a：発症直後のOCT垂直断．網膜内層の浮腫・高反射所見を認める．b：同患者の3ヵ月後のOCT垂直断．浮腫・高反射所見は消退し，内層の菲薄化を認める．

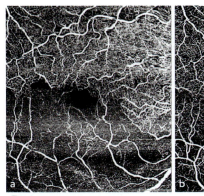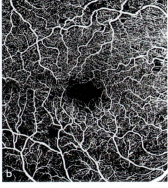

図3 網膜動脈分枝閉塞症
a：発症直後のOCTA（網膜表層）．流入遅延のため毛細血管網のflow-signalがcut-offされ，描出されていない．大血管も描出されない部位がある．
b：同患者の1週間後のOCTA（網膜表層）．大血管はほぼ描出されており，毛細血管網の描出も改善している．

完全な閉塞をきたしていないRAOや再灌流している症例では，FAで血管が描出される（流入遅延がみられる可能性はある）．しかしOCTAでは毛細血管のみならず，大血管も描出されなくなる場合がある．これは血流のflow-signalが閾値以下となるため，OCTAではcut-offされてしまうことが原因である．このことに留意する必要がある（図3）．

正攻法その二　全身精査を忘れるべからず

❖ 正攻法のここが大事！

　RAOは言わずと知れた眼科の救急疾患である．しかし詰まりやすくなっているのは網膜の血管だけではない．報告によれば，RAO発症前後2週間以内に虚血性脳卒中を発症するリスクは2.2％，6ヵ月以内だと10.9％とされている．さらにMRIや頸動脈超音波を施行すると，60％もの患者に全身の遠隔梗塞が見つかったと報告されている[1]．したがって脳梗塞や心筋梗塞などの既往だけではなく，糖尿病，高血圧，高脂血症など全身の既往歴を改めて確認する必要がある．

❖ 正攻法の盲点！

　頭部MRI検査だけでなく，頸動脈超音波や必要に応じて心臓超音波の施行を忘れないようにしたい．非動脈炎性のRAOは塞栓が原因のことが多いため，動脈硬化や閉塞だけではなく，プラークも検出できる頸動脈超音波は再発予防の観点からも非常に有用である．

第四章 後眼部疾患

> **豆知識**
>
> **他科との連携**
>
> 当院では発症 2 週間以内の CRAO，BRAO，一過性黒内障を診察した場合，脳卒中科のオンコールに連絡をし，緊急で全身精査をしてもらうプロトコールになっている．前述のとおり，RAO の患者には虚血性脳卒中や遠隔梗塞が高頻度で発生すると報告されているが，実際に筆者らの施設でも RAO の発症後に他の臓器での梗塞所見がかなりの頻度で見つかっている．RAO は眼だけの問題にとどまらず，<u>脳卒中の初期症状</u>として認識されるべきである．

最近の網膜動脈閉塞症治療：プロスタグランジンとリポソーム型プロスタグランジン E_1

❖ これが秘技！

　発症間もない RAO の場合，初期治療として眼球マッサージや前房穿刺，眼圧下降薬，抗血小板薬や抗凝固薬の投与が一般的である．また再灌流が得られない場合は，組織プラスミノーゲン活性化因子（t-PA）の使用が検討されることもあるが，消化管出血や頭蓋内出血などの深刻な全身合併症のリスクを伴う．そのため，眼科のみで管理するにはややハードルが高い治療となる．

　1990 年代以来，本邦で使用されることが増えた<mark>プロスタグランジン</mark>（80 μg/日）は，末梢血管の拡張作用と血小板凝集の抑制作用があり，かつ全身合併症の頻度が少ないことから，t-PA と比較して使いやすいとされている．また近年使用されるようになった<mark>リポソーム型プロスタグランジン E_1</mark>（10 μg/日）は，血管内に蓄積するようデザインされているため低用量での投与が可能となり，より全身合併症のリスクが軽減されている[2]．治療の選択肢の 1 つとして検討すべきである．

> **豆知識**
>
> **動脈閉塞症治療の今後**
>
> 近年 CRAO に対して，視神経乳頭近傍の網膜動脈に t-PA を直接カニュレーションする血管内手術（硝子体手術）の報告がなされており，良好な成績が示されている[3]．47G または 48G のマイクロニードルを用いた高度な技術を要する手技であるため，まだ限られた施設での実施になるが，今後の発展に期待したい．

文献

1) Chodnicki KD et al：Stroke Risk before and after Central Retinal Artery Occlusion: A Population-based Analysis. Ophthalmology **129**：203–208, 2022
2) Suzuki T et al：Intravenous lipo-prostaglandin E1 administration for patients with acute central retinal artery occlusion. BMJ Open Ophthalmol **7**：e001014, 2022
3) Kadonosono K et al：Intra-retinal Arterial Cannulation using a Microneedle for Central Retinal Artery Occlusion. Sci Rep **8**：1360, 2018

9　網膜静脈閉塞症

古郷　貴裕・村岡　勇貴

　黄斑浮腫の治療を考える

❖ 正攻法のここが大事！

　網膜静脈閉塞症（retinal vein occlusion：RVO）では，しばしば黄斑浮腫が生じて視力が低下する．黄斑浮腫に対しては，抗血管内皮増殖因子（VEGF）治療，ステロイドTenon囊下注射，網膜光凝固術などの治療方法があるが，抗VEGF治療の効果が最も高く，現在では基本的には第一選択となる．

　しかし，抗VEGF治療は静脈閉塞に対する根本的な治療ではないため，薬液のクリアランスとともに浮腫が再発しうる．約7〜8割の症例において黄斑浮腫は再発するので，治療導入前にはその旨をしっかり説明しておくことが望ましい．網膜循環状態は個々人で異なり，再発のない症例から2〜3ヵ月ごとに再発を繰り返す症例までさまざまである．病態に応じた治療が必要である．

　黄斑浮腫の再発に対しては，浮腫の再発時にその都度注射を行うpro re nata（PRN）法が主流となり，良好な視力予後が得られることが報告されている[1]．しかし，浮腫を早期に頻繁に繰り返すケースでは，網膜の組織障害，特に視細胞の障害が残りやすいこともわかってきている．このような例では，導入期の注射回数を増やすことが望ましいと考えられる．最近では，初回治療後，経過をみながら治療間隔を徐々に延ばすtreat and extend（TAE）法によって良好な視機能が得られたという報告[2]もあり，再発を頻繁に繰り返すケースでは検討してみてもよいかもしれない．

❖ 正攻法の盲点！

　RVOの診療では黄斑浮腫に着目してしまいがちであるが，それ以外の病態にも注意する必要がある．

　RVOは閉塞起点により，大きく網膜中心静脈閉塞症（CRVO）と網膜静脈分枝閉塞症（BRVO）の2つに分けられる．CRVOの発症リスクはBRVOと共通点が多いが，CRVOでは若年層（10〜20歳代）での発症があることにも注意する．そのような若年のCRVOでは，背景に乳頭血管炎や膠原病などの内科的疾患が存在することがある．

　CRVOにおいては，網膜無灌流領域（NPA）が広い症例ではルベオーシスや血管新生緑内障（NVG）をきたすことがあり，失明のリスクが高くなる．この点は，浮腫治療に傾注できるBRVO診療とは明確に異なる．眼圧は毎回確認し，高眼圧やルベオーシスを認めた場合には，速やかな抗VEGF治療（アフリベルセプトが適応）を検討する．隅角がまだ開放していれば，注射後，ルベオーシスの退縮とともに眼圧下降が期待できる．しかしながら，抗VEGF薬の効果は一過

第四章 後眼部疾患

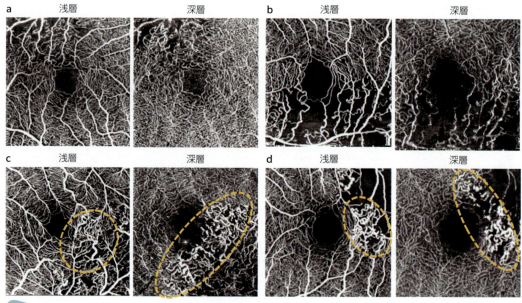

図1 急性期BRVOのOCTAを用いた黄斑浮腫の再発予測
a, b：黄斑浮腫の再発が少なかったBRVOの症例. c, d：黄斑浮腫の再発が多かったBRVOの症例. c, dでは傍中心窩の毛細血管の拡張所見を認める（破線内）.
〔Kogo T et al：Angiographic risk factors for recurrence of macular edema associated with branch retinal vein occlusion. Retina **41**：1219-1226, 2021 より許諾を得て転載〕

性であるため，網膜出血の吸収を待ちつつ汎網膜光凝固術を早めに完成させる必要がある．

 浮腫の再発を予測する

❖ 正攻法のここが大事！

　黄斑浮腫に対しては抗VEGF治療が効果的であるが，先述のとおり再発が問題となる．患者との信頼関係構築のためにも，再発をある程度予測しながら診療を行いたい．
　治療導入後，浮腫の初回再発までの期間が短い（約8週）症例では，その後の再発頻度も高い．OCT angiography（OCTA）を用いた検討では，黄斑浮腫吸収時の傍中心窩毛細血管の拡張像が再発予測に有用であると報告されている（図1)[3]．この所見は，網膜静脈のうっ滞を表していると考えられている．

❖ 正攻法の盲点！

　患者との信頼関係の構築のために，視力予後も考慮しながら診療を行いたい．RVOでは，黄斑浮腫とともに中心窩の視細胞障害も視力予後に影響する．
　視細胞障害の程度は，OCTでellipsoid zone（EZ）bandや外境界膜（ELM）の状態をみることで評価できる．EZ bandやELMが直線状に確認できない（不鮮明ないし欠損）場合には，仮に抗VEGF治療で浮腫が消失しても，良好な視力はあまり期待できない．

❾ 網膜静脈閉塞症

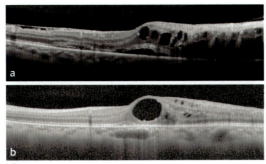

図2 RVOの浮腫の状態
a：急性期BRVOにおけるCME．浮腫は隔壁を伴っており，中心窩から傍中心窩に及ぶ．漿液性網膜剥離も急性期の特徴である．
b：慢性期BRVOにおけるCMD．急性期にみられた隔壁は消失し，中心窩に限局した横長の浮腫となっている．また，浮腫直下のEZ bandやELMを確認できず，視力予後が悪いことが予想される．

　急性期RVOでは，中心窩に網膜下出血がしばしば認められる．網膜下出血が遷延する場合は，検眼上，黄白色～灰色の網膜外層の変性様所見を呈し，OCT上，ELMやEZ bandが消失している．この状態になると，視力回復は限定的となるため，浮腫とともに中心窩に網膜下出血を認める場合には，経過観察をせずに，抗VEGF治療を早期に開始する．
　また，OCTA上の傍中心窩に網膜虚血を認める場合，特に乳頭黄斑線維が含まれる場合も良好な視力はあまり期待できない．これら黄斑部所見を総合的に評価したのち，適切な治療を検討したい．

> **豆知識**
> 　浮腫の性状も重要な所見である．急性期のRVOでは，嚢胞様腔は網膜のすべての層に生じるが，中心窩の比較的大きな浮腫と，中心窩外の内顆粒層～外網状層に存在する比較的小さな浮腫が特徴的である．
> 　急性期の中心窩の大きな嚢胞様腔は，Müller細胞と思われる隔壁を伴っていることが多い．慢性期の浮腫は，急性期の浮腫に比べ中心窩に限局することが多く，隔壁は減少しOCTでは横長楕円形に認められるようになる．このような慢性期の浮腫には，近傍の毛細血管瘤からの漏出が関与していることが多い．嚢胞様腔の輪郭も肥厚し，均一な中等度の反射をもつことが多く，嚢胞様腔下の視細胞層も障害されていることが多い（**図2**）．この嚢胞様腔を，急性期のcystoid macular edema (CME)に対してcystoid macular degeneration (CMD)とよぶことがある．Müller細胞は，網膜内液を排出する機能も担っているとされるが，CMDではそのMüller細胞が減少・変性していると考えられ，さまざまな治療に抵抗性である．近年，CMDに対して硝子体手術を行い内境界膜剥離やcystotomyなどが検討されることもあるが，一般には視機能改善は限定的である．

第四章　後眼部疾患

 出血の性状をみる

❖ これが秘技！

　急性期 RVO の後極所見の検討では，刷毛状出血の領域は網膜灌流が保たれていたのに対し，斑状出血の領域はしばしば NPA となっていた．また，周辺部においては，点状もしくは小さい斑状出血の領域は網膜灌流が保たれていたのに対し，大型の斑状出血の領域はしばしば NPA となっていた．

　刷毛状出血部位は OCT 上，網膜内層の構造が保持されていることが多いのに対し，斑状出血部位は内層の菲薄化とともに層構造が乱れ，層の境界が不鮮明となる．

　網膜出血は，神経網膜に赤血球が血管から漏出した状態と言えるが，その性状は**網膜灌流状態に基づく網膜内層の組織学的変化**の影響をある程度反映している．

 原因交叉部をみる

❖ これが秘技！

　BRVO では，網膜動静脈の交叉部所見も重要である．非疾患眼では，交叉部は arterial overcrossing（順交叉）が約 7 割，venous overcrossing（逆交叉）が約 3 割である．一方，疾患眼の原因交叉部を眼底写真などを用いて評価した過去の検討では，arterial overcrossing が 9 割以上と圧倒的に多く，venous overcrossing は極めてまれとされた．しかし，OCT や OCTA を用いた最近の検討では，原因交叉部では venous overcrossing の割合が約 5 割と（意外に）多く，venous overcrossing の交叉パターンは BRVO（major BRVO）のリスクと考えられた．さらに，原因交叉部が venous overcrossing の BRVO では，静脈が内境界膜と動脈との間で高度に圧迫され，NPA が広く，また，経時的にも拡大しやすく，網膜新生血管が生じやすいことが報告された．

📚 文　献

1) Iftikhar M et al：Loss of Peak Vision in Retinal Vein Occlusion Patients Treated for Macular Edema. Am J Ophthalmol **205**：1-26, 2019
2) Nanji K et al：Treat-and-extend regimens of anti-vascular endothelial growth factor therapy for retinal vein occlusions: a systematic review and meta-analysis. Acta Ophthalmol **100**：e1199-e1208, 2022
3) Kogo T et al：Angiographic risk factors for recurrence of macular edema associated with branch retinal vein occlusion. Retina **41**：1219-1226, 2021

10 糖尿病網膜症

長岡　泰司

 糖尿病網膜症の眼底検査，まずは自分の目で確かめるべし

❖ 正攻法のここが大事！

　内科医から糖尿病患者の眼底検査を依頼された場合，眼科医として網膜症の有無をきちんと判断することが重要である．前置レンズを用いた細隙灯顕微鏡で，網膜出血・毛細血管瘤（microaneurysm：MA）・硬性白斑などの微細な所見を見逃さないことが正攻法である．

❖ 正攻法の盲点！

　網膜出血および毛細血管瘤の色調は赤であるが，通常光で観察すると網膜全体は脈絡膜からの反射もあり全体的にオレンジ色である．そのなかで赤色の微細な変化を検出することは容易ではなく，注意深く時間をかけて後極部全体を広く観察し，微細な変化をとらえる必要がある．網膜出血や毛細血管瘤をとらえるためには眼底写真が有用である．従来の眼底カメラは画角が狭く，周辺部にある所見を見逃すこともあったが，最近の広角眼底カメラは1枚の写真でおよそ200°の範囲の網膜を撮像することが可能である．ただし施設によってはこのような最新の広角眼底カメラが導入されていないこともあるため，できる限り眼科医は自分の目で出血やMAなどの微細な病変を見逃さないスキルを身につけておくほうがベターである．

> **豆知識**
> 　単純糖尿病網膜症は血糖値改善などで軽快することがある．特に毛細血管瘤は出現と消退を繰り返し（ターンオーバー），その頻度はのちの網膜症進行の予知因子であることも報告されている[1]．

 網膜光凝固術の適応とフォローアップ—その網膜症，本当に落ち着いていますか？

❖ 正攻法のここが大事！

　未治療の増殖糖尿病網膜症（proliferative diabetic retinopathy：PDR）は汎網膜光凝固治療（panretinal photocoagulation：PRP）の絶対的適応となるが，最近普及しているパターンレーザーは，短時間高出力で低侵襲な治療を可能としており，一度で多数のレーザーを照射することで患者への負担も軽減できる．最も増殖性変化の生じやすい網膜血管アーケード近傍は，パターンレーザーだけではなかなか凝固斑が出にくいため，筆者は上下にパターンレーザーを2回照

第四章　後眼部疾患

射した後，3回目に従来法のレーザー（以下，従来法）を網膜血管アーケード〜視神経乳頭周囲に照射することを標準治療としている．

❖ 正攻法の盲点！

　パターンレーザーは従来法よりも瘢痕拡大が少ない．そのため，従来法と同じ条件でPRPを施行すると，網膜症の活動性を抑制することができない場合がある．凝固数を従来法の2倍ぐらいに設定するとちょうどよい[2]．PDR患者に一度PRPを完成させても，半年間で約30％の症例に再び増殖性変化を認めたという報告もある[3]．

硝子体手術と増殖膜処理

❖ 正攻法のここが大事！

　PDRのうち，増殖性変化が激しく，牽引性網膜剥離が黄斑部にまで及んでいる症例は，硝子体手術のなかでも非常に難易度の高い手術とされている．以前は達人しか手を出してはいけない手術とも言われていたが，最近の硝子体手術用デバイスの進化，特にカッターの性能の飛躍的な向上により，多くの増殖膜処理はカッターのみでできるようになってきた．

❖ 正攻法の盲点！

　安全な増殖膜処理は，網膜硝子体サージャン共通の到達すべき目標であるが，特に若年で急激な増殖性変化をきたした症例では，後部硝子体剥離が限局性で網膜面との癒着が広範囲に存在する症例もあり，カッターを進めるスペースを探すのに難渋することもある．さらに盲目的に切除を進めると，誤って網膜切開や医原性裂孔につながってしまう．また，増殖組織周囲（エピセンター）の後部硝子体膜を残してしまうなど不完全な増殖膜処理を行うと，術後硝子体出血や再剥離などの合併症につながる．合併症のない硝子体手術を目指すためには，増殖膜と後部硝子体膜を完全に取り去る必要がある．

> ● 豆知識
> 　重症PDR患者の術前に抗VEGF薬を投与しておくと，術中の出血が抑制され，手術成績が向上することが報告されている．

赤い点を見逃さないために，色調を変えてみよう

❖ これが秘技！

　赤色の対照色（補色）は緑色であり，赤色を緑色の光で照らすとより際立って見える（対照色効果）．多くの細隙灯顕微鏡には緑色光が搭載されており，前置レンズを用いて眼底観察する際に緑色光を用いると，出血やMAの微細な病変を見逃さずとらえることができる（**図1**）．眼底写真も同様で，最近の広角眼底カメラのなかには3色（赤・緑・青）分割表示できるものもあ

⑩ 糖尿病網膜症

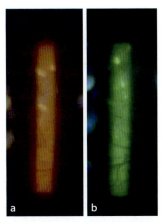

図1 前置レンズ（90D）を用いた細隙灯顕微鏡による眼底検査
a：通常光による観察，b：緑色光で観察すると血管や出血箇所など赤色部分が強調される（対照色効果）．

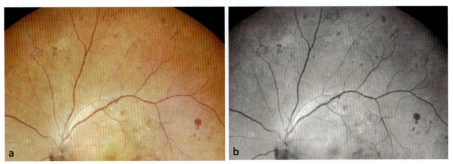

図2 広角眼底カメラで撮影されたPDR患者の眼底写真
a：通常光の画像，b：緑色分割画像．血管や出血箇所など赤色部分が強調される（対照色効果）．

り，緑色分割表示は出血を検出しやすい（図2）．

 網膜症が沈静化したことを確認しよう

❖ これが秘技！

　活動性の高いPDRに対するPRPとしておすすめなのは，パターンレーザーと従来法のハイブリッドレーザーである．筆者は，2週間間隔で3回に分けてPRPを完成させており，初回は下方半周に，2回目は上方半周にパターンレーザーでおよそ2,000発ずつ，3回目は従来法でアーケード～乳頭近傍に500発ずつほど照射して凝固している．また，PRP完成の2ヵ月後に一度フルオレセイン蛍光眼底検査（FA）を施行し，新生血管の活動性を施行前と比較している．沈静化していない場合は追加凝固を行い，沈静化が確認できるまでFA→追加凝固を繰り返す（図3a～d）．

第四章 後眼部疾患

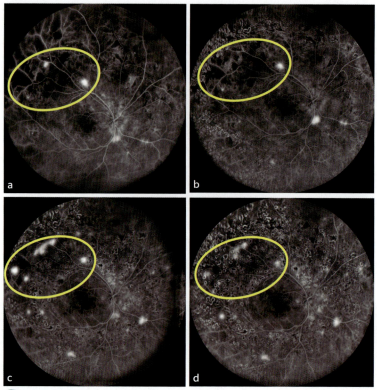

図3 PDR患者のPRP前後のFA
黄色の円内：病変部．a：PRP前．b：初回PRP終了2ヵ月後．c：追加凝固2ヵ月後．新生血管の活動性が再度増加している．d：2回目の追加凝固2ヵ月後．網膜全体で新生血管の活動性は低下しているため，PRPは終了とした．

 双手法のススメ

❖ これが秘技！

　面状に強固に網膜と癒着した増殖膜を有し，カッターのみで処理することに難渋するPDR症例に遭遇した場合，筆者は双手法を用いて網膜組織への損傷を最小限にしつつ硝子体鉗子＋カッターで増殖膜を完全に除去することにしている．増殖膜の形状を立体的に把握し，まずは鉗子で最も効率的にカッターが入る角度で増殖膜の位置を固定し（**図4a**），カッターをスパーテルのように水平に首振り運動させながら滑り込ませている（**図4b**）．このときカッターは，網膜に背を向けた状態で切除しながら滑り込ませると，網膜を損傷することなく安全に増殖膜処理ができる．

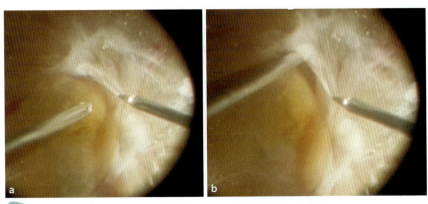

図4 黄斑部を含む牽引性網膜剥離を伴うPDRの増殖膜処理（双手法）
a：硝子体鉗子で増殖膜を把持し，カッターが入りやすい位置に調整する．b：カッターの吸引口を上に向けて切除しながら，網膜と増殖膜の間に滑り込ませている．

文 献

1) Pappuru RKR et al：Microaneurysm turnover is a predictor of diabetic retinopathy progression. Br J Ophthalmol **103**：222-226, 2019
2) Muqit MM et al：Pascal panretinal laser ablation and regression analysis in proliferative diabetic retinopathy：Manchester Pascal Study Report 4. Eye（Lond）**25**：1447-1456, 2011
3) Gonzalez VH et al：Panretinal Photocoagulation for Diabetic Retinopathy in the RIDE and RISE Trials：Not "1 and Done". Ophthalmology **128**：1448-1457, 2021

11　鈍的眼外傷

佐藤　信之

正攻法その一　多彩な病態を念頭に置いて診療する

❖ 正攻法のここが大事！

　鈍的眼外傷では外力が加わることで強角膜が変形し，前房内圧が上昇する．圧力は房水を介して後方および隅角に圧負荷を加え，虹彩・毛様体が障害される．

　こうした障害により虹彩炎，前房出血や硝子体出血が引き起こされ，虹彩根部に隅角離開や毛様体解離，虹彩断裂，外傷性麻痺性散瞳が生じる．毛様体が障害されると外傷性水晶体偏位や水晶体脱臼・亜脱臼が起こり，水晶体自体も外傷性白内障を生じる．外眼筋付着部などの強膜の薄い部分や，強角膜切開創による内眼手術の既往がある場合は創部が断裂し，眼球破裂を生じる．網脈絡膜に圧負荷がかかると網膜振盪，網膜打撲壊死，裂孔原性網膜剝離，外傷性脈絡膜破裂などが生じる．眼圧は高い場合もあれば低い場合もある．これらの多彩な病態が起こることをまず念頭に置いて診療する．

❖ 正攻法の盲点！

　必ず病歴を聴取する．内眼手術を受けて間もない時期や，出血傾向をきたす血液疾患や凝固異常，ぶどう膜炎・糖尿病網膜症・網膜静脈閉塞症・眼虚血症候群・増殖硝子体網膜症といった虹彩新生血管を生じる疾患では，外傷と関係なく前房・硝子体に出血をきたす可能性がある．

　内眼手術や眼外傷の既往があれば，隅角離開や虹彩断裂，水晶体脱臼・亜脱臼は以前からあったものかもしれない．毛様体解離は外傷以外に Vogt-小柳-原田病でも生じる．

　今起きている病態が本当に今回の鈍的眼外傷により生じたものかどうかを検討する際に，病歴の確認は非常に重要である．

> **豆知識**
> **診察のコツ**
> 　眼底観察が困難な可能性があるため，診察の際は**超音波検査装置を準備**しておくのが望ましい．隅角鏡は虹彩根部の観察には有用であるが，受傷直後の眼球圧迫は出血の増悪を招く可能性があり，注意を要する．前眼部 OCT が利用可能な施設であれば，非接触式に隅角・虹彩の状態を評価することができ安全である．

特殊な併発症について

　鈍的外傷に伴い水晶体後嚢破裂を引き起こす症例が報告されている．調節反応において水晶体前嚢は大きく動き，水晶体後嚢はほとんど動かないという特性があり，水晶体嚢は，後嚢は前嚢と比較し弾力性に乏しく，厚みも薄い．外傷による圧力動態のシミュレーションでも，後嚢に大きな圧負荷がかかった際に水晶体後嚢が破裂する機序が推定されており，水晶体の形状に異常を認めた場合は，超音波検査装置や前眼部OCTで評価することが望ましい．

今後起こりうる病態を想定しながら治療する

❖ 正攻法のここが大事！

　初期加療として，外傷性虹彩炎がある場合は0.1％ベタメタゾン点眼，フェニレフリン・トロピカミド合剤点眼，感染予防目的の抗菌薬点眼を1日3〜4回行う．毛様痛が疑われる場合，また隅角離開や毛様体解離がある場合は1％アトロピン点眼も併用する．出血がある場合は，カルバゾクロムスルホン酸とカリジノゲナーゼの内服を薬剤添付文書に基づいた用量で内服する．網膜振盪が黄斑部に及ぶ場合，網膜打撲壊死が疑われる場合，眼底が観察不良でもこれらの病態が強く疑われる場合はメチルプレドニゾロン1日20 mg（体重により増減する）の内服を行う．眼圧上昇がある場合は，30 mmHg以下であれば眼圧下降薬の点眼（程度により単剤か複数の薬剤を使用するか判断する）を行い，それ以上であれば点眼に加えて，ダイアモックス®の内服やマンニットール®の点滴静注を併用する．出血により50 mmHgを超える異常な高眼圧を呈しており，眼圧下降薬による治療に全く反応しないような特殊な病態でなければ，受傷直後の前房洗浄などの手術加療は再出血のリスクからも避けるべきである．

　受傷直後から1週間は病状が急変する可能性があり，経過を慎重に見極める必要がある．初診の翌日に必ず再診し病状を評価する．初診時に低眼圧であっても，翌日に上昇している症例にしばしば遭遇する．特に毛様体解離などに伴う低眼圧は，解離が自然治癒した後に急激に高眼圧を呈することがあり注意を要する．外傷性の網膜剥離は急激に網膜全剥離に移行するため，眼底が観察不良な場合は最初の2週間は週に2回の頻度で再診し，超音波検査装置で評価を行う．

　受傷後1週間以上経過しても前房出血が消退せず，角膜血染症を生じるリスクが出てきた場合は前房洗浄の適応となる．硝子体出血は，受傷後2週間以降で高眼圧のコントロールがつかない場合，受傷後3ヵ月経過しても出血が消退しない場合は手術の適応となる．隅角解離，毛様体解離に伴う低眼圧は受傷後2〜3ヵ月までは自然回復が期待できるが，遷延した場合は粘弾性物質の前房内注射，解離部への光凝固術や経強膜冷凍凝固，経強膜毛様体縫合術，強膜内陥術，硝子体手術，白内障手術などを行い眼内レンズや水晶体嚢拡張リングを毛様溝に押し当てて整復を促す，といった治療が報告されている[1]．

❖ 正攻法の盲点！

　薬剤の副作用に注意する．たとえば1％アトロピン点眼薬は毛様痛の軽減や，解離した毛様体の接触面積を増やし回復を促す点では有用であるが，大きく散瞳したまま虹彩後癒着を生じる可能性があり，特に眼内レンズ挿入眼では瞳孔の整復が困難となることがある．漫然と長期間使用するのは望ましいとは言えない．

第四章　後眼部疾患

　眼圧下降薬のうち，プロスタグランジン関連薬は虹彩炎がある場合に黄斑浮腫を惹起する可能性があり，眼圧上昇が軽度の症例であれば使用は回避すべきである．ダイアモックス®内服は腎結石のリスクがあり，結石の既往のある症例での使用は慎重に判断すべきである．また，カリウム排泄作用があるため，特にメチルプレドニゾロン内服薬を併用する際は，可能であればカリウム補充剤の内服も併用するのが望ましい．高齢者で心疾患の既往のある症例ではマンニットール®滴下でうっ血性心不全を起こす可能性があり，注意が必要である．

　メチルプレドニゾロンを含めたステロイド薬の内服は精神症状を惹起する場合があり（筆者も内服開始後に前向健忘を発症し，中止後に改善した症例を経験している），特にコントロールのついていない精神疾患の既往がある症例では慎重に投与すべきである．

　治療に使用する薬剤と，既往症で内服している薬剤との相互作用にも注意を払う必要がある．

 動脈性出血の継続による眼圧コントロール不能例には毛様体冷凍凝固が有効なことがある

❖ これが秘技！

　小さな金属片が非常な高速で角膜輪部近辺の強膜に激突し，コントロール不能な前房出血と高眼圧を起こした症例を経験したことがある．内眼手術や出血性疾患の既往はなく，強膜裂傷もなかったが，前房は動脈性と思われる真っ赤な出血に全置換され，眼圧は50 mmHg以上であった．眼圧下降薬点眼・内服とマンニットール®滴下を行っても眼圧が全く下降しないため緊急手術で前房洗浄を試みたが，出血は血塊となっており，白内障手術装置の硝子体カッターによる除去を要した．術中所見では1ヵ所のみ2 mmほどの隅角離断を認め，受傷部位はその近辺と推測された．手術翌日の診察では出血と50 mmHg以上の高眼圧が再発しており，以降2～3ヵ月の間，自然止血を期待し間をおいて複数回の再手術を行ったが，術翌日にはもとの状態に戻ることが続いていた．

　治療に難渋し当時の部長と症例検討を行ったところ，確証はないが鈍的外傷を受傷した部位に出血源があると推測されるので，座して失明を待つより経強膜毛様体冷凍凝固で止血を試みてみてはどうか，という意見を頂戴した．患者に有効性は不明であることも説明し，同意を得たうえで再度の前房洗浄と，受傷が推定される部位への毛様体冷凍凝固を行ったところ，以降は止血され再出血することもなく，失明を回避することができた．

❖ これが秘技！

　鈍的眼外傷によって生じる病態は非常に多彩であり，複雑に絡み合い予期しがたい難治性の病態を呈することがある．正攻法での治療で行き詰まってしまった場合に大事なのは，受傷機転，術中所見，治療経過などさまざまな情報から，「なぜ今こんな病態が生じているのか，なぜ治療に反応しないのか」を多角的に考え判断することである．

文　献

1) González-Martín-Moro J et al：Cyclodialysis：An Update. Int Ophthalmol **37**：441-457, 2017

12 穿孔性眼外傷

舟木　俊成

> **正攻法 その一**　問診から診察・検査・診断・治療まで迅速な治療ストラテジーを立て，画像検査では必ず頭部CTの撮影を行う

❖ 正攻法のここが大事！

　眼外傷は，視力予後不良の疾患である．1996年にKuhnらが，眼球壁の全層損傷の有無により眼外傷を開放性と非開放性に分類している[1]．開放性眼外傷はさらに，鈍的外力の衝撃により瞬間的な眼圧上昇がもたらされ，内から外への損傷によって引き起こされる破裂（rupture）と，鋭的な外力によって外から内への衝撃で引き起こされる裂傷（laceration）とに分類されている．さらに，裂傷は穿孔，二重穿孔，眼内異物に分けられている．

　本項では穿孔性眼外傷について説明する．開放性眼外傷は救急対応が必要となることが多く，適切かつ迅速な対応が求められる．

1. 問診

　検査などをスムーズに進めていくために大事なのが，問診である．傷害発生時の状況の確認，すなわち受傷が眼球打撲によるものか異物によるものかを推測する．自損なのか他損なのか，仕事中だったのかそれとも運動中だったのか，さらに職業を確認することも，診断するうえで重要なヒントとなる[2]．多発外傷の患者，激しい疼痛や意識障害のある患者など本人から聴取できない場合は，付き添い人や家族，目撃者などから聴取する．眼疾患の既往歴（特に手術歴）は重要である．診療録には些細なこと（会話など）も記載しておくことが大切である．上級医や指導医に電話やSNSなどで相談した場合，その内容も記載しておく．後に労災認定や訴訟になった場合に重要な書類となりうる．また後日，刑事事件になる可能性がある場合は病院の訴訟担当事務に連絡する．

2. 検査

ⓐ 視力検査

　受傷の程度を問わず，両眼とも視力を測定する．重症の場合は光覚弁，手動弁，指数弁の有無を確認しておく．

ⓑ 眼圧検査

　穿孔して眼球が虚脱している場合は「虚脱しており測定不可，眼圧0 mmHg」と記載する．

ⓒ 細隙灯顕微鏡検査

　強膜や角膜の穿孔性眼外傷では強膜・角膜以外の部位も傷害されている可能性があるので，見落とさないように気をつける．疼痛のあるなかで素早く診察しなければならないため，観察項目を事前に用意しておく（**表1**）．

第四章　後眼部疾患

表1 前眼部外傷における細隙灯顕微鏡 check 項目

眼瞼	強膜	対光反応
裂創（　　mm） 浮腫 □ 異物	裂創（　　mm） □ 異物	□ 無　□ 有
結膜	前房	水晶体
裂創（　　mm） 浮腫 結膜下出血 □ 異物	□ 無　□ 有（浅い　深い） 出血（　　mm） Seidel 試験 □ 異物	混濁　□ 無　□ 有 □ 異物
角膜	虹彩	
裂創（　　mm） 上皮欠損（　　mm） □ 異物	□ 正円　□ 不整 脱出	

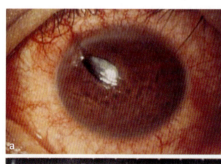
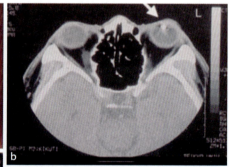
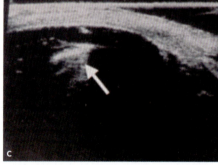

図1 眼内異物における画像検査

鉄片が角膜から輪部をまたいで飛入しており，強膜まで裂創が及んでいる（a）．まず頭部 CT（b）で局在を確認し，次に超音波（B モード）（c）で詳細な位置を把握することができる．この症例では鉄片が水晶体にとどまっていることが確認できる（矢印）．

ⓓ 眼底検査

散瞳後，周辺までの眼底を確認する．異物および硝子体出血・混濁，網膜裂孔・剥離の有無を確認する．

ⓔ 画像検査

穿孔性眼外傷で特に眼球内異物が疑われる場合，最初に行う画像診断は頭部 CT である（図1b）．撮影条件は section axial と coronal CT images になる．眼内異物を発見するには 1.0 mm スライスの間隔で撮影するとよい．仮に異物が細隙灯顕微鏡検査で確認できたとしても，他の異物を確認するために頭部 CT は行うべきである．

毒性のある眼内異物（鉄片）　　　　　　　毒性のない眼内異物（石材）

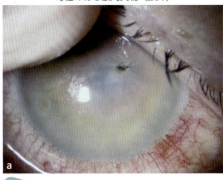
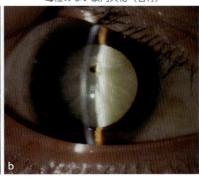

図2　眼内異物の種類による緊急性
a：鉄片異物による角膜穿孔症例（受傷後1日）．強い炎症と混濁を認める．b：石材による眼内異物症例．受傷数週間後に視力低下を訴え受診．角膜を穿通し，水晶体表面に1 mm大の石材が付着している．前房内の炎症は認めない．

f 超音波（Bモード）

眼底検査にて裂傷による障害や異物が判断できない場合に，超音波（Bモード）は有用である．硝子体出血，網膜剥離，脈絡膜剥離，眼内異物や眼球破裂を診断できる．

g 網膜電図

後眼部の眼内異物疑い症例において，治療予後の予測に網膜電図は有用である．眼内鉄錆症では網膜電図が減弱しているため，診断に有用である．

❖ 正攻法の盲点！

頭部MRIのオーダーは，頭部CTや超音波（Bモード）で眼内異物が金属片でないことを確認したうえで行う．植物，プラスチック，ガラスおよび放射線透過性異物を検出できる．

> **豆知識**
> 前眼部裂傷では，非侵襲的に異物や裂傷の構造（範囲，深さ，形状など）を把握することができるため，前眼部OCTが非常に役立つ．小さな異物が隅角6時方向に落ちた場合でも，正確な位置が確認できる．また，3Dアニメーションモードを用いることで外傷や異物の位置を立体的な画像で見られるため，手術前の情報として有用である．さらに角膜裂傷の縫合にも役立つ[3]．

正攻法その二　初回手術では完全に創を閉鎖する

❖ 正攻法のここが大事！

手術はまず，眼球の構造の回復が目的となる．毒性のある異物の場合は緊急で行う（図2）．

1. 角膜

角膜組織は皮膚と異なり弾力性がないため，縫合が適切でないと再度創が開くことになる．角膜縫合は10-0ナイロンを使用し，角膜実質90％，傷の両側で同じ深さで行う．裂創が大きい場合，

第四章　後眼部疾患

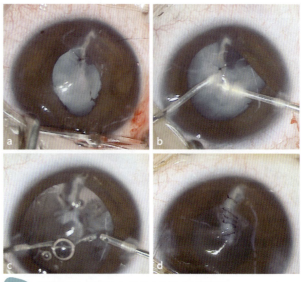

図3 角膜裂傷と外傷性白内障の症例（5歳男児）
a：角膜裂傷部位を1針縫合後，b：バイマニュアルで前房内に出ている乳化した白内障をA-vitで吸引している，c：後囊は破損しておらず，前囊下の皮質を吸引，d：外傷性白内障吸引後，再度角膜縫合．完全に漏出しなくなったことを確認する．

縫合の間隔は縫い目の長さよりも短くすることが重要である．縫合と縫合の幅が広いと前房水の漏出を招く．また，浅い縫合だと角膜内皮側に隙間ができる可能性があり，縫合の強度も弱くなり前房水の漏出を招く．全層の縫合では細菌感染の可能性がある．可能な限り，視軸を通る縫合は幅を狭く，視軸の傷跡を最小限に抑えることが重要である．結び目はトリミングをして実質内に埋め込む．前房水の漏出がないように確実に縫合する[3]．前眼部裂傷術後や角膜縫合後は，疼痛管理や上皮再生促進のために治療用コンタクトレンズを装用する．早期から視機能のリハビリテーションを行う．小児の場合は弱視が生じる可能性があるため早期に抜糸し，弱視の予防を行う．

2．水晶体

外傷性白内障では，水晶体囊の障害がみられることで水晶体融解による炎症や二次性緑内障を生じるため，最初の治療としてまずは水晶体を取り除く．外傷性白内障で前囊に裂け目がある場合，その範囲によってCCCかcan-openerを選択する．白内障手術の機械で2ヵ所のサイドポートを作成し，灌流で前房を維持し，吸引と硝子体切除で水晶体を除去する．前房内の水晶体を除去し，徐々に水晶体囊内の皮質を吸引していく．前囊の状態が確認できたら，裂けているところを避けながら吸引していく（**図3b, c**）．前房内圧が高くなると裂け目が前囊から後囊まで回る可能性があるため，灌流ボトルの高さは低く保つ．Zinn小帯も障害され弱くなっている可能性を念頭に置く．皮質を完全に吸引したのち，再度角膜縫合を行う（**図3d**）．眼内レンズは眼内炎のリスクが生じるため，挿入しないのが一般的である[4]．

3．異物への対応

穿孔性眼外傷における眼内異物は，視軸にかかる角膜混濁や黄斑の障害でなければ視力予後は

よいと考えられる．確実な対応が必要である．前房内の異物は角膜輪部から切開によって取り除くことができるが，異物の大きさよりも大きめの切開創で摘出したほうがよい．無理に摘出しようとすると，角膜内皮を損傷する可能性がある．前房内の異物の摘出の際には，粘弾性物質を使用することで異物の移動を制限することができる．角膜内皮面，虹彩上，隅角にある異物は創口から取り出しやすい位置に移動してから摘出する．頭部CT，超音波にて硝子体内の異物を疑った場合，飛入の経路を確認したうえで（角膜→水晶体→硝子体，強膜→硝子体），硝子体手術の準備をする．3ポート作成し，水晶体の損傷があれば白内障手術後に切開創から異物を摘出する．水晶体を温存するのであれば，経毛様体扁平部から異物の摘出を行う．硝子体中の異物は，磁性であればマグネットで除去できる．非磁気性異物であれば硝子体切除前に鉗子で異物を除去する．異物による網膜損傷を避けるために，粘弾性物質やパーフルオロカーボンを使用する．手術時に網膜裂孔・剥離を認めればその処置を行う．異物が網膜面上にある場合は摘出時に出血が生じることがあるため，異物周囲の組織をジアテルミーで凝固し，その後異物を摘出する．外傷や眼内異物では感染の可能性があるため，抗菌薬入りの眼内灌流液を用意する．術後管理として，眼内異物と裂傷の術後は眼内炎の予防のために最低3日間は抗菌薬の全身投与を行う．

4．前房出血

　創の閉鎖後の前房出血は保存的に対応するが，高眼圧が持続することで，視神経損傷や角膜染血症を生じる可能性がある．前房出血の外科的適応は，角膜染血症を生じやすい小児や，持続する高眼圧である．

5．硝子体出血・混濁

　一次閉鎖後の硝子体手術のタイミングであるが，14日以内に行うのがよいとされている．角膜裂傷が高度で角膜混濁が強い場合は，人工角膜を使用して硝子体手術を行う．

広範囲における強角膜裂傷の縫合

❖ これが秘技！

　強角膜裂傷では，裂傷の範囲を特定して修復できるように結膜切開が必要である．その後，眼球を解剖学的に正常な形に復元するため，**最初の縫合は角膜の輪部を8-0または9-0ナイロンで縫合する**．裂傷が直筋まで及んでいる場合は直筋の切除を行い，ぶどう膜が脱出しないように強膜縫合を行う．嵌頓した硝子体の切除には，硝子体手術または吸水用スポンジ（MQA）と剪刀を用いる．縫合糸は7-0または8-0ポリグラクチン吸収性の糸を使用する．

> **豆知識**
> 　開放性眼外傷の視力予後の評価法として，Kuhnらの提案したocular trauma score（OTS）がある．初診時の検査，診察の際に評価するが，術中所見や術後の状態でスコアが変わるので，視力予後が不良な場合でも手術適応がないと決めつけてはいけない．

第❹章　後眼部疾患

秘技その二　外傷性白内障治療

❖ これが秘技！

　前房が消失している場合は，まず強膜・角膜裂創の閉鎖を行う．完全に前房水の漏出を抑えるのではなく，ある程度前房が形成されていればよい．前房内の視認性を保ちながら縫合する．
　縫合の数は最小限にする．前房が浅い場合は，サイドポートを作成したのち粘弾性物質を注入する．穿孔部位から粘弾性物質が脱出してきたら，その部位を縫合すればよい（図3a）．

◼ 文　献

1) Kuhn F et al：A standardized classification of ocular trauma. Ophthalmology 103：240-243, 1996
2) 森川翔平：眼科外傷の疫学．新篇眼科プラクティス5 眼科救急治療，恩田秀寿ほか（編），文光堂，東京，p10-13, 2022
3) 舟木俊成：強角膜裂傷・穿孔．新篇眼科プラクティス5 眼科救急治療，恩田秀寿ほか（編），文光堂，東京，p46-50, 2022
4) Rubsamen PE et al：Primary intraocular lens implantation in the setting of penetrating ocular trauma. Ophthalmology 102：101-107, 1995

13 急性網膜壊死

永田　健児

正攻法
その一
ぶどう膜炎では患者背景を確認し，必ず散瞳下に眼底を観察する

❖ 正攻法のここが大事！

　急性網膜壊死は網膜壊死病巣が眼底周辺部から円周状に癒合・拡大することが特徴的な疾患であり，この点が診断基準にもなっている．病状が進行した症例では眼底の網膜壊死病変が特徴的であるが，発症初期に本症を疑うことは容易ではない．初期には眼底後極には病巣を認めないこともあり，ぶどう膜炎の患者が受診した際には必ず散瞳下に周辺部まで眼底検査を行う必要がある．豚脂様角膜後面沈着物，眼圧上昇，網膜動脈炎など本疾患の特徴所見の一部を認める場合は，診察間隔を数日以内に設定し，眼底病変が進行していないか確認することが肝要である（図1a, b）．感染性ぶどう膜炎では片眼発症が多く，もう片眼にも病変があるかどうかも他の疾患との鑑別に有用である．

❖ 正攻法の盲点！

　眼底に白色の壊死病巣と網膜動脈炎を認める疾患には，急性網膜壊死のほかサイトメガロウイルス網膜炎がある（図2a）．両者の患者背景は異なり，急性網膜壊死は免疫正常者に，サイトメガロウイルス網膜炎は免疫不全患者に多く，基礎疾患の聴取も重要である．これらの診断には前房水のPCR検査が有用である．先進医療として，眼内液の多項目PCR検査が可能であり，従来のPCR検査よりもDirect Strip PCR検査が簡便で，ぶどう膜炎の原因となりうるウイルスを同時に検査できるため早期診断に有用である．

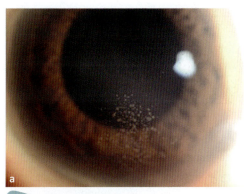 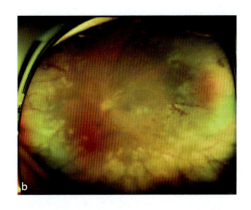

図1　急性網膜壊死の眼所見
a：角膜後面沈着物を認める．b：眼底周辺部から後極に向かう壊死病巣を認める．

第四章 後眼部疾患

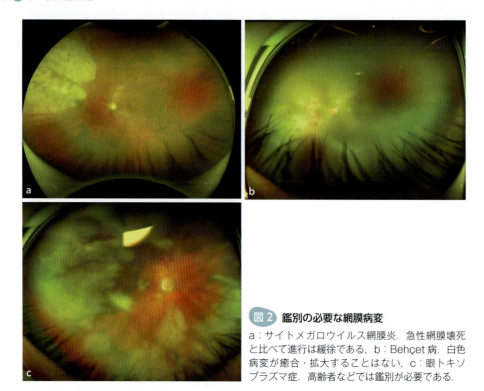

図2 鑑別の必要な網膜病変
a：サイトメガロウイルス網膜炎．急性網膜壊死と比べて進行は緩徐である．b：Behçet病．白色病変が癒合・拡大することはない．c：眼トキソプラズマ症．高齢者などでは鑑別が必要である．

　また，網膜動脈炎を伴って眼底に白色病巣を認める疾患にはBehçet病もあり（図2b），全身症状の有無も確認する．Behçet病の場合は通常，周辺部から後極部に向かって病巣が癒合・拡大することはない．

> **豆知識**
> **検出された病原体と病状の解釈**
> 　前房水からHSVやVZVが検出された際，眼底に病変のない場合はヘルペス性虹彩毛様体炎，眼底に病変がある免疫正常者の場合は急性網膜壊死，眼底に病変がある免疫不全患者の場合は進行性網膜外層壊死と考える．高齢者や免疫不全患者に眼トキソプラズマ症を発症した際にも類似した網膜壊死病巣を認めることがあるが（図2c），こちらも多項目PCR検査のセットに含まれており，トキソプラズマが検出され他のウイルスが検出されない場合に診断する．

正攻法その二　治療の原則は抗ウイルス薬とステロイド

❖ **正攻法のここが大事！**

　治療の基本は抗ウイルス薬とステロイド全身投与である．HSVやVZVが原因であるため，抗ウイルス薬はアシクロビルを選択する．帯状疱疹などと異なり，抗ウイルス薬の投与期間は眼所見が改善するまで長期継続が必要である．2週間程度は点滴で投与し，その後は内服薬に変更して継続することが一般的である．眼所見が改善した後も抗ウイルス薬を中止すると再燃するこ

⑬ 急性網膜壊死

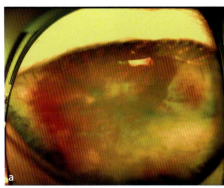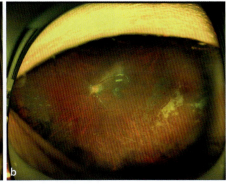

図3 硝子体手術症例
図1bの症例．a：後部硝子体剥離が生じ硝子体混濁も強くなった．このタイミングで手術を行った．
b：術後．速やかに白色病巣は消退した．

とがあり，注視していく必要がある．眼所見がダイナミックに変化する本疾患においては，ステロイドの投与方法も全身投与で行うことが一般的であり，眼所見に応じて必要量を調整しやすいメリットがある．

❖ 正攻法の盲点！

本疾患は網膜が壊死していく不可逆的で重篤な疾患であるため，抗ウイルス薬のアシクロビルを通常用量より多く投与することが多い．そのためアシクロビル腎症やアシクロビル脳症の発症には注意が必要で，定期的な血液検査と全身状態のチェックを行う．これらを発症した際はただちにアシクロビルの投与を中止し，ガンシクロビルやホスカルネットなどへの変更を考慮する．
抗ウイルス薬とステロイド全身投与で白色病巣が消退した場合，一見色調も改善し，正常に見えることもあるが，その後に網膜剥離を発症することもある．壊死病巣は色調が改善しても網膜が菲薄化しており，硝子体からの牽引により網膜剥離を発症するため，注意深く経過観察する．

硝子体手術のタイミングを見極める

❖ これが秘技！

病巣が眼底後極部に及んでいる場合や，抗ウイルス薬とステロイド全身投与でも進行する場合，網膜硝子体手術が有効である．また網膜剥離を発症した際にも手術が必要である．硝子体切除のうえ，網膜が白色に変化した病変部と健常網膜の境界部に光凝固を行い，シリコンオイルタンポナーデを行うことで病状は急速に改善する（図3a, b）．
光凝固は病変との境界部に行うが，白色の病変部の近傍には網膜障害がある可能性が高く，少し余裕をもってやや後極寄りに行う必要がある．病変の存在する領域が血管アーケード近傍や内側になると，光凝固はさらに中心側に行う必要があり，手術時期の選択には光凝固の施行可能な領域を残せるうちに行うよう配慮すべきである（図4）．
壊死病巣部に裂孔を形成した場合，周囲が網膜壊死のため光凝固が不能なことや，光凝固は行うことができても網膜が菲薄化しており接着能が期待できないことがある．そのような際は思い

第四章 後眼部疾患

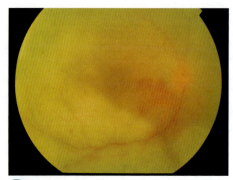

図4 後極へ進行した症例
白色病巣が黄斑部に迫っている．ここまで進行する前に手術を行うことが望ましい．

切って壊死病巣部の網膜は切除し，健常部を残す必要がある．

> **豆知識**
>
> **網膜剥離の発症率**
> 　急性網膜壊死では，網膜剥離を発症することがある．硝子体手術を行わない場合，網膜剥離の発症率は40〜90％と報告によってさまざまであるが，高率であることは確かである[1〜4]．一方，早期硝子体手術を行った場合には網膜剥離の発症率は10〜40％程度と減少する．しかしながら，Zone 3（最周辺部のみ）の病変の場合は，手術を要さず治療可能という報告[2] や，予防的硝子体手術を行った群より行わなかった群のほうが最終視力が良好であったとする報告[4] があり，病変の範囲を評価したうえでの手術適応の判断が必要である．

秘技その二　全身投与以外の選択肢をもつ

❖ これが秘技！

　アシクロビル投与による病状のコントロールが容易でなく，さまざまな事情で手術を避けたい場合の選択肢の1つとして抗ウイルス薬の硝子体注射がある．硝子体注射に使用する抗ウイルス薬としてはガンシクロビルが有効であったとの報告が多く，ホスカルネットも用いられている．
　またステロイドに関しても，全身的な副作用や飲み忘れのリスクといったデメリットがあり，年齢や患者背景によってはトリアムシノロンアセトニドTenon囊下注射を併用することでステロイドの全身投与量を最小限にする工夫は考慮することがある．

文　献

1) Hillenkamp J et al：Acute retinal necrosis: clinical features, early vitrectomy, and outcomes. Ophthalmology **116**：1971-1975, 2009
2) Ishida T et al：Prophylactic vitrectomy for acute retinal necrosis. Jpn J Ophthalmol **53**：486-489, 2009
3) Luo YH et al：Efficacy and necessity of prophylactic vitrectomy for acute retinal necrosis syndrome. Int J Ophthalmol **5**：482-487, 2012
4) Iwahashi-Shima C et al：Acute retinal necrosis: factors associated with anatomic and visual outcomes. Jpn J Ophthalmol **57**：98-103, 2013

14 サルコイドーシス

石原　麻美

診断がつかない場合でも，全身検査は一度であきらめない！
眼外症状にも注目する

❖ 正攻法のここが大事！

　ぶどう膜炎の原因疾患は多岐にわたるが，同定可能なぶどう膜炎のなかでサルコイドーシスは最も多い（11〜13％程度）．診断は『サルコイドーシス診療の手引き 2023』[1]に記載されている診断基準に則って，特徴的な眼所見，全身検査所見，他臓器病変を組み合わせて行う．肺や皮膚などの生検が可能な場合は，組織学的に診断がつくことがある．一方，眼所見からサルコイドーシスを疑っても，両側肺門縦隔リンパ節腫脹（bilateral hilar-mediastinal lymphadenopathy：BHL），血清アンジオテンシン変換酵素（angiotensin converting enzyme：ACE）高値，血清可溶性インターロイキン2受容体（soluble interleukin-2 receptor：sIL-2R）高値，など診断基準に記載されている全身検査所見が揃わないこともあり，確定診断がつきにくい疾患でもある．

❖ 正攻法の盲点！

　診断基準を満たさない場合でも，サルコイドーシスが否定されたわけではない．定期的に，または眼炎症悪化時に血液検査や胸部画像検査を行うことで，診断基準を満たし診断がつく場合がある．筆者らは，BHLのあるサルコイドーシス疑い患者に定期的に検査を繰り返し行ったところ，血清ACE値上昇，^{67}Gaシンチグラフィの集積所見がみられ，ぶどう膜炎発症から10年後にサルコイドーシスの診断がついた症例を経験している．
　また，慢性に経過するなかで，他臓器病変（皮膚，心臓，神経，筋など）が眼病変の発症から数年以上遅れて出現することをしばしば経験する．特に皮膚病変は，サルコイドーシス患者の約30％に発症する比較的頻度の高い病変である．患者自身が気づきやすいので，外来受診時には皮膚症状の有無を確認するとよい．皮膚生検は肺生検に比べて患者の負担が少ないため，積極的に皮膚科に併診することで組織診断がつくことが多い．

全身性の慢性疾患であることを念頭に置き，他臓器病変にも
留意しながら治療する

❖ 正攻法のここが大事！

　治療の目的は，不可逆的な眼組織障害による視機能の低下を防止することである．ステロイド薬による点眼治療の効果が不十分である場合，特に不可逆的な視機能障害をきたしうる眼所見（高度の硝子体混濁や広範な滲出性網脈絡膜炎，黄斑浮腫，視神経肉芽腫や視神経炎，網膜/視神

第四章　後眼部疾患

経乳頭新生血管，脈絡膜肉芽腫など）に対しては，漫然と点眼治療を続けるのではなく，==トリアムシノロン後部 Tenon 嚢下注射==（sub-Tenon's triamcinolone acetonide injection：STTA）を施行するか，または==ステロイド薬（プレドニゾロン）の経口投与==を行う．眼病変に対する初期投与量は 0.3～0.5 mg/kg/日であるが，重症の場合は 1 mg/kg/日への増量を検討する．初期投与量で 2 週間～1ヵ月投与し，眼病変の消退を確認しながら徐々に減量していく[1]．

ステロイド薬の減量中に再燃を繰り返し減量・中止が困難な症例に対しては，有害事象に十分注意しながら 5～10 mg/日程度の低用量での内服継続，ステロイドレスポンダーでなければ STTA 施行，あるいは==シクロスポリン==や TNF 阻害薬である==アダリムマブ==の併用を検討する．

アダリムマブは感染症などに対するリスク管理が必要な薬剤であり，『非感染性ぶどう膜炎に対する TNF 阻害薬使用指針および安全対策マニュアル（改訂第 2 版）』に基づいて，内科と連携しながら導入し，定期検査・観察を行う．

❖ 正攻法の盲点！

サルコイドーシスは全身性の慢性炎症性疾患であるため，罹患臓器によりステロイド薬の初期投与量，減量方法，投与期間は異なっている．そのため，眼病変以外の臓器病変に対してステロイド薬内服が開始された場合は，眼病変を観察しながら，早すぎる減量にならないように==該当科とよく相談==することが大切である．

ステロイド薬の漸減中には副作用チェックに加えて，血清 ACE 値や血清 sIL-2R 値の測定，胸部画像検査を定期的に行い，疾患自体の活動性も把握しながら減量していくことが重要である．また，ステロイド薬の減量に伴って，他臓器病変の悪化や新たな出現をみることも少なくない．外来診察時には，眼外症状についても毎回確認し，必要であれば検査のオーダーや該当科への併診を行う．

TNF 阻害薬に関しては，眼病変以外のサルコイドーシス病変には保険適用がないため，眼科で使用したアダリムマブにより他臓器病変の改善が望めることがある．TNF 阻害薬には眼炎症抑制効果が期待される一方で，通常 TNF 阻害薬が有効である病態が増悪あるいは新規に出現する逆説的反応（paradoxical reaction）が知られている．サルコイドーシス眼病変に対するアダリムマブの使用中に，サルコイドーシス肺病変が悪化したという報告[2]があるため，慎重な経過観察が必要である．

黄斑浮腫にはアセタゾラミド内服が有効な場合もある

❖ これが秘技！

サルコイドーシスで比較的多くみられる眼合併症に眼圧上昇や黄斑浮腫があり，両者の合併症例にもしばしば遭遇する．黄斑浮腫の治療として一般的に STTA が行われるが，このような症例ではステロイド点眼，眼圧下降薬点眼に加え==アセタゾラミドを内服==することで，STTA を行わなくても黄斑浮腫が改善する場合がある．アセタゾラミドの黄斑浮腫改善の作用機序[3]として，網膜下腔の酸性化，網膜色素上皮を介した網膜から脈絡膜への網膜下液の吸収，網膜接着性の増加の誘導が報告されている．

アセタゾラミド内服は，ステロイド点眼により眼圧が上昇した既往のある症例（ステロイドレ

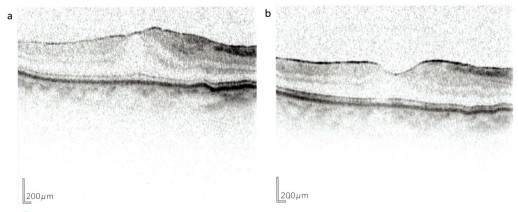

図1 アセタゾラミド内服により黄斑浮腫が改善した症例（OCT所見）
a：アセタゾラミド内服前．黄斑浮腫がみられる．b：アセタゾラミド内服2週間後．0.1%ベタメタゾンリン酸エステルナトリウム点眼6回/日にアセタゾラミド250 mg 1日2回内服を2週間継続したところ，黄斑浮腫は消失した．

スポンダー）の黄斑浮腫に対しよい適応となる可能性がある．また，ステロイドレスポンダーではない症例であっても，STTAを行う前に，まずステロイド頻回点眼とアセタゾラミド内服を組み合わせて使用することで，比較的速やかに黄斑浮腫が改善する症例もある（図1）．

アセタゾラミドには多彩な全身副作用（手指・口唇などのしびれ，腹部症状，頻尿・多尿，低カリウム血症，低ナトリウム血症，代謝性アシドーシス，腎障害など）があり，特に高齢者に処方する際には注意が必要である．

秘技その二　メトトレキサート追加併用を治療の選択肢に入れることを考慮してみる

❖ これが秘技！

ステロイド薬は10 mg/日以上の使用では，リスク（有害事象）がベネフィット（治療効果）を上回るとされるため，できるだけ低用量（5～10 mg/日，可能であれば5 mg以下）まで減量することが推奨されている．ステロイド減量にあたり，海外でよく併用されるのがメトトレキサート（MTX）である．本剤はサルコイドーシスの肉芽腫性炎症を直接抑制するのではなく，ステロイド節約効果（steroid-sparing effect）を期待するものであり，ステロイド薬に次ぐsecond-lineの薬剤として使用されている．本邦では保険適用外使用であるが，内科領域で低用量のステロイド薬と併用されることが最も多い薬剤であり，『サルコイドーシス診療の手引き 2023』では，ステロイド減量目的でのMTXの併用（6～7.5 mg/週）が推奨されている[1]．

サルコイドーシスによるぶどう膜炎の治療において，海外ではステロイド減量のために，さまざまな免疫抑制薬（MTX，アザチオプリン，ミコフェノール酸モフェチル，シクロスポリン）やTNF阻害薬（アダリムマブ）の使用が推奨されている〔眼サルコイドーシス国際ワークショップ（International Workshop on Ocular Sarcoidosis：IWOS）による〕[4]．MTXに関しては，ステロイド治療に抵抗するぶどう膜炎に低用量のMTXを併用することで，眼炎症抑制効果およびス

第四章　後眼部疾患

テロイド減量効果が得られたという報告[5]がある．『サルコイドーシス診療の手引き2023』の眼病変の治療の章でも，ステロイド薬に併用する薬剤として，シクロスポリン，アダリムマブとならびMTX（保険適用外使用）があがっている[1]．

また，ステロイド薬にアダリムマブを併用しても炎症コントロールが難しい難治症例が時に存在するが，その場合にもMTXの併用を考慮してもよいかもしれない．関節リウマチの治療においては，TNF阻害薬にMTXを併用することが強く推奨されており，有効性が高まることが知られている．併用にあたっては，それぞれの薬剤のもつ有害事象には十分に注意する必要がある．

● 豆知識

MTXは葉酸代謝拮抗作用をもち，少量使用では免疫抑制効果に加え，抗炎症効果を発揮するとされている．関節リウマチの治療において，通常は6〜8 mg/週より開始するが，効果発現まで3ヵ月程度かかると言われている．6 mg/週より始めた場合，有効性をみながら，忍容性に問題がなければ8 mg/週まで増量する．生物学的製剤と併用する場合のMTXの用量は，MTX単剤治療の用量と同量である．投与禁忌は妊婦，重篤な感染症，肝，腎，呼吸器，血液・リンパ系障害のある患者である．副作用には消化器症状，肝機能障害，感染症，骨髄抑制，間質性肺炎，リンパ増殖性疾患などがある．特に消化器症状や肝機能障害などの副作用予防目的に，MTX内服最終日の翌日または翌々日に葉酸の内服を行う．MTX内服開始後，3ヵ月以内は2〜4週間ごとに，その後は1〜3ヵ月ごとに血液検査，尿検査を行うことが望ましいとされる．胸部X線検査は年1回施行する．

■ 文　献

1) 日本サルコイドーシス/肉芽腫性疾患学会（編）：Ⅳ 主要臓器病変．2 眼病変．サルコイドーシス診療の手引き2023，克誠堂，東京，2023
2) 長野綾子ほか：眼サルコイドーシスに対してアダリムマブを投与し肺病変の悪化を認めた症例．臨眼 **74**：729-734, 2020
3) Shahsuvaryan ML：Carbonic anhydrase inhibitors in the management of macular edema：A review of the literature. Med Hypothesis Discov Innov Ophthalmol **11**：34-41, 2022
4) Takase H et al：Recommendations for the management of ocular sarcoidosis from the International Workshop on Ocular Sarcoidosis. Br J Ophthalmol **105**：1515-1519, 2021
5) Dev S et al：Methotrexate treatment for sarcoid-associated panuveitis. Ophthalmology **106**：111-118, 1999

15 Behçet 病

竹内 正樹

> 正攻法 その一　全身を含めた評価による適切な診断を目指す

❖ 正攻法のここが大事！

　Behçet 病は発作性に炎症が生じる全身疾患である．主症状には口腔内潰瘍，ぶどう膜炎，皮膚病変，陰部潰瘍があり，副症状には関節炎，精巣上体炎，消化器病変，血管病変，中枢神経症状がある．眼病変は男性に生じやすく，有病率は以前に比べて低下しており，現在は男性では60％，女性では 30％程度である．Behçet 病はかつて視力予後不良な疾患であったが，腫瘍壊死因子（TNF）を標的とした生物学的製剤である TNF 阻害薬の登場により，治療が大きく進展した．TNF 阻害薬によって多くの症例で眼炎症発作を抑制することができるようになっており，患者の視機能を守るためにも，早期診断と適切な治療介入が重要である．

❖ 正攻法の盲点！

　Behçet 病には特異的なマーカーは存在せず，全身の症状に基づいて診断される．しかし，症状が出揃うまでに時間がかかることもある．Behçet 病の眼病変では結膜充血，前房蓄膿，硝子体混濁，網膜滲出斑などを発作性に呈することが特徴である．そのため，初診患者に急激な炎症発作，前房蓄膿などがみられた際に，Behçet 病眼病変と感染性眼内炎の鑑別が困難なことがある（図 1）．感染性眼内炎に対して安易なステロイド薬治療を行うと，感染を助長してしまう恐れがある．しかも，感染性眼内炎にステロイド薬治療を行ってしまった際に，一時的に炎症の改

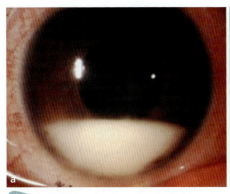 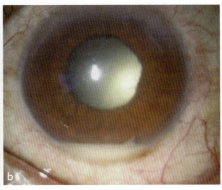

図1　**前房蓄膿を伴うぶどう膜炎**
a：Behçet 病眼病変，b：細菌性眼内炎．

善がみられることもあるため，効果があると見誤ってしまうこともあり注意が必要である．

> **豆知識**
> Behçet 病は全身疾患であるため，眼所見だけでなく他の病変についても問診・診察を行い把握する必要がある．特に口内炎は頻度が 90% 以上であり，日頃から口内炎を頻発している患者は多いため必ず確認する．また，陰部潰瘍の有病率は女性で 70%，男性で 40% 程度であるものの，疾患特異性が高い．症状のなかでも眼病変は Behçet 病の key となる病変であり，患者の quality of life (QOL)，activities of daily life (ADL) に直結する．診断においても重みづけされており，厚生労働省のベーチェット病診断基準では，典型的な所見を伴う眼症状では，あと 1 つの主症状または 2 つの副症状があれば不全型 Behçet 病と診断できる．

正攻法 その二　眼発作の治療にはステロイド薬の局所投与で消炎する

❖ 正攻法のここが大事！

Behçet 病眼病変の治療について，推奨に基づいた治療アルゴリズムが『ベーチェット病診療ガイドライン 2020』[1] に示されている．眼病変では，発作時の治療と発作の予防の 2 つの軸で治療を進めていく．発作の治療では，ベタメタゾン点眼をはじめとするステロイドの点眼を基本とし，瞳孔管理を目的としてトロピカミド・フェニレフリン点眼を併用することが多い．前眼部の強い炎症ではデキサメタゾンの結膜下注射を行う．後眼部の発作がみられた際は，ステロイドの Tenon 嚢下注射を行う．

❖ 正攻法の盲点！

眼発作は 2 週間程度で自然消退するが，発作を繰り返すことで視機能が階段状に低下してしまう．そのため，眼発作がみられた際には速やかに消炎することが何より重要である．コルヒチンや特に TNF 阻害薬の高い有効性が示されているが，これらは発作予防の治療であることに留意する．また，後眼部を含む眼発作に対してステロイド薬点眼のみで治療しても，眼内移行性の観点から，後眼部への消炎効果は限局的である．黄斑浮腫などに対するステロイドの Tenon 嚢下注射にはトリアムシノロンアセトニドが用いられることが多いが，眼炎症発作では，即効性の期待される水溶性のデキサメタゾンも治療選択となる．

> **豆知識**
> 海外では，眼炎症発作の局所注射としてトリアムシノロンアセトニドの硝子体注射やデキサメタゾン徐放剤の硝子体内インプラントが行われている．ヨーロッパリウマチ学会の定めたガイドラインでは，ステロイド薬の局所注射への言及は硝子体注射のみである．しかし，ぶどう膜炎に対する消炎を目的としたトリアムシノロンアセトニドの硝子体注射は保険収載されておらず，本邦では行われない．また高率にステロイド緑内障やステロイド白内障を発症し，場合によっては手術が必要になることもあるため注意が必要である[2]．

15 Behçet 病

眼炎症発作の治療は即効性を意識せよ

❖ これが秘技！

　Behçet 病の眼発作から視機能を守るためには，できるだけ速やかな消炎を行うことである．網脈絡膜炎のように後眼部にまで炎症が及んだ場合は，点眼治療だけでは不十分である．その際は，『ベーチェット病診療ガイドライン 2020』[1] に示されているように Tenon 嚢下にステロイド薬を投与する．黄斑浮腫の治療などでは通常，トリアムシノロンアセトニドを選択することが多い．トリアムシノロンアセトニドは，Tenon 嚢下に滞留し持続的な効果が期待できる反面，即効性の面ではやや劣る．そこで，即効性に重点を置き，水溶性のデキサメタゾンを Tenon 嚢下に注射する．また，トリアムシノロンアセトニドの硝子体注射が手術時の硝子体可視化に用いられることから，ぶどう膜炎患者の硝子体手術時には終刀直前にトリアムシノロンアセトニド硝子体注射を行い，可視化による硝子体の確認とともに，術後炎症の消炎やぶどう膜炎の再燃予防効果を期待する．

> **豆知識**
> 　トリアムシノロンアセトニドは，効果が長く持続することが大きな利点である．しかし，Behçet 病眼病変ではある一定期間で炎症が自然消退するため，長期的な持続効果の恩恵はそれほど大きくない．さらには，持続的な効果とともに副作用の影響も持続してしまうため，ステロイド白内障の進行やステロイドレスポンダーによる眼圧上昇を引き起こす可能性もある．これらの点を考慮すると，Behçet 病眼発作治療にはデキサメタゾンの Tenon 嚢下注射のメリットが大きい．

難治性ぶどう膜炎には速やかな TNF 阻害薬導入を目指せ

❖ これが秘技！

　高い有効性が多くの研究で示されている TNF 阻害薬であるが，本邦では既存治療で効果不十分な Behçet 病の難治性ぶどう膜炎に対して承認されているため，第一選択として用いることはできない．Behçet 病の発作予防の第一選択はコルヒチンである．コルヒチンで効果不十分な症例では，シクロスポリンを投与する．しかし，TNF 阻害薬の登場以前から用いられてきたこれらの治療薬は，難治性ぶどう膜炎への有効性はあまり期待できない．また，複数の治療薬の効果判定にはある程度の時間を要してしまう．そこで，難治性ぶどう膜炎ではコルヒチンで発作を抑制できなかった時点で，シクロスポリンの投与を挟まずに TNF 阻害薬の導入に舵を切る．それにより，効果判定のために生じた眼発作による視機能障害の進行を防ぐ．

第四章 後眼部疾患

> **豆知識**
>
> 『ベーチェット病診療ガイドライン2020』[1]では，コルヒチンを第一選択とし，コルヒチンで効果不十分な症例では視機能低下リスクを考慮して次の治療薬を選択することを推奨している．視機能低下リスクが低い症例ではシクロスポリンの投与を，視機能低下リスクの高い症例では視機能保護のためシクロスポリンを介さずに早期のTNF阻害薬の導入を目指す．

他の生物学的製剤使用の可能性を考慮せよ

❖ これが秘技！

　TNF阻害薬が承認されたことにより，Behçet病眼病変の治療成績は飛躍的に向上した．しかし，TNF阻害薬を用いてもなお眼発作を抑えられないケースや，投与時反応によってTNF阻害薬治療の継続が困難なケースも存在する．

　海外からは，ぶどう膜炎やBehçet病眼病変に対して有効な，TNF阻害薬以外の薬剤についての報告が数多くされている．主要な炎症性サイトカインやその受容体（IL-1R, IL-6, IL-23R, IL-17Aなど）を標的とした生物学的製剤を用いることで，TNF阻害薬不応例における新たな治療戦略となる可能性を秘めている[3]．

　ただ，本邦ではBehçet病に承認された生物学的製剤はインフリキシマブとアダリムマブの2剤のTNF阻害薬のみであるため，通常はこれらの生物学的製剤を使うことはできない．しかし，まれではあるが関節リウマチなどほかの疾患を合併している難治性ぶどう膜炎患者では，その疾患で必要と判断される場合にはTNF阻害薬以外の薬剤による治療が行われ，結果的に眼症状の寛解につながることもある．

> **豆知識**
>
> 　遺伝子解析研究によって，Behçet病の発症に関わる感受性遺伝子がこれまでに多く同定されている．また同定された感受性遺伝子が，疾患の発症だけでなく特定の病変の病態にも関与する可能性が示唆されている．Behçet病ではインターロイキン（IL）-23の受容体をエンコードする*IL23R*が感受性遺伝子として報告されているが，この遺伝子は，サルコイドーシスやVogt-小柳-原田病，急性前部ぶどう膜炎といった代表的な非感染性ぶどう膜炎にも感受性を示しており，非感染性ぶどう膜炎に共通した病態形成に関与すると考えられている[3]．IL-23はTh17細胞に作用して，好中球の免疫応答を引き起こすIL-17の産生を増加させることから，これらのサイトカインを阻害することで眼炎症が抑制されることが期待される．

文献

1) 日本ベーチェット病学会（監）：ベーチェット病診療ガイドライン2020．p183，診断と治療社，東京，2020
2) Malclès A et al：SAFETY OF INTRAVITREAL DEXAMETHASONE IMPLANT (OZURDEX)：The SAFODEX study. Incidence and Risk Factors of Ocular Hypertension. Retina **37**：1352-1359, 2017
3) Takeuchi M et al：Pathogenesis of Non-Infectious Uveitis Elucidated by Recent Genetic Findings. Front Immunol **12**：640473, 2021

16　Vogt-小柳-原田病（原田病）

岩田　大樹

正攻法その一　鑑別のために特徴的な症状，眼所見を理解しておく

❖ 正攻法のここが大事！

　Vogt-小柳-原田病（原田病）は，ぶどう膜炎を主とする眼症状と白髪，難聴，髄膜炎などの眼外症状を呈する全身疾患で，メラノサイトに対する自己免疫が原因と考えられている．問診では，感冒症状（頭痛・発熱など），めまい，嘔気，項部痛，難聴や耳鳴，頭皮のピリピリ感などの有無を確認する．典型的には両眼性の肉芽腫性汎ぶどう膜炎で漿液性網膜剥離（SRD）がみられる．急性期の前房炎症は軽微なことが多いが，豚脂様角膜後面沈着物，虹彩結節，隅角結節などを伴った強い前眼部炎症がみられることもある．虹彩後癒着から瞳孔ブロックとなりうるため，瞳孔管理も重要となる．一般に強い硝子体混濁を生じることはない．

　眼底では視神経乳頭の発赤とともにSRDがみられる（図1a）．enhanced depth imaging OCT（EDI-OCT），swept source OCT（SS-OCT）で脈絡膜深部まで検査すると，SRDの性状のみならず，網膜色素上皮が襞状に波打つ脈絡膜皺襞，脈絡膜の浮腫状の著明な肥厚が検出できる（図1b，図2a）．フルオレセイン蛍光眼底造影（FA）では初期から顆粒状の過蛍光が出現し，後期には網膜下に蛍光が貯留する（図1c）．また，視神経乳頭の過蛍光と蛍光漏出がみられることも多い．インドシアニングリーン蛍光眼底造影（IA）では静脈相初期の脈絡膜中大血管造影は不鮮明で，低蛍光斑（hypofluorescent dark dots：HDDs）が眼底全体に散在してみられる（図1d）．このHDDsは淡く，後期には目立たなくなる．脈絡膜毛細血管板の循環不全による変化と考えられ，原田病の特徴的な検査所見の1つである．

❖ 正攻法の盲点！

　急性期には毛様体への炎症波及のために，全周性に毛様体腫脹・毛様体上腔の拡大がみられることがある（図3a）．これに起因して水晶体が前方偏位し，浅前房化，近視化を伴い（図3b），一見すると急性緑内障発作をきたしているかのような所見となることがあるため，誤診しないよう注意する必要がある．毛様体の変化をとらえる検査としては，超音波生体顕微鏡（ultrasound biomicroscope：UBM），前眼部OCTが有用である．

第四章　後眼部疾患

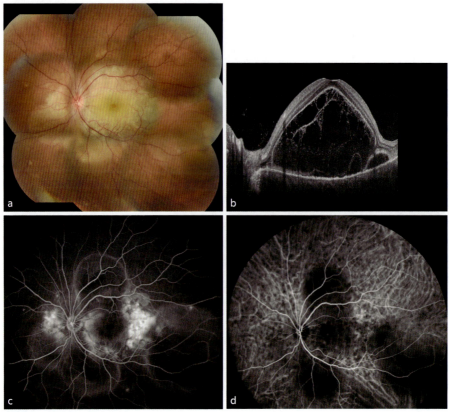

図1　発症初期の原田病

a：眼底写真．両眼ともに視神経乳頭の発赤と，後極部を中心に多胞性のSRDがみられる．b：OCT．原田病のOCTではSRDは胞状で隔壁があり多房性で，その内部にはフィブリン析出がみられ，脈絡膜の著明な肥厚がみられる．c：FA．視神経乳頭から黄斑部を中心に無数の顆粒状蛍光漏出がみられ，後期にかけて網膜下に蛍光色素の貯留がみられる．d：IA．静脈相初期に脈絡膜血管が不鮮明で，中期以降に淡いHDDsの散在が眼底全体にみられる．HDDsは淡く，後期には低蛍光斑の境界が目立たなくなる．

豆知識

非侵襲的な眼科画像検査機器について

　レーザースペックルフローグラフィー（laser speckle flowgraphy：LSFG）は，非侵襲的に脈絡膜の血流動態を経時的かつ定量的に画像化できる検査装置である．血流速度の相対値の指標であるmean blur rate（MBR）から眼球中心部の網脈絡膜血流動態をカラーマップ化することができる．原田病の急性期では，脈絡膜の血流は低下しカラーマップ表示では全体に寒色系となる（**図2c**）が，ステロイド治療に反応して脈絡膜の血流が改善すると，カラーマップは全体に暖色系となる．原田病の脈絡膜炎の活動性を評価する指標の1つとして有用である．

16 Vogt-小柳-原田病（原田病）

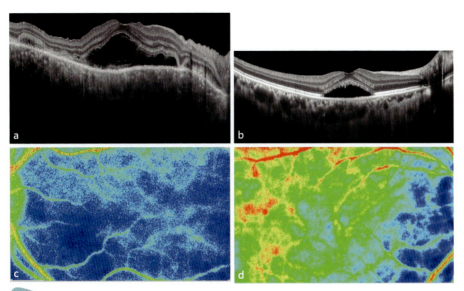

図2 発症初期の原田病と中心性漿液性網脈絡膜症（CSC）の OCT および LSFG
原田病の OCT では SRD は隔壁があり多房性で，その内部にはフィブリンがみられる．脈絡膜には皺襞と著明な浮腫状の肥厚がみられ，血管影は不鮮明となる（a）．一方，CSC では SRD の内部は清明で，脈絡膜は中大血管が拡張し，毛細血管板の菲薄化がみられる（b）．原田病の LSFG では脈絡膜の血流は低下し，カラーマップでは全体に寒色系（c）となるが，CSC では過灌流で血流が増加しており，カラーマップでは全体に暖色系（d）となる．

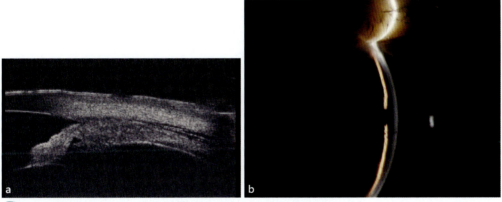

図3 発症初期の原田病における毛様体脈絡膜剥離の UBM 像と浅前房化
a：UBM により毛様体の浮腫，毛様体上腔の拡大が全周性に観察された．b：発症初期には毛様体の腫脹により水晶体が前方偏位し，浅前房化することがある．

急性期の治療は可及的速やかに行う

❖ 正攻法のここが大事！

　発症初期の治療が遅れると遷延型に移行する可能性が高くなるため，初発例については診断が確定したら一般にステロイド薬の大量療法もしくはステロイドパルス療法で速やかな消炎を心が

第四章　後眼部疾患

ける．ステロイド大量療法ではプレドニゾロン換算 160〜200 mg の点滴静注から開始し漸減する．ステロイドパルス療法ではメチルプレドニゾロン 1 g の点滴静注を 3 日間行い，その後プレドニゾロン 40 mg あるいは 60 mg から漸減する．1 回目のパルスで効果が不十分な場合には再度行うこともある．消炎に伴いステロイド薬を漸減するが，減量が早いと再発・遷延化率が高くなることもわかっており，FA，IA，OCT 所見も参考にしながら慎重に行う．一般的には 20 mg までは 2〜4 週ごとに 10 mg ずつ減量し，その後は 4 週ごとに 5 mg ずつ減量し中止する．

❖ 正攻法の盲点！

　ステロイド薬の全身投与では免疫力が低下するため，感染症予防を徹底する必要がある．投与前に感染症，特に水痘や結核の有無を確認する．HBs 抗原陽性例（キャリア）では，ウイルスの活性化により重症肝炎を生じる可能性があり，また HBs 抗原陰性でも HBs 抗体あるいは HBc 抗体陽性例（既感染者）では再活性化する可能性がある．日本肝臓学会から『免疫抑制・化学療法により発症する B 型肝炎対策ガイドライン』が作成されており，既感染者では，治療中は HBV DNA 量をモニタリングすることが推奨されている．C 型肝炎ウイルス（HCV）感染者については，経口抗ウイルス薬治療の高い有効性・安全性が示されている．HCV 抗体および HCV-RNA がいずれも陽性である HCV キャリアでは，肝臓疾患を専門とする内科医に治療の適応について相談する．また，プレドニゾロン換算で 20 mg/日のステロイドを 1 ヵ月以上内服する場合には，ニューモシスチス肺炎予防のため ST 合剤（バクタ®合錠）を 1 錠/1〜2 日もしくは 2 錠×3 回/週などによる予防治療を考慮する．

OCT などの非侵襲的な眼科画像検査機器を鑑別，病態の変化の検出に活用する

❖ これが秘技！

　病初期に脈絡膜肥厚とともに SRD をきたしている場合，炎症性疾患である原田病と非炎症性疾患である中心性漿液性網脈絡膜症（CSC）の鑑別が必要となることがある．原田病の SRD の性状を OCT で観察すると，胞状で隔壁があり多房性で，その内部にはフィブリン析出が検出されることがある．脈絡膜では皺襞がみられ，著明な浮腫によりその血管影は不鮮明となる（図 2a）．一方で CSC では SRD の内部は清明で，脈絡膜中大血管は拡張し毛細血管板の菲薄化がみられる（図 2b）．また LSFG は，上述のように原田病では脈絡膜の血流は低下し，カラーマップでは全体に寒色系（図 2c）となるが，CSC では過灌流で血流が増加しており，カラーマップでは全体に暖色系（図 2d）となる．これらの検査所見の相違は鑑別に有用である．

> **豆知識**
> **原田病の炎症再燃の検出について**
> 　標準的な治療を適切に行い，いったんは炎症が鎮静化しても，ステロイド薬を漸減するなかで 20〜30％の症例で再燃・再発する．炎症の再燃を同定する契機については一般的に前眼部炎症の検出によることが多いが，再発時に検眼鏡的な所見が明らかになる前に OCT で脈絡膜の浮腫状の肥厚がみられ，炎症再燃を検出する 1 つの検査所見となりうることが報告されている[1]．経過観察では検眼鏡的な所見を観察することはもちろん，OCT 所見を定期的に確認することも重要となる．

Vogt-小柳-原田病（原田病）

秘技その二　炎症再燃時の治療選択肢を整理しよう

❖ これが秘技！

　炎症の遷延例では消炎治療の継続を余儀なくされる．非感染性ぶどう膜炎について，2013年3月に**シクロスポリン**（ネオーラル®），2016年9月には**アダリムマブ**（ヒュミラ®）が非感染性の中間部，後部または汎ぶどう膜炎に保険適用となり，その治療選択肢は広がっている．原田病においても，これらの治療を併用することがステロイド薬の減量や，副作用を回避しつつ治療効果を維持することに寄与すると報告されている[2,3]．

豆知識

急性期の治療選択肢について

　急性期の原田病の再発，増悪リスクについて，ステロイドパルス療法を行わずにシクロスポリンを併用しプレドニゾロン60 mg/日から投与した群で，ステロイドパルス療法を行った群と同程度の治療効果が得られたという報告がされており[4]，ステロイドの高用量，長期投与が困難な高齢者，糖尿病を基礎疾患に有する症例で治療選択肢となりうる知見である．

　ステロイドの全身投与量を抑えて眼炎症の抑制を担うための他の選択肢としては，**ステロイド薬の眼局所注射**が考えられる．持続性ステロイド薬であるトリアムシノロンアセトニド（マキュエイド®，ケナコルトA®など）40 mgを後部Tenon囊下に注射する．即効性はないが，約1ヵ月後に最大の効果を示し，有効性は2～3ヵ月程持続することが期待できる．全身副作用の懸念は少ないが，眼局所の副作用としては眼圧上昇，複数回の投与により有水晶体眼では白内障をきたしてくることがあるため，事前にその可能性について説明する必要がある．後部Tenon囊下注射を上方から行うと眼瞼下垂を生じることがあるため，耳下側から注射することが望ましい．後部Tenon囊下注射には通常鈍針を用いるが，経験豊富な医師は鋭針を用いることもある．

🔖 文　献

1) Tagawa Y et al：Choroidal thickening prior to anterior recurrence in patients with Vogt-Koyanagi-Harada disease. Br J Ophthalmol **100**：473-477, 2016
2) Couto C et al：Adalimumab treatment in patients with Vogt-Koyanagi-Harada disease. Ocul Immunol Inflamm **26**：485-489, 2018
3) Shinagawa M et al：The Steroid-Sparing Effect of Adalimumab in the Treatment for the Recurrent Phase of Vogt-Koyanagi-Harada Disease. Ocul Immunol Inflamm **31**：501-505, 2023
4) Ono T et al：Comparison of combination therapy of prednisolone and cyclosporine with corticosteroid pulse therapy in Vogt-Koyanagi-Harada disease. Jpn J Ophthalmol **66**：119-129, 2022

第五章

神経眼科疾患

1 弱 視

遠藤　高生

正攻法その一　視力感受性期を意識して治療を行う

❖ 正攻法のここが大事！

　弱視の治療の基本は屈折矯正と健眼遮閉である．一般に視力感受性期は9歳頃までとされているが，斜視弱視の場合は7歳前後が治療の臨界期である．また，形態覚遮断弱視の場合は感受性期が非常に短い．逆に屈折異常弱視や不同視弱視では，10歳を超えても弱視治療の効果がみられることがある（図1)[1]．

　形態覚遮断弱視ほどではないが，一般的に斜視弱視は屈折異常弱視や不同視弱視といった抑制を伴わない弱視よりも治療反応性が悪いため，早期発見，早期治療が重要となる．

　アイパッチ治療は，適切に行われていた場合にはおおむね1年，遅くとも2年ほどで視力向上がみられなくなる場合が多い．特に形態覚遮断弱視や微小角斜視弱視では，治療を行ってもほとんど効果が得られないこともままある．アイパッチ治療は，特に就学期以降の児童にとっては友達の目などもあり心理的負担の大きいものである．視力感受性期だからといって1年以上に

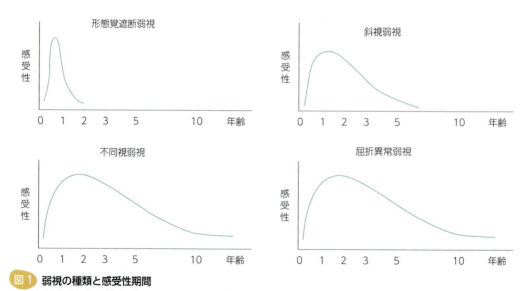

図1　弱視の種類と感受性期間

屈折異常弱視や不同視弱視では10歳以降まで感受性が認められるが，斜視弱視では7歳頃まで，形態覚遮断弱視では1, 2歳頃までしか感受性がみられない．
〔初川嘉一．弱視治療における問題点について．眼紀 31：1279-1284, 1991 より許諾を得て改変し転載〕

❶ 弱視

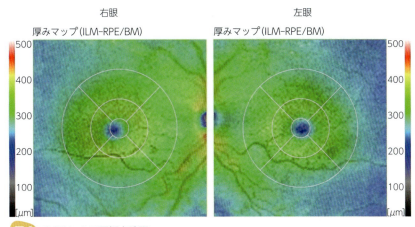

図2 OCTによる固視点確認
左眼は固視中心が中心窩の位置となっているが，右眼は中心窩からわずかにずれており，傍中心窩固視が疑われる．撮影時には，固視標を動かしても同じ部分で固視しているかを確認しておく（写真はニデック社のRS-3000）．

わたって効果のみられないアイパッチ治療を漫然と続けていくことは，厳として避けなければいけない．

❖ 正攻法の盲点！

　弱視の診断自体は，屈折異常弱視や不同視弱視では屈折異常の存在，斜視弱視では恒常性の斜視と交代視の有無，形態覚遮断弱視では原因となる器質的疾患の有無などから比較的容易だが，一度そうだと思い込んでしまうと軌道修正が難しい場合がある．睫毛内反や角膜混濁，小児白内障，種々の眼底疾患などの合併があると，治療しても視力向上が不十分となる．器質的疾患の除外は弱視の診断において必須である．

　また，弱視と思っていたら腫瘍などの頭蓋内疾患を併発している場合もある．0.1未満の矯正視力（重度の形態覚遮断弱視を除く），固視不良，眼振の出現，斜視の急激な増悪，弱視治療反応不良などはそれを疑わせる所見である．それらがみられた場合には各種神経診察やCT・MRIなどの頭部画像検査を検討する．

> **豆知識**
>
> **微小斜視弱視診断のコツ**
> 　不同視弱視は治療に比較的反応しやすい弱視で，不同視差が高度だったり治療開始が遅くなければ，眼鏡装用のみで予後良好のことが多い．しかし，不同視弱視には微小斜視弱視が合併することが多く，その場合は非常に治療反応性が不良である．微小斜視弱視の診断としては直像鏡で固視点を確認するほか4 prism base out testが有名だが，診察には慣れが必要である．
> 　微小斜視弱視の診断のための手助けとしてOCT画像で固視点を確認する方法がある（図2）．図2のように固視点が中心窩からわずかにずれている場合には，微小斜視を疑う1つの手がかりになる．

第 五 章　神経眼科疾患

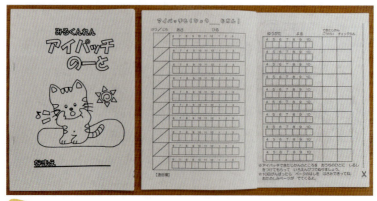

図3　アイパッチノート
何時から何時までアイパッチができたかを記載する．所定の日数が終われば袋とじを開いて迷路や塗り絵などのお楽しみが出てくる．

正攻法その二　治療コンプライアンスを確認する

❖ 正攻法のここが大事！

　弱視治療のための眼鏡装用やアイパッチは基本的に病院外で行われるため，内科的治療において服薬コンプライアンスが重要であるのと同様に，弱視治療では治療（眼鏡・アイパッチ装用）コンプライアンスの確認が非常に重要である．

　「眼鏡かけていますか？」「アイパッチはできていますか？」とだけ聞くと，朝幼稚園に行くまでの30分しか眼鏡をかけていない，アイパッチは土日にちょっとだけしかできていないといった状況でも「できています」と答える親は意外と多い．「1日のうち，どのくらい眼鏡をかけていますか？」「1日平均何時間アイパッチできていますか？」と聞き方を変えるだけで，もう少し具体的な状況把握ができる．

　さらに具体的な状況把握をするため，当院ではアイパッチノート（図3）を配布して実際に何時から何時までアイパッチができたかを記載してもらっている．毎日記載する必要があるので，アイパッチを行う意識づけになる．また，ページの合間に迷路や塗り絵といった遊びを挟んでおり，子どもが楽しく行えるよう配慮している．

❖ 正攻法の盲点！

　保護者（親）は意外と医師の話を聞けていない．こちらが口頭でしっかりと説明しても，家へ帰ると，「右眼が弱視で…アイパッチはどっち？」のようにすぐ忘れてしまうものである．当院ではアイパッチを行う際，必ずどちらの眼に何時間かを書いた説明用紙を手渡すようにしているが，それでも左右を間違えている場合がある．

　数ヵ月アイパッチをしても全く治療効果がみられない患児がいた．病院に送迎している祖父母に聞いても状況がよくわからないため，本人にアイパッチをつけさせたところ弱視眼に貼付した．説明しただけでちゃんとやってくれているだろうというのは，医者の楽観的すぎる思い込みである．

① 弱視

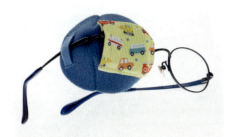

図4 眼鏡につける布製のパッチ（JOY-PATCH 3）
皮膚まで覆って隙間から覗けないようになっている．
（画像提供：株式会社オグラ）

> **豆知識**
> **アイパッチのテープかぶれ**
> 　アイパッチを継続していくにあたって1つの障害となるのがテープかぶれである．対症療法的には，アイパッチの粘着部分を切ったり折ったりして皮膚に当たる部分を毎日変えながら使用する．
> 　眼鏡にアイパッチを貼付する方法は，隙間から覗いてしまうため推奨できない．眼鏡につけるのであれば，皮膚部分まで覆うように布製のパッチ（**図4**）をつける方法がある．器用な保護者は自作されるが，市販の物もあるので利用するとよい．

 秘技その一　アイパッチ中は目を積極的に使おう！

❖ これが秘技！

　アイパッチの目的は，患眼をしっかり使うことなので，ただアイパッチをしてぼんやり過ごすよりも集中して何かを見たほうが効果は高い．

　9歳目前の不同視弱視患児，2年弱ほど眼鏡とアイパッチをしていたが，患眼の視力は0.7〜0.8止まりで1年近く視力向上がみられない状態だった．そろそろアイパッチも終了かと思っていたが，母親がもうちょっとだけ頑張りたいとのことで3ヵ月後に予約をとったところ，視力が1.0まで向上していた．どうしたのか聞いたところ，携帯ゲームをするときにアイパッチをするようにしたとのことであった．

　このように，スマートフォンやタブレットなども含め子どもの好きな行動とアイパッチ治療を紐づけることは治療効果が上がるとともに，コンプライアンス向上も期待できる．積極的に利用すべきだろう．

第五章 神経眼科疾患

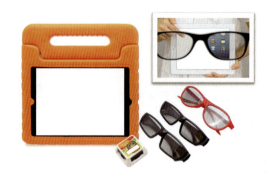

図5 オクルパッド®
偏光眼鏡を通して画面を見ることで，弱視眼のみに画像が表示される．10種類のゲームが入っており，遊びながら弱視治療ができる．治療日時・時間などの管理も行うことができる（画像提供：株式会社JFCセールスプラン）．

健眼遮閉に代わる新しい治療法

❖ これが秘技！

　アイパッチは弱視治療において長年行われてきた確立された治療法ではあるが，その大きな問題点としては，片眼視で治療を行うため，両眼視機能の確立には寄与しないということが挙げられる．そのほかにも頻度は低いものの遮閉弱視や急性内斜視の発症といった危険性もある．

　近年では電子機器の発達に伴い，遮閉を伴わない弱視治療法が開発されている．図5のオクルパッド®では，偏光眼鏡を用いてタブレット上に弱視眼にのみ表示される画像を用いたゲームをすることで弱視治療を行う．1日1時間の治療により良好な治療効果があったことが報告されている[2]．そのほかVR（virtual reality）ゲームを用いた弱視治療なども開発されている．

　これらの治療の普及には費用的な問題が障壁となるが，保険収載などで解消されれば弱視治療が大きく変わる可能性がある．

❖ 文　献

1) 初川嘉一：弱視治療における問題点について．眼紀 **31**：1279-1284, 1991
2) Iwata Y et al：Evaluation of the effects of the Occlu-pad for the management of anisometropic amblyopia in children. Curr Eye Res **16**：1-3, 2018

2 視神経炎

毛塚　剛司

正攻法その一　視神経炎の診断には発症原因の推測が大事

❖ 正攻法のここが大事！

　視神経炎には視神経乳頭炎と球後視神経炎の2パターンがあり，どちらもMRIで視神経が高信号，特に造影MRIで造影効果がみられるという特徴がある．片眼性の場合には，病眼では相対的瞳孔求心路障害（relative afferent pupillary defect：RAPD）が陽性であり，限界フリッカー値（critical fusion frequency：CFF）も著明に低下している．問診も重要であり，家族歴，薬剤の服用歴，他の部位での炎症が絡む経過がなかったか，視神経以外の眼内での炎症所見の有無などに注意が必要である．1ヵ月以上前から発症していたとなると，治療効果は得られにくい．

　近年，視神経炎の国際ガイドラインが策定され，眼科医そして脳神経内科医にも理解しやすい内容となった．この国際診断基準を表1[1]に示す．新しい診断基準に示されているように，特異抗体検査が診断確定に重要となった．視神経炎患者において，血清中のAQP4抗体を測定して陽性なら視神経脊髄炎スペクトラム障害（neuromyelitis optica spectrum disorder：NMOSD），MOG抗体を測定して陽性ならMOG抗体関連疾患（MOG-associated disease：MOGAD）と診断がつく．しかし，保険適用となっている特異抗体はAQP4抗体（ELISA法）のみである．視神経炎を疑ったら，AQP4抗体（ELISA法）は必ず測定すべき抗体である．この他にも，ステロイドパルス療法を行うにあたり，梅毒（RPR，TPLA），B型肝炎（HBs抗原，HBc抗体），C型肝炎（HCV抗体）検査は行ったほうがよい．

　AQP4抗体関連視神経炎およびMOG抗体関連視神経炎，多発性硬化症と関連のある両抗体陰性視神経炎の臨床的特徴の違いを表2[2]にまとめたので，参照していただきたい．

❖ 正攻法の盲点！

　視神経炎の診断において，頭部/眼窩MRI検査は必ず行いたい検査であるが，単純MRI検査で視神経炎の診断を行うときは注意が必要である．初回発作の視神経炎なら頭部単純MRIで検査しても問題はないが，再発性の視神経炎において視神経萎縮に陥っている場合，炎症はなくとも視神経が高信号に描出される．この誤診を防ぐために，再発性視神経炎が判明している場合は，ガドリニウム造影を行い，造影効果を確認する必要がある（図1）．

　視神経炎の検査基準において，OCTで視神経腫脹もしくは発症3ヵ月以内のmGCIPLの菲薄化とpRNFLの菲薄化が必要であると述べたが（表1）[1]，この方法では発症時には視神経炎の診断はつかない．あくまでOCT測定は補助的な要素が大きいように思われる．

　血清中のAQP4抗体とMOG抗体測定は，視神経炎の診断基準にあるように大きく確定診

第五章　神経眼科疾患

表1 視神経炎の国際診断基準

臨床基準
A）単眼性・亜急性の視力障害で眼球運動時痛，コントラスト視力低下，色覚異常，RAPD を伴う
B）痛みはないが，他の点で A）を満たす
C）両眼性であるが，他の点で A）もしくは B）を満たす

検査基準
1）OCT：視神経腫脹もしくは発症 3 ヵ月以内の黄斑部の神経節細胞内網状層（mGCIPL）の菲薄化（＞4％もしくは＞4μm），網膜神経線維層（pRNFL）の菲薄化（＞5％もしくは＞5μm）
2）MRI：発症 3 ヵ月以内の視神経高信号
3）バイオマーカー異常（AQP4 抗体，MOG 抗体，CRMP5 抗体，髄液中オリゴクローナルバンド陽性）

確定群（define optic neuritis）
・臨床基準 A）＋検査基準異常 1 個
・臨床基準 B）＋検査基準異常 2 個
・臨床基準 C）＋検査基準異常 2 個（MRI を含む）

疑診群（possible optic neuritis）
・臨床基準 A），B），C）のみで，急性発症だが検査基準異常がなく，一貫性のある視神経炎眼底と自然経過である
・検査基準を満たし，視神経炎を疑わせる病歴がある

〔Petzold A et al：Diagnosis and classification of optic neuritis. Lancet Neurol **21**：1120–1134, 2022 より引用〕

表2 種々の視神経炎の臨床的特徴

（全視神経炎 n=531）	AQP4 抗体関連視神経炎	MOG 抗体関連視神経炎	両抗体陰性視神経炎（多発性硬化症を含む）
性差（女性比率）	84％	51％	64％
年齢（中央値）	52.5（13〜84）	47（3〜82）	47.5（4〜87）
頻度（特発性視神経炎中）	12％	10％	77％
初期症状	急激な視力低下 眼痛を伴いにくい	急激な視力低下 眼痛を伴いやすい	急激な視力低下 どちらかといえば 眼痛を伴いやすい
視神経乳頭腫脹	34％	76％	46％
眼球運動痛	53％	78％	47％
MRI 上の視神経腫脹	82％	91％	67％
治療成績	ステロイド抵抗性	ステロイド依存性	ステロイド反応性
視力予後	不良	良好（視野障害は残る）	良好
再発の有無	再発しやすい	再発しやすい	再発することもある

〔Ishikawa H et al：Epidemiologic and clinical characteristics of optic neuritis in Japan. Ophthalmology **126**：1385–1398, 2019 を参考に作成〕

② 視神経炎

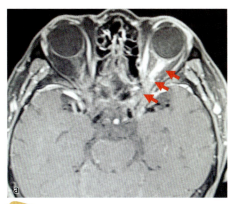
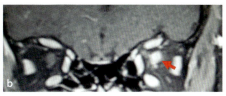

図1 AQP4抗体関連視神経炎（NMOSD）のMRI造影後T1強調画像
60歳代後半，女性．a：水平断，b：冠状断．左眼視神経の長い範囲にわたって造影効果がみられる（赤矢印）．

に近づけるツールである．より国際診断基準に沿った測定法は，どちらの抗体測定もcell based-assay（CBA）法である．保険適用とされている検査は，AQP4抗体でELISA法測定のみとなる．血清AQP4抗体測定において，感度，特異度ともにCBA法のほうがELISA法に比べて優れていることもあり，AQP4抗体（ELISA法）測定で偽陰性が疑われた場合，保険適用外だが，CBA法で再度測定する必要がある．

豆知識

眼科医は視神経炎診療において髄液検査を行わないことが多い．しかし，特異抗体関連視神経脊髄炎では有用な情報が得られることがある．髄液検査で，MOGADでは脊髄中のバリア機能が低下するらしく，髄液中でMOG抗体が検出され，なおかつアルブミン値も高い傾向にある．一方，AQP4抗体陽性NMOSDや多発性硬化症（MS）では，髄液中でほとんどAQP4抗体やその他の抗体は検出されず，アルブミン値も正常である．
特異抗体関連視神経炎の発症は，季節に関係している可能性がある．特異抗体陽性視神経炎の発症月を分析したところ，AQP4抗体陽性NMOSDの患者は春夏発症が優勢であり，MOGADの患者は秋冬発症が多かった[3]．一方，季節変動は臨床症状とは無関係であった[3]．血清抗体の測定が困難な場合は，季節を考慮すると簡易的に視神経炎の種類を見分けることができる可能性がある．

視神経炎の治療は迅速なステロイド点滴静注が最優先，効果がみられなければ次の一手を考える

❖ 正攻法のここが大事！

特発性視神経炎の急性期治療は，迅速なステロイド点滴静注である．ステロイド治療を行う前に，確実に感染症による視神経炎の除外を行う．特に梅毒は視神経網膜炎の形をとり，視神経乳頭腫脹をきたしやすい．血清AQP4抗体陽性患者における最終的な視力予後に対する高用量の静脈内メチルプレドニゾロンパルス療法（1,000 mg/日，3日間）の調査を行ったところ，視神経炎の発症から高用量の静脈内メチルプレドニゾロンパルス療法の開始までの期間が短く，発症時の年齢が若いと最終的な視力予後が良好であった[4]．

第五章　神経眼科疾患

　MOG抗体関連視神経炎では視力低下の前によく眼痛（または眼球運動時痛）をきたすが，眼痛の存在もステロイド治療の決め手となり，早期治療の指針となりうるという報告がある[5]．

　特発性視神経炎において，ステロイド治療が奏効しない場合は，事前に測定しておいた特異抗体，特にAQP4抗体やMOG抗体の有無が重要となる．特にAQP4抗体陽性例はステロイド抵抗性で知られており，ステロイド治療で効果がみられなければ，早急に血漿交換療法もしくは免疫グロブリン大量静注療法（IVIg）に移行しなければならない．これらの治療を行うには脳神経内科や腎臓内科との連携が必要であり，事前に相談しておく．

　視神経炎における急性期治療を終えた後は，後療法を行う．後療法は，ステロイド内服薬の漸減を行い，特異抗体陽性の場合は低用量プレドニゾロン内服やアザチオプリンなどの免疫抑制薬の投与を行う．ステロイド内服治療の漸減中に再発した場合は，AQP4抗体陽性の視神経炎なら，補体を標的としたエクリズマブやラブリズマブ，IL-6を標的としたサトラリズマブ，B細胞を標的としたリツキシマブやイネビリズマブの導入を考慮する．

❖ **正攻法の盲点！**

　視神経炎において，ステロイドパルス療法は重要な治療法であるが，MRI造影で視神経に沿って造影効果が得られなければ治療効果は得られない．<mark>治療前にMRI造影</mark>を行い，治療効果の可否を検討して患者サイドにも説明することが重要である．

　視神経炎の後療法において，ステロイド内服治療が長期間にわたると，副作用により骨粗鬆症や血糖上昇などの種々の後遺症に悩まされることになる．またステロイドを減量するために用いられるアザチオプリンなどの免疫抑制薬は，通常，視神経炎に対しては保険適用外である（アザチオプリンはNMOSD治療薬として保険審査上，例外が認められている）．また，AQP4抗体陽性NMOSDに対して再発・寛解期に用いられる種々の生物学的製剤はいずれも超高額である．

ステロイド抵抗性視神経炎では血液浄化療法やIVIgも考慮する

❖ **これが秘技！**

　特発性視神経炎治療において，迅速なステロイドパルス療法は異論がないと思われるが，悩ましいのがステロイド抵抗性の視神経炎である．筆者らの施設では，ステロイドパルス療法を行い，<mark>2クール行っても全く視力改善や視野改善が得られなかった場合には血漿交換療法</mark>を行っている．一方，ステロイドパルス療法により視力改善が得られなくても，視野改善がみられ，<mark>中心暗点や盲点中心暗点のみが残存した場合はIVIgを選択</mark>している．基本的に，AQP4抗体陽性のステロイド抵抗性視神経炎はNMOSDとして血漿交換が保険適用となるので導入しやすいが，MOG抗体関連視神経炎や抗体陰性視神経炎では保険適用の関係からIVIgを選択せざるをえないときもある．また，血漿交換療法やIVIgは輸血扱いとなるので，患者サイドから輸血同意書を取得しなければならない．

❷ 視神経炎

秘技その二　生物学的製剤の導入には患者の希望も確認する

❖ これが秘技！

　再発と寛解を繰り返す NMOSD では，エクリズマブ，ラブリズマブ，サトラリズマブ，リツキシマブ，イネビリズマブの 5 剤が保険適用であり，その選択には迷うことも多いと思われる．最近では shared decision making の考え方がよく取り上げられている．これは，眼科医と脳神経内科医が連携して患者サイドに必要な医療情報を提供することにより，患者サイドからの嗜好の伝達を共有し，治療の満足度を上げて治療効果を高める試みである．具体的には，NMOSD に対する生物学的製剤を用いた新たな免疫療法を患者サイドと決定するにあたり，生物学的製剤の有効性，安全性，投与方法（投与経路），投与間隔の条件を説明し，QOL や QOV（Quality of Vision）の改善について話し合うことを目的とする．

文献

1) Petzold A et al：Diagnosis and classification of optic neuritis. Lancet Neurol **21**：1120-1134, 2022
2) Ishikawa H et al：Epidemiologic and clinical characteristics of optic neuritis in Japan. Ophthalmology **126**：1385-1398, 2019
3) Akaishi T et al：Seasonal variation of onset in patients with anti-aquaporin-4 antibodies and anti-myelin oligodendrocyte glycoprotein antibody. J Neuroimmunol **349**：577431, 2020
4) Akaishi T et al：Rapid administration of high-dose intravenous methylprednisolone improves visual outcomes after optic neuritis in patients with AQP4-IgG-positive NMOSD. Front Neurol **11**：932, 2020
5) Chen JJ et al：Details and outcomes of a large cohort of MOG-IgG associated optic neuritis. Mult Scler Relat Disord **68**：104237, 2022

3 外傷性視神経症

恩田　秀寿

正攻法
その一　確実な診断を行う

❖ 正攻法のここが大事！

　外傷性視神経症（traumatic optic neuropathy：TON）は神経眼科分野の代表的な疾患であると同時に，鈍的眼窩外傷分野の代表的な救急疾患でもある．概念は明瞭で，「眉毛外側を強く打撲した直後から急激な視力・視野障害が生じる疾患」である．
　診断には以下の4つを必ずチェックする．
　　①眉毛外側の打撲痕の有無
　　②受傷側の相対的瞳孔求心路障害（RAPD）の有無
　　③前眼部，中間透光体，眼底疾患の有無
　　④眼窩CT検査で視神経管骨折の有無
　補助診断として，以下の検査を行う．
　　⑤動的視野検査：TONに特徴的な視野異常はなく，イソプターの沈下，比較暗点，中心暗点，半盲など多彩である．
　　⑥電子瞳孔計：RAPDを客観的に診断できる．
　　⑦光干渉断層計（OCT）の ganglion cell analysis（GCA）：初期には ganglion cell complex に異常を認めないが，受傷後2週を超えると菲薄化してくる．
　　⑧中心フリッカー：健眼に対し著明に低下する．
　診断が確定すれば治療に進む．明らかな視神経管骨折を認めた場合には管壁による視神経の圧迫もしくは視神経線維の部分剪断が考えられるため，視神経管開放術が適応となる．しかし，明らかな視神経管骨折のない外傷性視神経症については，治療に関する強いエビデンスはない．これまで無治療，ステロイド治療，視神経管開放術またはそれぞれの組み合わせによる多くの臨床報告から，さまざまな結論が導き出されている．筆者らは通常，ステロイドパルス療法をまず1クール行い，その間，視力検査を連日行っている．パルス療法終了後に視野検査を行い，視力または視野に著明な改善を認めれば，さらに1～2クール追加する．一方，ステロイドパルス療法に反応を示さなくなった場合や，全く反応がない場合には視神経管開放術を行う．**手術のタイミングは早いほうがよい**と考えられている．TONの治療方針のフローを示す（**図1**）．

❖ 正攻法の盲点！

　上記①～④のチェックポイントの盲点を以下に示す．

3 外傷性視神経症

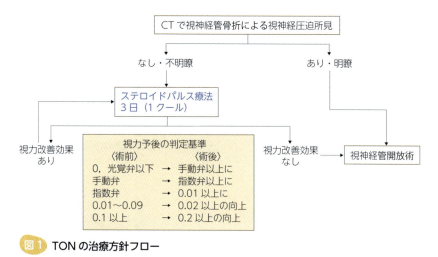

図1 TONの治療方針フロー

1．眉毛外側の打撲痕

よくみられる打撲痕には挫傷，裂傷，内出血，骨折がある．しかし受傷から時間が経過すると傷が治っていたり，内出血が引いていたりする．また，TONは瞼の横を多少ぶつけたぐらいでは発症せず，自転車の転倒や高所からの落下時に強い衝撃が眉毛外側に加わったときに発症することがほとんどである．しかし，Le Fort Ⅱ型またはⅢ型骨折のような頭部顔面外傷や，教科書に記載がない「前額部正中に強い衝撃」を受けた場合にもTONが生じうる．

2．RAPD

視力がよい症例でも必ず検出できるため，日頃からswinging flashlight testを練習し，わずかなRAPDも見逃さないようにする．複数回顔面を打撲した症例では，眼球打撲症による瞳孔括約筋の断裂が生じている場合もあるため，細隙灯顕微鏡検査で，その有無を確認する．

3．前眼部，中間透光体，眼底疾患

視神経乳頭の色調は患側が徐々に蒼白になっていく．受傷から2週間経過する頃から何となくわかるようになる．これは視神経変性の進行によるものと考えられており，GCAを測定すればこれが明白になる．逆に受傷後長期経過した症例でGCAに異常がなければ，TONと診断できない．

4．視神経管骨折

教科書的には，外傷性視神経症のうち視神経管壁の骨片が視神経を圧迫しているような明らかな視神経管骨折は少ないとされている．骨条件で撮影した画像で，わずかな管壁の歪みや後篩骨洞，蝶形骨洞内の出血があれば視神経管骨折を疑う．

> **豆知識**
>
> 交通外傷後に視力低下をきたし，外傷性視神経症を疑われて紹介となるケースがある．TONは受傷直後の視力が最も低く，徐々に改善する．そのため受傷直後よりも視力低下が進行していると訴えている場合，客観的な検査が重要となる．TONの所見と一致しない場合には，TON以外の疾患か，あるいは詐病を疑う．

第五章 神経眼科疾患

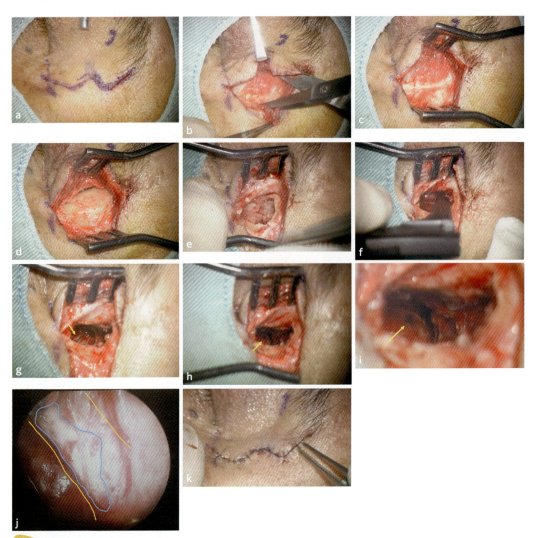

図2 経篩骨洞視神経管開放術

a：眉毛内側から内眼角靱帯の位置まで皮膚切開を行う．b：鈍的に皮下組織を剥離し骨膜を露出する．c：骨膜をH字に切開し，剥離する．d：上顎骨前頭突起，鼻骨，前頭骨を露出する．e：上顎骨前頭突起を中心にドリルで骨窓を作成後，前頭洞内の粘膜を除去する．f：篩骨内に進み，西端氏鋭匙鉗子で篩骨蜂巣を除去しながら後方へ進む．g：蝶形骨洞前壁を開放する（矢印）．h：蝶形骨洞前壁をトリミングし，蝶形骨洞内の視神経管隆起を同定する（矢印）．i：hの拡大．鼻内視鏡で視神経管隆起を確認し，ピオクタニンでマークした（矢印）．j：鋭匙で可能な限り視神経管壁を削り除去し，硬膜を露出する．オレンジの線の内側が視神経管隆起で，青枠内の管壁を除去した（鼻内視鏡画面）．k：6-0吸収糸で骨膜および皮下組織縫合，6-0ナイロンで皮膚縫合を行う．

  経篩骨洞視神経管開放術（図2）

❖ これが秘技！

　この手術を行っている眼科医は極めて少なく，おそらくこれを読まれている読者にはハードルが非常に高いと思われる．しかし近年の科学技術の進歩により，ナビゲーションシステム（メド

2 外傷性視神経症

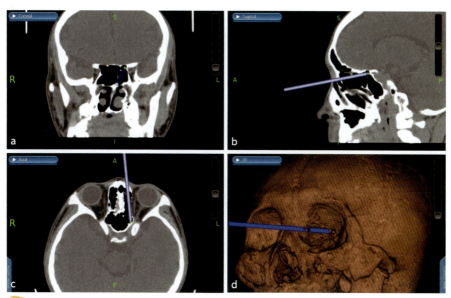

図3 術中のナビゲーション
プローベが視神経管に到達している（図2の症例のものではない）．
〔恩田秀寿ほか：外傷性視神経症に対し，ナビゲーションシステムが有用であった視神経管開放術の1例．眼科手術 30：147-151, 2017 より許諾を得て転載〕

トロニック社）を使用することで安全に視神経管に到達することができるようになった（図3）[1]．ただし，視神経管の位置・形状には個人差があるため経験を要する．解剖学的には，視神経管の骨を隔てて上方に脳，側方に眼窩，後方に内頸動脈と海綿静脈洞があること，また視神経管内の下外方の眼動脈が走行していることを念頭に置く．アプローチを誤ると動脈性出血，髄液瘻などの重大な合併症が生じうる．

> **豆知識**
>
> 1999年の国際視神経外傷スタディ[2]では，「無治療に勝るエビデンスはなく，強力な治療法の確立には至らなかった」とステロイドや手術の優位性に懐疑的な報告がされている．さらに，2020年のOphthalmology誌に掲載されたメタ解析[3]で，「良質な研究デザインに基づく適切な治療方法は見出せていない」と結論づけられている．さらに，「副腎皮質ステロイドの全身投与において，エビデンスは弱いが早期治療開始により良好な視力が得られることが散見できる．その一方で，外科的治療は視力を改善できるが，副腎皮質ステロイドに比し有利な点が示されていない」とある．
> 実際の治療の現場では，ステロイドの即効的な効果をみることがあり，手術後にじわりじわりと視力が改善していく症例もしばしば経験する．これまでの国際的研究と自身の経験から総括すると，現時点では，エビデンスに乏しいなりの治療選択肢を患者に提示し，患者の希望に応じてリスクを説明したうえで治療介入するのが望ましい．

文献

1) 恩田秀寿ほか：外傷性視神経症に対し，ナビゲーションシステムが有用であった視神経管開放術の1例．眼科手術 **30**：147-151, 2017
2) Levin LA et al：The treatment of traumatic optic neuropathy：The international optic nerve trauma study. Ophthalmology **106**：1268-1277, 1999
3) Wladis EJ et al：Interventions for indirect traumatic optic neuropathy：A report by the American Academy of Ophthalmology. Ophthalmology **128**：928-937, 2020

4　動眼神経・滑車神経・外転神経麻痺

須田　謙史

正攻法その一　まずは問診：発症様式と眼球運動障害パターンの確認を！

❖ 正攻法のここが大事！

　後天性の両眼性複視に遭遇し，非共同性斜視（眼位の方向によって斜視角が変わる）であった場合，動眼神経・滑車神経・外転神経の麻痺（眼運動神経麻痺）である可能性を考える．麻痺の原因は障害される神経の種類によって異なることが疫学的に知られているが，どの神経麻痺においても微小循環障害が最も多い．

　心筋梗塞や脳梗塞に代表される急性発症の病態であるほど急いで治療を行う必要があることは，眼科に限らずどの診療科でも経験される．一方で，眼運動神経麻痺に関しては微小循環障害が原因の場合，3～6ヵ月間で自然軽快することが知られている．そのため，典型的な眼運動神経麻痺が突然発症の様式で出現した場合，むしろ専門機関への受診は急がなくてもよい．逆に眼運動神経麻痺として非典型的な麻痺性斜視の場合は，脳幹部梗塞や多発性硬化症などの脱髄性疾患が原因で起きる斜偏位の可能性があるので，即日（しかもできるだけ早く）専門機関で頭蓋内精査を行う必要がある．

❖ 正攻法の盲点！

　ただし，上記の内容はあくまで単独の神経麻痺が起きている場合にのみ当てはまり，随伴症状があれば話は変わる（図1）．典型的な眼運動神経麻痺であったとしても頭痛や嘔気，他の神経症状を合併している場合は脳卒中やその他の頭蓋内疾患の可能性があるため，障害されている神経が単独かどうかの確認も重要である．迷う場合は眼科の診療のみに終始せず，脳卒中ユニットや脳神経内科への紹介を考慮する．微小循環障害による眼運動神経麻痺であっても背景に動脈硬化や糖尿病などの生活習慣病が存在していることが多く，それらに対する治療的介入が神経麻痺の再発，ひいては脳梗塞や心筋梗塞などの重大合併症の予防になりうる．

> **豆知識**
> 　眼運動神経麻痺に遭遇したときの問診のコツは，「突然発症かどうか」を見極めることである．発症を自覚したのが「何時何分」と言えるかを質問するとよい．正確な時刻がわからなくても，たとえば「〇〇のテレビ番組を見ていた最中に突然」といったような具体的な表現を引き出せると突然発症の確証となる．逆に「車の運転中にトンネルに入ったときに，初めて複視を自覚した．車の運転中以外は物が1つに見える」という回答の場合は，後天性の神経麻痺よりも先天性の代償性斜視の可能性のほうが高い．

④ 動眼神経・滑車神経・外転神経麻痺

典型的な眼運動神経麻痺であるか特定するためには，各眼位で交代プリズム遮蔽試験（APCT）を行い，定量的に評価することが重要である．夜間や休日の診療などでAPCTでの評価が難しい場合でも，問診と視診である程度類推は可能であるし，固視標を置いて交代遮蔽試験を行って定性的に判断してもよい．

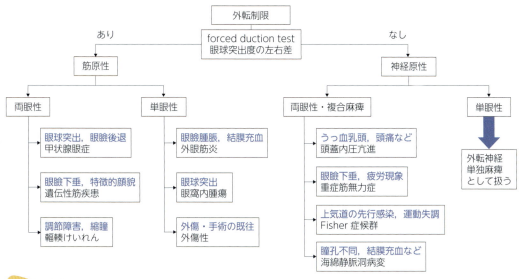

図1 外転神経麻痺の鑑別診断

正攻法その二　滑車神経麻痺（上斜筋麻痺）の存在を見逃すな！

❖ 正攻法のここが大事！

外転神経麻痺は水平成分のみの評価で診断がつくので簡単だが，垂直成分は斜筋や前庭系の関与があるため診断の難易度が上がる．垂直性複視の原因として疫学的に最も多いのは滑車神経麻痺（もしくは上斜筋麻痺）なので，これらの診断精度が上がると診療が楽になる．

滑車神経麻痺の診断で有名なのはParks-Bielschowskyの3段階法である．とはいえ初学者には3段階しかないとしてもややこしく感じるであろうから，まずは最初にBielschowsky頭部傾斜試験でスクリーニングする．すなわち上斜視側に頭部傾斜したときに上斜視が増悪すれば，滑車神経麻痺として典型的である．

❖ 正攻法の盲点！

問題は，正攻法でアプローチしたとしても滑車神経麻痺や上斜筋麻痺，動眼神経麻痺の非典型例は眼位検査結果の解釈に苦しむことである．非典型例であれば「正攻法その一」で述べたとおり斜偏位が鑑別に挙がるため，いずれにしても突然発症で非典型的なパターンの場合は緊急で頭蓋内精査をすべきである．

もし紹介元が画像検査を依頼してきたり，患者本人が希望したりすれば，必要性が高くないと判断しても検査は行っておいたほうがよい場合がある．あくまで正攻法は疫学に基づいた確率論

207

第5章　神経眼科疾患

であって絶対的なものではなく，世の中例外は山のように存在する．希望されたのに診察医が不要と切り捨て，後で検査して異常が見つかった場合は，その後の診療に支障をきたしたり最悪訴訟沙汰に発展したりする可能性もある．

> **豆知識**
>
> 　先天性の上斜筋麻痺の代償不全であれば融像幅が拡大していることが多いため，大型弱視鏡検査で垂直方向の融像幅を確認するとよい．上下方向合わせて4°以上あれば先天性の確率が高いと考えてよいだろう．もちろん先天性斜視に後天性の神経麻痺が合併する可能性はあるため精査不要と断言はできないが，今後の診療計画を立てていくうえでは参考になる．
> 　回旋角の確認も滑車神経麻痺の診断に役立つ．特に他覚的回旋角の評価にはOCTが重宝する．機種によっては視神経乳頭のサークルスキャンを撮ると回旋角を出力してくれる．外転神経麻痺時のうっ血乳頭スクリーニングと併せて，眼球運動障害の症例でもOCT検査は割と有用である．
> 　典型的な動眼神経麻痺に遭遇したら，まずは下転させて内方回旋の有無を確認する．細隙灯顕微鏡下で観察すると眼球の回旋運動がわかりやすい．もし内方回旋が観察できなければ滑車神経麻痺も合併していることとなり，海綿静脈洞病変の可能性を念頭にMRI検査を行う必要が出てくる．

動眼神経麻痺は即刻脳外科へ！

❖ これが秘技！

　典型的な動眼神経麻痺でAPCTを行うと，上方視時と下方視時で上斜視の左右が逆転する．上方視時に下斜視，下方視時に上斜視になっている側が麻痺側となる．ただし，動眼神経は上枝（眼瞼挙筋・上直筋支配）と下枝（瞳孔括約筋・内直筋・下直筋・下斜筋支配）に分かれており，症例によっては部分麻痺も合併するため必ずしも典型的な眼位結果にならないこともある．

　動眼神経麻痺の原因として有名なのは内頸動脈・後交通動脈分岐部の脳動脈瘤（IC-PC aneurysm）である．この部位の動脈瘤は動眼神経を圧迫しやすいことに加えて，容易に破裂してくも膜下出血に移行しやすいことでも有名である．そのため，基本的には「動眼神経麻痺疑い」という診断名だけで脳外科にいきなり紹介しても怒られることはない．脳外科の立場からすると，むしろ様子をみていて後手に回ってくも膜下出血になったほうが大変である．たとえ結果的に微小循環障害が原因であったとしても，悩むくらいなら即日脳外科に紹介してしまったほうがよい．特に麻痺性斜視を頻繁に診療している眼科医は，動眼神経麻痺患者を快く引き受けてくれる脳外科医のお得意先を作っておくのが重要である．

> **豆知識**
>
> **動眼神経麻痺**
> 　IC-PC aneurysmは瞳孔括約筋を支配している神経線維を圧迫しやすいことが知られているため，瞳孔不同があれば即日脳外科に紹介すること，というのが教科書的な対応である．ただし，世の中には瞳孔不同のない脳動脈瘤に伴う動眼神経麻痺の報告もある．また放射線画像検査中にくも膜下出血になった報告例もある．たとえ正しい診断プロセスを踏んでいたとしてもリスクがあるため，いち早く出血時に対処できる医師の管理下に置くことが重要である．
> 　また，MRAの解像度が日進月歩で改良されているが，小さい脳動脈瘤は眼科医の目では見落とすこともある．本当に小さい動脈瘤や血流の乏しい動脈瘤を見落とさないためには三次元表示では

208

なく二次元像で読影することが望ましく，その精細な評価は一般眼科医の守備範囲を優に超えている．脳外科であれば判断に迷った場合は血管造影を行う選択肢もあるため，動眼神経麻痺に限らず緊急性のある病態の可能性がある症例は，さらなる精査や治療の手段をもつ医師にいち早く託すことが望ましい．

「とりあえず採血・MRI」

❖ これが秘技！

両眼性複視の症例に遭遇したとき，「とりあえず採血・MRI」は賛否両論が絶対に巻き起こる診療行為であるが，予想外の異常所見が見つかることも多い．両眼性複視に遭遇するたびにスクリーニング項目をいちいち選択するのは面倒であるため，多くの病院では両眼性複視の患者が来院した際に行う血液検査のセット項目をあらかじめ準備していることが多いだろう．ただし，すべての関連項目を入れてしまうと非専門医師が盲目的にオーダーしがちなため，ある程度厳選しておき鑑別診断に応じて改めて追加オーダーする体制が望ましい．

画像検査は「とりあえずMRI」としてしまいがちだが，痛みが合併していたり眼球突出・眼瞼腫脹が随伴したりしている場合は頭部単純CTのほうが早く診断がつけられることも多い．MRIと違ってCTは撮像時間が短く，金属持ち込み防止を目的とした問診や着替えも不要であり，どの病院でも比較的簡単にオーダーできることも見逃せない．本項からはややそれるが，鞍上部の圧迫性視神経症を疑う状況でも，即日CTを撮り，その日のうちに脳外科に紹介することがある．

> ● 豆知識
>
> **外転神経麻痺の鑑別診断とMRI検査オーダー**
> 　外転神経麻痺の鑑別診断は図1を参照されたい．特発性眼窩炎症，外傷（眼窩骨骨折），先天性内斜視（Duane症候群含む），輻輳けいれん，重症筋無力症，甲状腺眼症などが代表的である．眼窩内の炎症や骨折，また甲状腺眼症はCTやMRIなどの画像検査が有用であるし，甲状腺眼症や重症筋無力症，また眼窩炎症の原因となりうるサルコイドーシス，ANCA関連血管炎やIgG4関連疾患のスクリーニングには血液検査が有用である．
> 　眼球運動障害に随伴する症状によっても診断を鑑別していくことは可能である．たとえば痛みを伴う場合は副鼻腔病変が原因のことも多く，眼球突出や眼瞼腫脹をきたすような病変には甲状腺眼症や特発性眼窩炎症のほか，IgG4関連疾患，硬膜動静脈瘻などがあげられる．このような疾患では単純CTでも病変が描出されることがままある．
> 　MRIを撮る場合はまず単純検査を行う．基本は眼窩部＋脳幹部を含めることとし，眼窩部で外眼筋やプリー組織の確認，複合神経麻痺なら海綿静脈洞の確認をする．これらはいずれも冠状断での評価が有用である．外転神経麻痺なら斜台部を詳しく評価すべきであり，これは矢状断がわかりやすい．造影はよほどのことがない限りは緊急では撮らない．脱髄性疾患を強く疑う状況の場合は脳神経内科に紹介し，眼以外の神経学的所見と併せて評価をしてもらう．

第六章

眼付属器・その他の疾患

1 眼窩炎症

三村　真士

正攻法その一　鑑別診断と時間軸を考える

❖ 正攻法のここが大事！

　眼窩炎症性疾患には多彩な病態が含まれる．そのため診断が重要となるが，感染性か非感染性かという器質的な大分類が，診療方針を決定するためにまず大事なポイントとなる．感染性眼窩炎症は眼窩蜂窩織炎に代表され，熱感や強い痛みを伴い，浮腫や充血などの炎症反応が強い場合が多い．一方，非感染性眼窩炎症は，甲状腺眼症や涙腺炎，外眼筋炎に代表され，炎症の増悪/寛解を伴い，炎症反応もバリエーションに富む場合が多い．したがって，患者の病歴，採血データ，CT/MRIによる画像診断を参考に病態を判断していく．そして感染性が疑われる場合は抗菌薬の投与，および必要/可能であれば病巣に対するドレナージなどの外科的アプローチを，非感染性が疑われる場合は薬剤による抗炎症療法，および必要/可能であれば病巣の生検や摘出を行うことが考えられる．このような鑑別診断と治療が進められるうちに，病態が明らかになっていき，徐々に最終診断が下されていくことも少なくない．

　一方で，感染性か非感染性かに関わらず，視機能や生命を脅かす緊急性疾患であるかどうか，つまりは病状の時間軸が，診療方針を決定するもう1つの重要な要素となる．圧迫性視神経症/眼窩先端部症候群，頭蓋内や副鼻腔といった周辺部臓器への波及，といったものが緊急性を要する代表的な病態である．

　これら鑑別診断と時間軸を考慮してフレキシブルな対応を行い，その時点での可能な限りの最適解を求めた診療方針を立てることが，眼窩炎症性疾患の治療において基本的かつ重要なポイントとなる．

❖ 正攻法の盲点！

　上述の正攻法における盲点としては，眼窩炎症に伴い眼窩周辺組織（副鼻腔や頭蓋内）も巻き込んで炎症を起こしている場合があげられる．原発巣が眼窩であるか否かを判断することは，確定診断および治療方針決定のうえで重要であるし，広範囲に炎症が波及している場合は関連する診療科との協働が必要となる．さらに，感染症や腫瘍の遠隔転移（乳がんや肺がんに注意）による眼窩炎症も視野に入れておく必要があるため，常に眼窩以外の症状も気にかけておかなければならない（図1，2）．

❶ 眼窩炎症

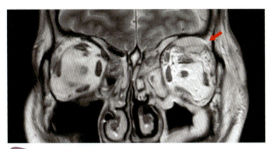

図1 左の汎副鼻腔炎から波及した眼窩膿瘍のMRI画像
前頭洞から眼窩上壁を融解して眼窩内へ進展し，ニボーを形成する眼窩膿瘍（矢印）を認める．

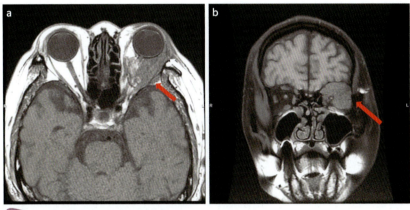

図2 左蝶形骨原発髄膜腫の眼窩内進展
a：MRI（水平断），b：MRI（冠状断）．頭蓋底を構成する蝶形骨から眼窩内へと髄膜腫が波及し（矢印），圧迫性視神経症を発症している．

豆知識

ムコール菌症

　感染性眼窩炎症のうち，真菌性のものはまれであるが重篤化しやすいので注意が必要である．そのうち，ムコール菌症は非常に悪性度が高い．ムコール菌はいったん感染すると，血管を閉塞し支配領域の軟部組織を壊死させる．そのため，感染巣を切開しても出血がほとんどないことが特徴的とされる．アムホテリシンBなどの抗真菌薬が開発される前は致死率が85％を超えていたが，近年では30％以下に抑えられている．特に免疫不全の患者に感染性眼窩炎症が起こった場合は，ムコール菌の感染も視野に入れる必要がある．治療として抗真菌薬の投与とともに，壊死組織の切除を行うが，最終的に眼窩内容除去が必要となることもしばしばある．

　なお，同様の病態として眼窩周囲の壊死性筋膜炎がある．こちらは一般的な嫌気性菌による軟部組織深部感染症であり，眼窩蜂窩織炎との鑑別が難しい．広範囲なデブリードマンと病巣の開放（好気化）が病状のコントロールに必要であり，時期を逸すると眼窩内容除去を要し，さらには生命にも関わる緊急性疾患である．

第六章　眼付属器・その他の疾患

　薬物療法と外科的治療のハイブリッド

❖ 正攻法のここが大事！

　以上のように眼窩炎症の治療には集学的な知識と技術が必要である．薬物療法はもちろん，外科的治療も考慮しなければならない．

　薬物療法については，感染性であれば抗菌薬，非感染性であれば抗炎症薬がメインとなる．感染性のものについては，基本的には感染巣の培養を行い，感受性検査によりターゲットを絞って使用することが望ましいが，緊急性がある場合は強力な広域抗菌薬を積極的に使用することも多い．一方，抗炎症薬についてはステロイドが中心となるが，感染症の存在を否定しておく必要がある．

　外科的治療のコンセプトとして，①炎症の原因を取り除く，②視機能を守るために眼窩減圧を行う，の2つが考えられる．①に関しては，感染性であればドレナージ，非感染性であれば病巣の切除/減量が考えられる．②に関しては，眼窩内の軟部組織（病巣や眼窩脂肪）を減量するか，眼窩骨を切削して骨性眼窩容量を拡大する．

　これらの治療をハイブリッドし，最終的に視機能障害を最小限にとどめることが大命題であることを意識しておく必要がある．

❖ 正攻法の盲点！

　非感染性眼窩炎症の鑑別疾患として，眼窩腫瘍を忘れてはいけない．腫瘍によっては，結節形成性や浸潤性に進行するタイプなどバリエーションに富むので，あらゆる眼窩炎症において常に鑑別する必要がある．特に乳がんや肺がんからの血行性転移や，涙腺原発の悪性腫瘍は多い（図3）．これらの眼窩腫瘍を非感染性眼窩炎症と診断してステロイドを使用すると，多少効果が上がる場合がある（ぶどう膜炎における仮面症候群と同様）ので注意が必要である．また，悪性リンパ腫などの全身に広がる大きな腫瘍に対して安易にステロイドを使用した場合，腫瘍崩壊症候群の発症により生命が脅かされる場合もあるので，十分注意しなければならない．

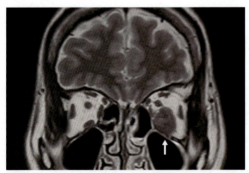

図3　左眼窩転移性腫瘍（乳がん原発）（矢印）

❶ 眼窩炎症

豆知識

甲状腺眼症の炎症に対する免疫療法

　甲状腺眼症は，非感染性眼窩炎症を起こす疾患のなかでも頻度が高い．甲状腺眼症に対する治療には薬物療法と外科的治療のハイブリッドが必要となることもしばしばであるが，近年，従来のステロイド治療に加えて，種々の免疫療法が試みられている．それらの治療法のうち，甲状腺眼症による眼球突出に対して唯一認可されているのが**モノクローナル抗体 teprotumumab** である．teprotumumab は 2020 年にアメリカ FDA に初めて認可され，眼窩線維芽細胞に発現する IGF-1 受容体をブロックして抗炎症効果を発現し，眼窩軟部組織の線維化を阻害する薬剤である．2024 年 6 月現在，世界 3 ヵ国で認可され使用されており，本邦でも治験が行われているため今後の動向が注目される．

秘技その一　薬剤の眼窩内注射

❖ これが秘技！

　眼窩炎症疾患に対する薬剤投与には全身投与（静脈経由）と局所投与（点眼，局所注射）が考えられるが，それぞれ欠点と利点がある．局所投与の利点として，低用量で最大の効果が得られる点や，全身副作用が少ない点などがあげられる．

　そこで筆者は，眼窩炎症に対する薬剤の局所投与方法として，**球後注射**を行っている（**図 4**）．使用する薬剤としては抗菌薬やステロイドが考えられ，特にステロイドは**作用時間の長いトリアムシノロンアセトニド**を頻繁に使用している．特発性眼窩筋炎や甲状腺眼症などによる汎眼窩炎をきたしている場合は特に有用で，眼窩骨で囲まれ，炎症による血液循環の停滞が予想されるなか，球後注射は直接的に炎症のフォーカス部位へのドラッグデリバリーが可能である点で優れていると考えている．またステロイドは薬剤の性質上，眼球周囲への局所投与による眼圧上昇が危惧されるため，できるだけ眼球周囲から離れた部位への投与が求められる．したがって筆者は，経 Tenon 囊下注射ではなく，**経皮で眼窩脂肪内への薬剤直接投与**を行っている．

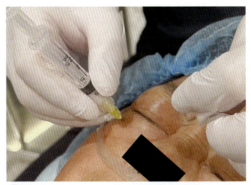

図 4 トリアムシノロンアセトニドの球後注射

215

第六章　眼付属器・その他の疾患

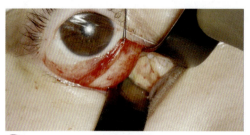

図5 右眼窩内鼻下側へのアプローチ
経下眼瞼結膜でアプローチし，眼窩内脂肪が見えている．

 眼窩へのアプローチ方法

❖ これが秘技！

　眼窩炎症に対する治療として，眼窩内へ外科的にアプローチしなければならない場合がある．たとえば眼窩内膿瘍に対するドレナージや，眼窩内圧の上昇に対する眼窩減圧術がそれにあたる．これらに対するアプローチ方法としてはさまざまな方法が考えられるが，眼窩の4象限（上-下，鼻-耳）のうち，どの象限にアプローチするかで選択肢が変わる．

　筆者は，下方2象限は経下眼瞼結膜～涙丘切開，上方2象限は経重瞼切開を基本としている（**図5**）．場合によっては，これに外眥切開を併用すると大きな術野をとることができる．その他のアプローチ方法としては，眉毛下切開と経鼻アプローチを使用することがある．眉毛下切開は，前頭洞などの眼窩上方へのアプローチが困難な場合に選択する．経鼻アプローチは眼窩鼻側の病変に対するアプローチ方法で，圧迫性視神経症における眼窩減圧術などに使用することで術中の眼窩内圧上昇を抑えることができ，眼窩内組織に対して低侵襲であるメリットがある．

　最もスピーディで低侵襲な方法を選択することは外科的治療の基本であり，これらのアプローチは非常に有用であると考える．

2 涙小管閉塞，涙小管炎

廣瀬　浩士

正攻法その一　細隙灯顕微鏡で眼瞼縁，眼表面を診察する

❖ 正攻法のここが大事！

　涙小管の閉塞・狭窄により流涙が発生するが，原因を探るうえで眼表面や涙液メニスカス高（tear meniscus height：TMH）の観察は重要である．正常のTHMは0.2～0.3 mmであるが，角膜厚を約0.5 mmとした場合，細隙灯顕微鏡のスリット光により簡易的に定量できる．フルオレセイン染色は眼表面の状態やTMHを鮮明にとらえるためには必須の処置であるが，点入量によって所見が異なるため，常に同じ量で行う．涙液破壊時間も計測し，眼表面の異常，涙液動態をしっかり観察する．

❖ 正攻法の盲点！

　TMHが高い場合，眼瞼弛緩などによる涙小管機能不全も考慮する．また，涙点の開口部，形状の観察も重要である．涙点は瞼縁からやや盛り上がり，涙乳頭を形成する．0.2 mm前後の大きさの円形で，加齢とともに楕円形，線状，時に突出した状態になる．

　涙点の閉塞・狭窄がないか視認するが，涙点が噴火口状に盛り上がり，発赤を伴う場合は涙小管炎を考える（図1)[1]．涙小管炎は涙小管閉塞の原因の1つであるが，長年診断がつかず，慢

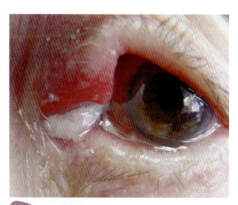

図1　涙小管炎
上涙点の噴火口状の発赤，腫脹．涙小管炎の典型的な所見で，黄色の粘性の高い膿性眼脂を伴う．
〔廣瀬浩士：エキスパートに学ぶ：眼科手術の質問箱⑯ 涙小管炎の診断と治療方針について教えてください．眼科手術 **34**：106-107, 2021 より許諾を得て転載〕

第六章　眼付属器・その他の疾患

性結膜炎として経過観察されることがある．

　ドライアイでは涙液減少による反射性分泌により流涙をきたすことがあるが，過去に涙点プラグが挿入された場合，いつの間にか迷入して涙小管閉塞を起こすことがある．

> 豆知識
> 　現病歴，既往歴は原因を紐解く鍵となる．季節，場所の変動で出現する流涙はアレルギーを考慮する．サルコイドーシスなどのぶどう膜炎，抗菌薬・アシクロビル軟膏・β遮断薬などの眼科薬剤，ベンザルコニウムクロリドなどの防腐剤によっても涙小管閉塞を発症する．がん治療でのTS-1®内服は高度の涙小管閉塞をきたすことがあり，TMHが高くても角膜全域の点状表層角膜炎を認めることがある．

正攻法その二　涙管通水を行い，涙道閉塞の有無を確認する

❖ 正攻法のここが大事！

　涙管通水検査にて，すぐに逆流し，もう一方の涙小管から逆流がない場合は涙小管閉塞である．ブジーなどで涙小管の閉塞部位を確認し，重症度を判定する．軽度の閉塞ならブジーで穿破可能である．ブジーのサイズを徐々に変えて閉塞部の拡張を行い，涙管チューブを挿入する．

　涙管通水時，涙点から結石状の固形物（菌石）が排出される場合，涙小管炎を考える．涙小管内には菌石が貯留し，涙小管閉塞をきたすこともある．通常は菌石があっても通水は得られるが，涙点から出血することが多い．

❖ 正攻法の盲点！

　涙小管閉塞は部位によって治療法が異なるが，総涙小管付近での閉塞はブジーで穿破し通水が得られることが多い．涙点閉塞の場合は涙小管垂直部における閉塞が多いため，局所麻酔時に27G針などで涙点の瘢痕部を穿通してみる．瘢痕部以降に抵抗がない場合は涙点切開を行い，涙小管の通水を確認する．

　涙小管炎の場合，涙管通水のみでは完治は難しく，根治的には菌石の全摘出が必要である．局所麻酔後，涙点の拡張もしくは切開を行い，鋭匙で涙小管内を搔爬し，菌石を可及的に摘出する．

> 豆知識
> 　TS-1®による涙小管閉塞では，細いブジーで開通することがある．開通したらより太いブジーで徐々に閉塞部を拡張し，涙管チューブを挿入する．
> 　涙点の切開はone snip incision法が一般的であるが，涙小管炎では鼻側切開によって涙小管垂直部を開放し，菌石の摘出を補助する．

❷ 涙小管閉塞，涙小管炎

涙小管閉塞に対する治療テクニック

❖ これが秘技！

　涙点閉塞は涙小管垂直部での閉塞例が多く，涙点切開により涙管通水が得られることが多い．ただし経時的に再閉塞する可能性があるため，涙点の鼻側を頂点として瞼結膜に小切開を加え，涙点耳側をやや越える切開を行い，三角状に形成する．その後，涙管チューブのショートタイプを挿入し，しばらく留置する．

　涙小管閉塞は閉塞の程度により重症度が分類されているが，外来診療で治療できるものは軽度の閉塞である．総涙小管での閉塞で，細いブジーでも穿破が困難な場合，細い静脈留置針の内筒を外筒に収めたまま閉塞部位まで侵入させ，閉塞部で内筒を突き出し閉塞部を穿破する．涙囊に到達すれば，抵抗がなくなるので穿破された可能性が高い．同部をブジーで拡張し，涙管通水が得られれば，涙管チューブを長期間留置する．

　涙道内視鏡があれば，涙小管内の閉塞部を視認し，同部にシースを当て細いブジーで穿破する．ただし，閉塞が強い場合はこの方法での開放は難しく，過度の操作により眼瞼腫脹をきたし，それ以上の操作が不可能となる．

　高度の涙小管閉塞例に対しては，涙小管の再建はあきらめ，他の外科的治療を考慮する．Jonesチューブ留置や結膜涙囊鼻腔吻合術，涙囊移動術などが報告されているが，症例ごとに適応が異なるため，専門施設へ紹介し治療を委ねる．

> **豆知識**
> 　涙小管閉塞を開放した場合，原則的に涙管チューブの留置が必要となるが，高度の閉塞例では長期の留置が推奨される．その場合，直径が1mm程度の長いチューブを涙点から鼻腔まで挿入し，鼻腔内で断端を結び，鼻腔内に留置する．

涙小管炎に対する治療：菌石排出のテクニック

❖ これが秘技！

　涙小管内の搔爬を行う前に，挟瞼器で涙小管部を圧迫しながら涙点側へ移動させると菌石が容易に排出される（**図2**)[1]．菌石の排出がなくなっても，Meibom腺マッサージ用攝子でさらに内眼角部から涙点までこまめに圧迫すると残余菌石が排出される[1]．

　菌石が大きいと圧出が難しいが，涙点を鼻側に切開し，涙小管を開放するような状態にすると排出されやすくなる．

　直線状の太いサイズの涙囊針を涙小管内に進めながら涙管通水を施行することで，菌石が排出しやすくなる．これを定期的に行うことで症状が緩和することがある．

　涙小管を圧迫しても菌石が排出されない場合は，涙道内視鏡で涙小管内を観察し，菌石の有無を確認する．菌石があれば，内視鏡，灌流液で涙囊内に排出する．

第六章 眼付属器・その他の疾患

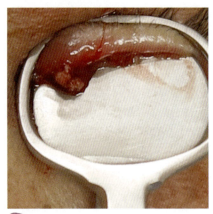

図2 菌石排出
滑車下神経，皮下浸潤麻酔施行後，挟瞼器を左上眼瞼円蓋部に挟み，内眼角から涙点方向に移動させながら圧出する．
〔廣瀬浩士：エキスパートに学ぶ：眼科手術の質問箱 ⑯ 涙小管炎の診断と治療方針について教えてください．眼科手術 34：106-107, 2021 より許諾を得て転載〕

豆知識

過度の涙小管搔爬は，術後に涙小管の閉塞をきたすことがある．涙小管粘膜の損傷が懸念される場合は涙管チューブを留置する．
霰粒腫様に腫脹している場合，同部を挟瞼器で固定し，皮膚切開を行い菌石を摘出する．

文 献

1) 廣瀬浩士：エキスパートに学ぶ：眼科手術の質問箱 ⑯ 涙小管炎の診断と治療方針について教えてください．眼科手術 34：106-107, 2021

3 涙嚢炎

澤 明子

> **正攻法その一** 原因に注目した問診，診察を心がける

❖ 正攻法のここが大事！

　涙嚢炎は鼻涙管の器質的な高度狭窄～閉塞によって導涙が障害され，感染，炎症を起こした病態である．涙嚢圧迫や涙管通水検査で涙道由来の粘性物や膿の逆流を認める．急性涙嚢炎では眼球周囲に感染，炎症が波及して蜂巣炎（眼窩隔膜前＞眼窩内）を起こす．

　多くは特発性だが，涙道を圧迫する腫瘍や炎症性疾患（サルコイドーシス，多発血管炎性肉芽腫，IgG4関連疾患など），涙嚢内涙石，鼻疾患，外傷や鼻・副鼻腔手術後，放射線治療，抗がん剤などが原因となることがある．特に腫瘍や炎症性疾患，鼻疾患では原因に対する治療が必須のため，初診時に涙嚢炎を起こす原因に注目した丁寧な問診と診察をする．問診では，症状とその発現時期，既往症，緑内障点眼薬やムコスタ®点眼薬を含む点眼薬使用歴，眼感染症や点眼薬アレルギー，眼科手術歴，涙点プラグなどドライアイ治療歴，外傷歴，鼻疾患，鼻閉・嗅覚異常の有無，鼻手術歴，抗がん剤使用歴などを聞く．細隙灯顕微鏡では涙点，涙液メニスカスの観察も忘れずに行い，micro reflux test（涙嚢部圧迫で涙点からの逆流をみる試験）の結果やドライアイの有無にも注意する．

❖ 正攻法の盲点！

　患者の涙，眼脂，結膜炎の訴えに耳を傾けてほしい．これらの愁訴は一般的で，ドライアイやアレルギー性結膜炎，加齢性のポンプ機能低下による導涙機能障害など，涙道閉塞以外が原因となることは確かに多い．しかし，涙管通水検査をする手間を惜しまないでいただきたい．病歴を聴取すると，かなり以前から症状があり，処方された点眼薬を使用したが改善しなかったので年齢のせいと自己判断して放置していた，という声をよく聞く．

　片側の症状を訴える場合でも，必ず両側の涙道障害を疑って検査する．訴えと反対側の涙道に狭窄や閉塞がある症例にはよく出遭う．

第六章　眼付属器・その他の疾患

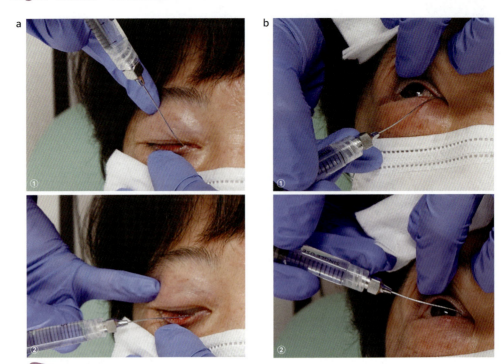

図1　涙管通水検査（右眼）
a：下涙小管，b：上涙小管．眼瞼を耳側にしっかり牽引して，涙点からの挿入時は垂直部を意識して（①），水平部では涙嚢の方向に涙洗針の先端を向けて通水する（②）．

豆知識

　涙管通水検査（**図1**）は，涙小管の垂直部，水平部を意識して丁寧に行う．涙洗針の先端が涙小管の壁に当たると患者が痛がり，また水が出ないので誤って通水不良と診断してしまう．眼瞼をしっかり耳側に引っ張って涙小管をまっすぐに保ち，水平部では先端を涙嚢の方向に向ける．特に下涙小管では先端を水平よりやや自分の方向に向けるよう意識する．通水時に同側の涙点から逆流するか，それとも対側からか（交通があるのか），また逆流の性状（粘性，膿性）により閉塞部を予測する．鼻に流れたという患者の自覚は，時に所見と一致しない場合があるため参考程度と考え，注入した水量と逆流の量から推し量って通水の有無を判断する．また，涙点の高度狭窄で通水検査ができない場合，安易な涙点拡張はしない．涙洗針を先に進められない場合にも，無理に進めない．仮道を形成し，医原性の涙小管閉塞を作ってしまうことになるからである．涙点・涙小管閉塞は治療に難渋する症例が多いため，涙道治療に十分な経験のある医師のもとで行うべきである．

治癒は外科的治療でのみ得られると心得る

❖ 正攻法のここが大事！

　涙嚢炎の治療には鼻腔への導涙経路を再建する外科的治療が必須で，大きく分けて2つある．①鼻涙管閉塞部を穿破して既存の涙道を再建する方法と，②穿破せずに閉塞手前の涙嚢から鼻腔へ向けて新たな道を作成する方法である．①では涙管チューブを一定期間留置して涙道を閉塞前

の状態に近づけ，涙は本来の涙道を通る（涙管チューブ挿入術）．②では涙嚢と中鼻道の間にある骨を一部削って骨窓を作成するため，手術侵襲は①に比べて大きいが，涙は鼻涙管閉塞部を通らずに涙嚢から直接鼻腔へ流れる（涙嚢鼻腔吻合術）．抗菌薬による保存的治療では閉塞を開放できないため再発を繰り返すのみであり，耐性菌出現につながるため漫然と続けるべきではない．

❖ 正攻法の盲点！

広範囲の強固な鼻涙管閉塞では，閉塞を穿破した後再閉塞しやすい傾向がある．再治療は涙嚢鼻腔吻合術である．したがって増悪と寛解を繰り返している慢性涙嚢炎や，内眼手術の予定，遠方からの通院，全身状態の不良などから通院回数を減らしたい場合は，最初から涙嚢鼻腔吻合術を提案している．

涙嚢鼻腔吻合術は皮膚切開して骨削する鼻外法と，鼻内視鏡下で鼻腔から骨削する鼻内法があり，ともに90％以上の治癒率である．鼻外法は比較的疼痛管理がしやすく，また涙小管から総涙小管の閉塞を合併する症例においても直視下で治療できる利点がある．鼻内法は皮膚切開創が残らないこと，眼輪筋の温存によりポンプ機能が保たれ術後の流涙症状が少ないといった利点があり，近年主流となりつつある．施設における設備や症例に応じて選択する．

> 🫘 豆知識
>
> 治療に抵抗する結膜炎や角膜潰瘍（周辺部が多い）で膿性眼脂を伴う症例では，涙小管炎や慢性涙嚢炎のような涙道疾患を疑う．細菌が作り出す毒素や炎症が原因と考えられている．涙嚢鼻腔吻合術後には結膜嚢の細菌叢が正常化するとの報告があり，早急な涙道手術によって角膜潰瘍の悪化を防ぐことができる．

通水のある涙嚢腫脹，眼脂は注意

❖ これが秘技！

多くの涙嚢炎は鼻涙管閉塞→感染・炎症の順で起こる．涙嚢付近が腫れていても，あるいは眼脂が多くて涙嚢炎を疑っても，涙管通水検査で鼻まで水が流出する場合は注意が必要である．考えられるのは，蜂巣炎，占拠性病変による涙道圧迫，涙石，鼻涙管の不完全閉塞である．

蜂巣炎は急性涙嚢炎から進展することもあるが，ほかにも副鼻腔炎，外傷や眼窩内異物，霰粒腫や麦粒腫，歯科感染症などが原因となりうる．眼窩内に炎症が波及すると失明を含む重篤な視機能障害を起こすことがあるため，早急に画像検査で炎症の程度や原因を検索し，特に開瞼困難な場合には視力，眼圧，眼球運動などの急な悪化に注意する．

占拠性病変が涙道を圧迫していても通水可能な場合がある．特に涙道近傍の腫瘍は，まれな疾患ではあるが悪性である頻度が高いとの報告が多く，診察時には常に鑑別に挙げておかなければならない．

涙嚢内涙石では通水可能な場合がある．また涙小管炎は涙小管内で感染により涙石が形成され，著明な眼脂から涙嚢炎と間違われることがあるが，通水可能なことが多い（p.217「第六章-2 涙小管閉塞，涙小管炎」参照）．ともに涙石を取り除く外科的治療を行う．

第六章　眼付属器・その他の疾患

　鼻涙管の不完全閉塞では，通水時にほとんどの水が膿とともに涙点側に逆流してくる．涙嚢部が腫れていて総涙小管付近で機能的あるいは器質的な狭窄が併存している場合，通水すると腫脹部分が緊満になり涙道と交通があることがわかる．病歴を聞くと涙嚢部の腫脹と消退を繰り返しているなど，涙嚢貯留物の間欠的な鼻への流出をうかがわせる話を聞くこともある．慢性涙嚢炎として治療する．

> **豆知識**
>
> 　涙道内視鏡は涙道を直接観察できる唯一の器械で，現在の涙道診療において欠かせない．閉塞の位置や程度，涙嚢炎，涙石の有無などを直接確認することができる．涙嚢の拡大があれば慢性的な鼻涙管閉塞が示唆され，大きな涙嚢内涙石があれば完全な摘出を要するため涙嚢鼻腔吻合術の適応と判断できる．
>
> 　検査だけでなく，治療にも大きく貢献している．鼻涙管閉塞部を涙道内視鏡で可視的に穿破することは仮道形成を防いでより高い治癒を見込めるし，涙嚢鼻腔吻合術では涙道内視鏡で涙嚢の位置を示して確実に鼻腔とのバイパスを作るのに役立つ．術後の経過観察では，再閉塞の有無や骨窓から鼻腔への通過状態など，涙管通水検査だけではわからない多くの情報が得られる．日本涙道・涙液学会主催のスキルトランスファーや各地で実施されるハンズオンセミナーで，涙道の見える世界を体験していただきたい．

4　先天鼻涙管閉塞

松村　望

　外科的治療はタイミングが重要

❖ 正攻法のここが大事！

　先天鼻涙管閉塞は，乳児の流涙・眼脂の原因として頻度の高い疾患である．自然治癒しやすいため，重篤な合併症がみられる場合などを除いては，生後6ヵ月頃まで経過観察されることが多い．外科的治療に踏み切るタイミングについては，国内外でさまざまな議論がある．2022年に『先天鼻涙管閉塞診療ガイドライン』[1)]が発行され，エビデンスに基づいて作成されたMindsの診療ガイドラインとして一般公開されており，標準的な治療方針として内容を理解しておきたい．
　このガイドラインに基づくと，外科的治療のタイミングは，片眼性であれば生後6〜9ヵ月頃に局所麻酔での外科的治療（プロービング）が弱く推奨されている．なお，両側性の場合のタイミングは不明とされている．先天鼻涙管閉塞は片側性が多いため，1歳以降まで待って全身麻酔で外科的治療を行うより，生後6〜9ヵ月頃に局所麻酔でプロービングを行うことが標準治療であることをまず理解したい．

❖ 正攻法の盲点！

　先天鼻涙管閉塞は自然治癒しやすく，外科的治療も奏効しやすいが，なかなか自然治癒しないケースや外科的治療が難しいケースもあるため，鑑別に注意する．代表的な難治例として，先天異常症候群（例：Down症候群）および顔面異常を伴う症例，家族性の涙道形成不全〔親も小児の頃から難治な涙道閉塞があり，涙囊鼻腔吻合術（dacryocystorhinostomy：DCR）を受けているような症例〕，涙点欠損（涙点が見当たらない）などがある．また，乳幼児の涙道疾患は先天性と思い込みがちであるが，流行性角結膜炎（epidemic keratoconjunctivitis：EKC）後の続発性後天性涙道閉塞がしばしばみられ，よく問診しないと先天鼻涙管閉塞と間違いやすい．EKC後の症例は眼瞼結膜に瘢痕がみられることが多い．自然治癒傾向がなく，手術も技術的に難しいことが多いため，漫然と経過をみたり無理に外科的治療を試みたりせず，専門施設への紹介を検討する．

　ブジーは難しい涙道手術である

❖ 正攻法のここが大事！

　正確なブジー（盲目的プロービング）を行うには，涙道の解剖学的構造とそのバリエーション

第六章　眼付属器・その他の疾患

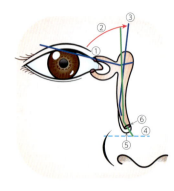

図1 ブジーを行う際に気を付けるべきポイント
①眼瞼を外側に引き，涙点に垂直に拡張針を入れてから瞼縁に沿って進め，涙点拡張を行う．
②涙小管を超えて涙嚢内に確実にプローブの先端が入ってから下端に向かってプローブの方向を変える．
③ブジーが進まなくなったら，先端を回転させながら湾曲を利用して進む先を探す．
④開口部は鼻涙管の下端付近にある（深さはブジーの先端が小鼻のあたり）．
⑤鼻涙管下端の突き当りは盲端のような行き止まりの構造になっていることがある．
⑥内側壁にスリット状の開口部があり，膜状に閉塞している形状が多く，ここにプローブを差し込む．

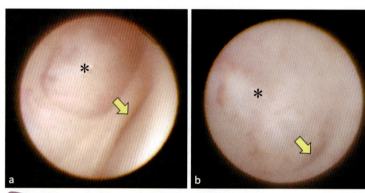

図2 涙道内視鏡でみる小児の鼻涙管下端の構造（左眼）
a：小児の鼻涙管下端の正常例．隙間のような開口部（いわゆるHasner弁）が内側壁にみられる（矢印）．下端はポケット状の窪みがみられ，盲端に終わっている（＊）．
b：先天鼻涙管閉塞．内側壁付近の開口部が膜状に閉塞しており（矢印），ここにプローブを差し込んで開放する．鼻涙管下端は盲端で行き止まりになっている（＊）．

を熟知しておく必要があり大変難しい．

　ブジーを成功させるために重要なポイントを図1に示す．①正確な涙点拡張を行う．②涙嚢内に確実にプローブの先端を進めてから下端に向かって方向を変える，③ブジーが進まなくなったらプローブの湾曲を利用して進む先を探す．④閉塞部位は鼻涙管の下端付近である（ブジーの先端が小鼻のあたりに届いていれば，深さとしては十分である）．それより手前で進まなくなった場合は無理せず撤退する．⑤鼻涙管下端の突き当たりは盲端のような行き止まりの構造になっていることがある．⑥内側壁にスリット状の開口部があり膜状に閉塞している形状が多く，ここにプローブを差し込む（図2b）．下端が固く感じるときは，盲端の部分を突いている可能性があり，内側壁付近を捜し，鍵穴に鍵を差し込むようにプロービングするとうまくいくことがある．盲目的操作では開口部に到達することが解剖学的に困難なケースもあるので無理をしない．

❖ 正攻法の盲点！

　ブジーは正確に行うことが難しいにもかかわらず，簡単で極めて奏効率の高い手術と思われている場合がある．これは先天鼻涙管閉塞は低月齢児ほど自然治癒率が高いため，外科的治療の必要性の少ない生後6ヵ月未満を対象にブジーを行えば，自然治癒の強力な追い風に助けられ見か

④ 先天鼻涙管閉塞

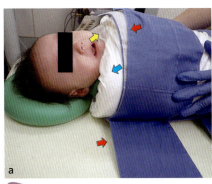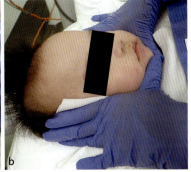

図3 プロービングの際の体動制御の一例

a：体幹部の固定．内側から，バスタオル（黄矢印），固定用のビーズクッション（Vac-Lok®）（水色矢印），ベッドごと包むマジックテープの抑制帯（赤矢印）の順に3層で包んで体動制御を行っている．ドーナツ型枕を使用している．b：頭部の固定．顎の下と頬に手をかけて固定する．頭は強く押さえない．

けの治療成績がよくなることなどが理由と考えられる．ブジーは，気づかないうちに粘膜下に誤挿入されていることが少なくない．正確なプロービングを行えば，抵抗感は一切なく吸い込まれるようにブジーが進み，下端の閉塞部位を開放するまでは出血もせず，患児も痛くないと思われる．催眠鎮静下で，起こせば起きる意識レベルの乳児にブジーを行うと，うまくプローブが進んでいるときは眠ったままだが，涙道粘膜にブジーを当てたり刺したりすると覚醒して号泣し始める（患児の泣き方も，プロービングがうまくいっているかどうかの参考になる）．「プツプツ，ザラザラ」した手触り，涙点側からの出血，涙管通水による眼瞼浮腫などは，ブジーを粘膜下に誤挿入したサインと考える．

 豆知識

ブジーは固定が8割！

ブジー成功の秘訣は，「安全でしっかりとした固定」である．バスタオルなどで手が出てこないように体をしっかりと巻く，その上から抑制帯を使用するなどをしたうえで，介助者が体と顔を図3のように固定する．頭の下にドーナツ型枕を置く，Vac-Lok®（放射線照射の際の体勢を固定するためのビーズクッション）を使用する，マジックテープを使った抑制帯を作成してベッドごと固定するなどの手法も有用である（図3）．

ブジーは長時間行う手術ではない．筆者の施設ではブジーの所要時間をストップウォッチで測定しているが，ほとんどの症例で所要時間は2分以下である．3分を超える場合，体動が大きく，押さえ直しをしていることが多い．しっかり固定して素早く終わらせる，号泣して動く場合はいったん手を止め，呼吸に合わせて泣き止んだ瞬間にプローブを進める，動きが大きい場合は無理せず日を改める（もしくは専門医に紹介する），といった点が成功のコツである．筆者の施設では，手術そのものより固定に費やす時間のほうが長い．固定も技術のうちである．

秘技その一　涙道内視鏡は有用だがトレーニングが必要

❖ これが秘技！

涙道内視鏡は，可視下でプロービングを行うことができる点で優れたツールである．近年では

第六章　眼付属器・その他の疾患

先天鼻涙管閉塞に使用した際の良好な治療成績が報告され，ガイドラインでも可能であれば使用することを推奨している[1]．しかし設備と技術が必要で，使用できる施設は限られる．また涙道内視鏡の初心者であれば，小児にはある程度修練を積んでから使用することが望ましい．

おもに成人に対して涙道内視鏡の使用経験がある場合，小児に涙道内視鏡を使用する際のコツは2つある．第一は麻酔方法で，最初は全身麻酔下で体動のない状態で落ち着いて行うことが望ましい．第二は丁寧な洗浄で，先天鼻涙管閉塞の涙道内は分泌物が充満していて観察しづらいため，よく洗いながら観察する．最初に涙嚢洗浄をしても，鼻涙管の下端付近は洗えていない．下端付近まで慎重にプローブを進めてから，涙道内視鏡の通水チャネルから水をしっかり入れることで，徐々に視認性がよくなる．視認性がよくなったら，開放すべき閉塞部位を探す．閉塞部位の形状は，大きな膜状閉塞が下鼻道に張り出しているようなケースもあるが，スリット状の開口部が膜状に閉塞しているケースが多い（図2b）．この開口部は，内側壁付近のやや背側で，少し頭側寄り（近位）に位置するケースが多い．ここを探して穿破し，開口部の形に合わせてしっかりと膜状閉塞を開放し，開口部を形成する．涙石がみられる場合は，開口部を形成してから涙石を排出する．

全身麻酔の場合は，涙管チューブ挿入が可能である．特に，開放が困難だったケースやEKC後などはチューブ挿入を行うべきであろう．成人と同じヌンチャク型シリコンチューブ（ショートタイプ）が挿入できるが，成人と比べて相対的にチューブが大きいため，正確な挿入には涙道内視鏡とシース（18G血管留置針外筒）を使用することが望ましい[2]．先天鼻涙管閉塞は，涙道内視鏡を使用したプロービング（および涙管チューブ挿入）でほとんどの場合は治癒し，DCRが必要なケースはごくまれである[3]．

豆知識

涙道内視鏡は小児に挿入できるのか

　涙道内視鏡には直径が0.7 mm（3,000画素）と0.9 mm（10,000〜15,000画素）があるが，小児だからといって必ずしも細いプローブを使用しなくてよい．局所麻酔の場合などは，より小さい涙点拡張で使用できるので0.7 mmを使用してもよいが，全身麻酔の場合は直径0.9 mmのほうがシースとよくフィッティングし，チューブ挿入をアシストしやすく，画質もよい．乳幼児であっても，全身麻酔下で涙点拡張を適切に行えば0.9 mmのプローブはほとんどのケースで問題なく挿入可能である．

　なお局所麻酔下で涙道内視鏡プロービングを行うことは，体動のあるなかで涙道内視鏡を使用することになるため熟練者に限るべきであろう．全身麻酔ができない施設に関しては，高月齢児および難治例に対する局所麻酔での無理な手術は避けて専門の施設に紹介する．

文　献

1) 先天鼻涙管閉塞診療ガイドライン作成委員会：先天鼻涙管閉塞診療ガイドライン．日眼会誌 **126**：11-41, 2022
2) 後藤　聡ほか：涙道内視鏡入門！　井上　康ほか（監），メディカルビュー社，東京，p176，2016
3) Matsumura N et al：Transcanalicular endoscopic primary dacryoplasty for congenital nasolacrimal duct obstruction. Eye（Lond）**33**：1008-1013, 2019

5 小児の近視

五十嵐　多恵

正攻法その一　小児の近視眼鏡は，原則的に完全矯正

❖ 正攻法のここが大事！

　自覚的検査の信頼性が乏しい幼児や年齢が低い小児の近視を診断する際には，1%サイプレジン®点眼液による調節麻痺下での屈折検査を実施し，近視の過大評価を避ける必要がある．近視と診断され眼鏡が必要な場合は，原則的に完全矯正眼鏡を処方する．完全矯正眼鏡は最も正視に近い，光学的に理想的な屈折状態である．近視を完全矯正することで，近視眼は正視に類似した状態となり，調節と輻輳との平衡が維持でき，最良の視覚的パフォーマンスが発揮できる[1]．さらに近視の進行を比較した無作為化比較対照試験では，完全矯正眼鏡（雲霧法を用いた非調節麻痺下検査で，最高視力を得るために最もプラス寄りで処方）を装用した小児と，0.50Dや，0.75Dまでの低矯正眼鏡を装用した小児では，完全矯正眼鏡を装用した小児のほうが近視の進行が遅かった[2,3]．このため視覚の発達段階にある小児の近視眼鏡は，原則的に完全矯正でよいと考えられる．

❖ 正攻法の盲点！

1. 処方後に眼位が悪化する症例

　頻度は低いが，矯正前に内斜位がある症例では，近視を矯正することで近業での調節必要量が増加し，内斜位が悪化することがある[1]．また矯正前に内斜位がない症例でも，近視の眼鏡処方後に眼精疲労や複視を訴える小児では，近視眼鏡を装用することで近業での調節必要量が増加し，近見時に内斜視が生じている可能性がある．このため眼鏡装用下での遠見，近見眼位の確認をすることが大切である．内斜位は運動性融像で代償されにくいため複視が生じやすく，輻輳と調節の相互作用から調節反応が低下し，近業時に霧視や眼精疲労を生じる．内斜位を伴う近視，もしくは近視眼鏡装用下で近見内斜位が生じる場合は，低矯正の近視眼鏡を処方するか，累進屈折力レンズを処方することで，調節性輻輳を軽減させる．

2. 年齢や生活スタイルへの配慮

　幼児や年齢の低い小児では完全矯正である必要はなく，年齢や生活スタイルを考慮して眼鏡処方や度数を決定する．2017年にアメリカ眼科学会が提唱した，乳幼児期に近視，乱視，近視性不同視に対して眼鏡処方を開始する際の年齢ごとの基準（**表1**）[4]や，2011年にLeatが提唱したガイドライン（**表2**）[5]があり，処方の目安となる．しかしこれらの基準は，専門家らの意見や経験に基づくものであり，いずれも科学的根拠に乏しい．特にLeatのガイドライン（**表2**）[5]では，乳幼児期の近視では，近視が正視となる"正視化"が生じる可能性があることや，遠方視よ

第六章　眼付属器・その他の疾患

表1 乳幼児期の近視，乱視，近視性不同視に対する眼鏡処方開始の基準（アメリカ眼科学会）

年齢	1歳未満	1〜2歳未満	2〜3歳未満	3〜4歳未満
近視	≦−5.00D[*1]	≦−4.00D	≦−3.00D	≦−2.50D
乱視	≧3.00D	≧2.50D	≧2.00D	≧1.50D
近視性不同視[*2]	≧4.00D	≧3.00D	≧3.00D	≧2.50D
乱視性不同視[*2]	≧2.50D	≧2.00D	≧2.00D	≧1.50D

[*1]：≦−5.00Dは，−5.00Dかそれより強い近視である．
[*2]：斜視がある場合は，基準よりも軽度の不同視差で処方を検討．
〔American Academy of Ophthalmology：Pediatric Eye Evaluations Preferred Practice Pattern 2022 より引用〕〔https://www.aao.org/education/preferred-practice-pattern/pediatric-eye-evaluations-ppp-2022〕（2024年9月27日閲覧）

表2 乳幼児期，小児期の近視に対する眼鏡処方開始および処方度数の基準（Leat による）

屈折異常	処方開始時期	処方を検討する屈折値	処方度数
近視	1歳未満	−5.00D 超	2.00D 以下の低矯正眼鏡を処方する．正視化現象は近視眼で生じるため低矯正とする
	2歳〜歩き始めた時期	−2.00D 超	正視化現象がまだある程度生じているため，0.50〜1.00D 以下の低矯正眼鏡を処方する
	4歳〜小学校低学年まで	−1.00D 超またはより弱度の近視でも処方	完全矯正が可能な時期であるため，眼鏡装用によって視力の改善があり，本人が高く評価する場合，−1.00D 以下の弱度近視であっても処方を検討する
	学童期	−	完全矯正眼鏡を処方する．近見内斜視，調節ラグが大きい（0.43D 未満），または習慣的に短い読書距離の児童では，+2.00D の累進屈折力レンズなどを考慮する

〔Leat SJ：To prescribe or not to prescribe? Guidelines for spectacle prescribing in infants and children. Clin Exp Optom **94**：514-527, 2011 より引用〕

りも手元を見ることがより重要な時期であることから，低矯正眼鏡の処方を推奨している．しかし低矯正眼鏡を処方することや，低矯正の程度に関してはコンセンサスが得られているわけではない．

豆知識

前近視（pre-myopia）とは

　国際近視研究所[6]は，小児期の近視が発症する前段階からの近視抑制介入の必要性から「ベースラインの屈折値，年齢，その他の定量化できる危険因子から，予防的介入に値する，将来の近視発症の可能性が十分にある子どもの眼の屈折状態」を前近視（pre-myopia）と定義した．前近視は1%サイプレジン®点眼液を用いた調節麻痺下屈折検査での等価球面屈折値で，6歳以下では+0.75D 以下，8歳以下では+0.50D 以下，10歳以下では+0.25D 以下，11歳以上では0D 以下で診断する．

偽近視〔仮性近視（pseudomyopia）〕

　偽近視（仮性近視）は本来，外傷や中毒などで毛様体筋がけいれんを起こし，調節けいれんとなり一過性に近視の状態になったものをいう．一方で，近業を続けると毛様体筋が異常に緊張して近視になるとの考えがあり，毛様体筋が異常に緊張しているがまだ固着していない状態を，同様に偽近視（仮性近視）という．いわゆるこの調節緊張による偽近視を，発症初期の弱度近視と鑑別する

必要があるとされるが，診断基準は明確ではない．長谷部[7]は，ミドリン®P点眼前後の赤緑試験による自覚的屈折値での近視度数の変化（点眼後の自覚的屈折値の計測には 3.0 mm の人工瞳孔を使用）が，近視症例の 95％信頼区間であった±0.80D 以上の幅で軽減することが必要条件，と述べている．しかし弱度近視ではこの条件を満たす症例はほとんどおらず，調節緊張に伴う偽近視の存在自体が疑問視される．

　臨床的にはミドリン®P点眼後（調節麻痺作用は点眼約 30 分でピークに達しその後速やかに失われるため，検査を行うタイミングに注意する），1D 以上プラス側に屈折値が動く場合は眼鏡処方を行わず，就寝前のミドリン®M 点眼を 3 ヵ月を 1 クールとして行い経過をみる．しかし，このような偽近視に対する治療を行っていったん眼鏡装用を免れても，効果は通常一過性であり，最終的には眼鏡装用が必要となる．

3．近視がある程度進行してから眼鏡を開始する場合

　眼鏡所持を拒み，中等度〜強度近視になって装用を開始する症例や，幼児期からの強度近視では，成長と就学に配慮しながら低矯正眼鏡から段階的に適正な矯正眼鏡へと再作成する必要がある．

近視発症前の小児にも適切な指導を提供しよう

❖ これが秘技！

　学校健診の結果，眼科を受診した小児は，近視発症前の前近視であることも多い．「近視ではありませんね，まだ大丈夫ですよ」で診察を終えずに，「もう少しで近視になりそうだから，生活スタイルを改善しましょう」と一言添えて，日本眼科医会が無料提供する【近視啓発冊子ギガっこ デジたん！ 大百科】シリーズの動画サイトの「QRコード付きカード」[8]を渡し，子ども自身に学ばせることで，強度近視に至るリスクを軽減させる．少年写真新聞社が発行している児童向け絵本『からだはすごいよ！キラキラげんきな めのひみつ』[9]の活用もおすすめである．

文　献

1) 長谷部聡：小児の眼科健診と学校保健 学童への眼鏡処方のタイミングと処方の留意点．あたらしい眼科 **40**：467-473, 2023
2) Chung K et al：Undercorrection of myopia enhances rather than inhibits myopia progression. Vision Res **42**：2555-2559, 2002
3) Adler D et al：The possible effect of undercorrection on myopic progression in children. Clin Exp Optom **89**：315-321, 2006
4) American Academy of Ophthalmology：Pediatric Eye Evaluations Preferred Practice Pattern 2022. [https://www.aao.org/education/preferred-practice-pattern/pediatric-eye-evaluations-ppp-2022]（2024 年 9 月 27 日閲覧）
5) Leat SJ：To prescribe or not to prescribe? Guidelines for spectacle prescribing in infants and children. Clin Exp Optom **94**：514-527, 2011
6) Flitcroft DI et al：IMI-Defining and Classifying Myopia：A Proposed Set of Standards for Clinical and Epidemiologic Studies. Invest Ophthalmol Vis Sci **60**：M20-M30, 2019
7) 長谷部聡：学童期の屈折検査・眼鏡処方アップデート．あたらしい眼科 **23**：701-705, 2006
8) 日本眼科医会：子どもの目・啓発コンテンツについて 近視啓発冊子　ギガっこ デジたん！大百科［https://www.gankaikai.or.jp/info/detail/post_132.html］（2024 年 9 月 27 日閲覧）
9) すみもとななみほか：からだはすごいよ！キラキラげんきなめのひみつ．少年写真新聞社，東京，2023

6　老　視

東原　尚代

 眼鏡による老視対策をマスターする！

❖ 正攻法のここが大事！

　老視対策の基本は眼鏡である．その種類には近用単焦点レンズ，累進屈折力レンズ，二重焦点レンズがあり，それぞれの特徴を知ったうえで患者の年齢や屈折度数，生活環境を踏まえて選択する．

　眼精疲労がなければ，読書など近業の見えにくいときに装用できる近用単焦点レンズを処方する．ただし近業での使用に限られるため，遠くを見たり，歩いたりするときには使えない．

　累進屈折力レンズは遠用部から近用部まで徐々に度数を変化させた累進帯により，境目がないのが特徴である．レンズの外側には歪んで見える部分があり，レンズのどの部分で，どの範囲が見えるのか，理解して慣れる必要がある．眼精疲労があれば遠近累進屈折力レンズを基本とするが，パソコン作業で見えにくい場合には近近累進屈折力レンズを，遠方はあまり見ず中間から手元を重視する場合は中近累進屈折力レンズを選択する．なお，累進屈折力レンズではレンズの種類が異なると見え方に違和感を生じることがあるため，検査に用いたレンズの商品名，累進帯長を眼鏡処方箋に記載するとよい．

　二重焦点レンズは遠用部と近用部に分かれており，遠方視と近方視の視線の移動がわかりやすい反面，度数の境界線が目線上にくるため若干視界が妨げられることや，外から見て老眼鏡だとわかるなどのデメリットがあり，現在は処方される頻度は低い．

❖ 正攻法の盲点！

　体格や性別によって読書距離は異なる．また，日本人では通常の読書での平均視距離は 33.7 cm であるのに対し，スマートフォンでは 27.8 cm[1] というように，見る対象物が紙媒体かデジタルデバイスかでも大きく変わる．特にスマートフォンの場合，坐位より臥位で有意に視距離が短くなる[2]．また，楽譜を読む場合は楽器によって楽譜の置き場所が異なる（ピアノでは正面，大正琴では机上など）ので，読む対象物は何か，読書時の姿勢などの条件を具体的に確認するとよい．

6 老視

豆知識

年齢によって加入度数は異なるため（**表1**），患者の調節力に合う加入度数を選択する．累進屈折力レンズは加入度数が大きいほど，また累進帯長が短いほど周辺視野の歪みを感じやすい．そのため，初めて処方する患者には累進帯長の長いレンズを選ぶようアドバイスする．慣れるまでは視線位置と顎の角度でよく見える最良の関係を坐位にて確認させ，一度慣れてから外出時や運転時に装用させる．初期老視で累進屈折力眼鏡を装用できれば，その後，加齢に従い加入度数を強くしても違和感なく装用できることが多い．

表1 年齢と加入度数の目安

年齢（歳）	加入度数
40〜45	+1.00
45〜50	+1.50
50〜55	+2.00
55〜60（IOL）	+2.50

※ IOL：眼内レンズ挿入眼

正攻法その二　単焦点から多焦点ソフトコンタクトレンズへの積極的転換を！

❖ 正攻法のここが大事！

多焦点ソフトコンタクトレンズ（SCL）処方の成功の鍵は，光学デザインの特徴を理解する，適応を見極める，検査の手順に習熟することである．多焦点SCLは累進屈折力タイプ（**図1**）で，光学デザインは中心遠用と中心近用があり，いずれも1日使い捨て型と頻回交換型がある．中心から周辺にかけて度数が連続的に変化するため，遠方から中間，近方まで境目のない自然な見え方が得られる．装用すれば遠近の像が同時に網膜に結像し（同時視），累進屈折力レンズのように視線を動かす必要がない．最初ははっきりしている像とぼやけた像が重なって見えるが，脳にはぼやけた情報を抑制する生理的機能があるため，だんだんと「クリアに見える」ようになっていく．加入度数が高くなると遠方の見え方の質は落ちやすいという欠点はあるが，両眼視かつ低加入度数であれば遠方から近方まで見え方は良好で満足度も高いとされ，年齢を問わず低い加入度数からトライアルレンズを選択することが推奨される[3]．

❖ 正攻法の盲点！

多焦点SCLは装用に意欲的で，老視症状や近業での眼精疲労がある，全乱視が−1.0D以下の人がよい適応とされる．多焦点SCLは同時視であるため，遠近ともに過度に良好な視力を追求する人や，長時間の車の運転（特に夜間）をする人では満足できない．同時視ゆえに慣れるまで若干の時間を要すること，単焦点SCLより遠方の見え方が劣ることなど処方前に患者にメリット，デメリットを詳しく説明することが大切である．

多焦点SCLはすでに単焦点SCLを装用している近視患者だけでなく，遠視でSCL経験がない人にも試してみるとよい．SCL装用指導に時間がかかるが，遠近ともに視力が改善でき眼精

第六章　眼付属器・その他の疾患

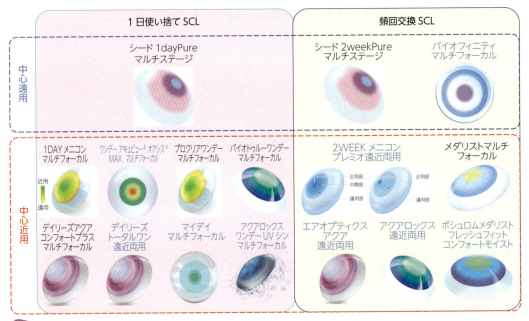

図1 処方できる多焦点SCL（イメージ図は各メーカーHPより引用）
中心近用デザインが多い．青字はシリコーンハイドロゲル素材．

疲労も軽減されるので近視患者以上に満足度が高い．各種メーカーとも遠視度数はおおむね+5.0Dまでの矯正が可能になっているのでおすすめしたい．

> 豆知識
>
> 　最初のトライアルレンズ度数は，自覚的屈折値に＋0.5〜＋1.0D加えた球面度数で低加入度数を選択する．弱めの度数を選べば近視の過矯正が予防できるうえ，最初に「手元がよく見える！」と患者によい印象を与えられる．検査は，まず<u>両眼開放で手元（近方なら雑誌やスマホ）から，徐々に遠方（カレンダーや壁掛け時計，窓の外の景色）を見せて患者が満足できる見え方を探す．極力，視力検査表を使わないようにし，数字上の視力にこだわらないようにする</u>．もし近視患者で遠方の見えにくさを訴える場合には，両眼同時に球面度数を−0.25Dずつ同時に上げるか，モノビジョンを応用して優位眼に球面度数を−0.25Dずつ追加する．逆に手元の見え方に不満があれば，非優位眼に球面度数を＋0.25Dずつ追加するか，高い加入度数に変更する．モノビジョンを行うときには優位眼を遠方に，非優位眼で近方に合わせるのが基本で，左右の度数の違いは0.75Dを目安に＋0.25Dずつ慎重に追加する．

秘技その一　プライドを傷つけない老視矯正の勧め方

❖ これが秘技！

もともと裸眼視力がよく「若い頃は2.0あった．自分は視力がよい」と自負している遠視患者や，軽度の近視があり老視対策を必要とする時期になっても近方がよく見えることから「自分は老視が遅い，他人よりも若い」と錯覚している患者では，眼鏡を装用したがらず苦慮することが

❻ 老 視

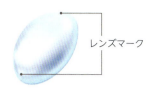

製作範囲	球面度数	0.00D〜−6.00D（0.25D 間隔） −6.50D〜−10.00D（0.50D 間隔）
	加入度数	+1.00D
	円柱度数	−0.75D，−1.25D
	軸	180°，90°

図2 2WEEK メニコンプレミオ遠近両用トーリックの製作範囲

ある．加齢とともに遠視化し，角膜は倒乱視化するため，自分で思っているほど裸眼視力は維持できていないことを<u>検査時に本人のプライドを傷つけないように気づかせる</u>．

> **豆知識**
> **多焦点 SCL を勧めるコツ**
> 　そもそも SCL 装用者は圧倒的に女性が多い．老視は加齢の象徴ととらえられ，女性にとってはセンシティブな問題である．女性の会話は共感型とされ，自分が老視かなと感じていても，他人から指摘されると嫌な気持ちになりやすい．筆者は，多焦点 SCL をすすめる際に<u>「老視」</u>や<u>「遠近両用」</u><u>というフレーズを極力使わない</u>ように心がけ，まずは患者の眼の疲れに共感してから「疲れ対策できるレンズに切り替えましょう」「マルチフォーカルのレンズは若いほうが脳の適応力が高いため成功しやすいですよ」と，女性の心理に配慮したすすめ方を心がけている．

乱視があった場合の対応

❖ これが秘技！

　2018 年に乱視とともに老視が矯正できるレンズが登場した（図2）．2WEEK メニコンプレミオ遠近両用トーリックは，加入度数は +1.00D のみ，円柱度数も −0.75D と −1.25D の 2 種類（いずれも軸 180°と 90°）であるが，これまで乱視があるからとあきらめていた症例にも対応できるようになった．

📖 文 献

1) 野原尚美ほか：携帯電話・スマートフォン使用時および書籍読書時における視距離の比較検討．あたらしい眼科 **32**：163-166, 2015
2) Yoshimura M et al：Smartphone viewing distance and sleep：an experimental study utilizing motion capture technology. Nat Sci Sleep **9**：59-65, 2017
3) 塩谷　浩：遠近両用ソフトコンタクトレンズの処方テクニック．あたらしい眼科 **30**：1363-1368, 2013

7 機能性・心因性視覚障害

清澤　源弘・小野木　陽子

 詐病の可能性も考える

❖ 正攻法のここが大事！

　機能性視覚障害または心因性視覚障害とは，症状を説明できるだけの眼科学的な異常がない，あるいは異常が軽微であるにもかかわらず，患者が視力の低下や視野異常などを訴える症状である．機能性視覚障害は症状の側面を重視した診断名であり，心因性視覚障害はストレスや心理的な問題によって引き起こされているらしいという側面を重視した診断名である[1〜3]．近縁で判別が難しいものに，疾病利得を目的として他者を欺く目的をもって意図的に視覚障害を装う詐病が存在する．機能性・心因性視覚障害患者は自分の眼に異常を感じているが，眼科医師による検査でそれを説明し支持する異常が見つからないため，ストレスを感じることもある．機能性視覚障害の治療法としては，症状に対する医師の確認や患者教育，適切なフォローアップが求められる．心因性視覚障害では患者本人はあまり不便を訴えない場合もある．おもな治療法は経過観察だが，筆者は臨床心理士による心理療法を取り入れている[4]．

 視力障害，視野障害への対応

❖ 正攻法のここが大事！

1. 視力障害
　機能性・心因性視覚障害の特徴的な所見としては，トリック法による矯正視力の改善や，検査所見間の矛盾（字一つ視力と字詰まり視力，遠見と近見，視力と立体視などの乖離）があげられる．患者と検者の信頼関係が不十分だと診断が難しい．

2. 視野障害
❶ トンネル視野
　1m程度の対座法で検者の指の数が数えられる範囲を決める．次に距離を倍以上に延ばして同じ範囲を求める．トンネル視野では，被検者との距離にかかわらず，ほぼ一定の直径の視野を示すことがあり，これをトンネル視野とよぶ（図1）．

❷ らせん状視野
　Goldmann視野計で，大きな指標を用いて経線に沿って30°ごとに2周り程度視野を測る．視野の直径が試行ごとにだんだんに狭くなり，1周したところでは明らかにもとより狭くなるらせん状視野が記録できる（図2）．この測定では初めかららせん状視野を疑って検者が測定を移動

7 機能性・心因性視覚障害

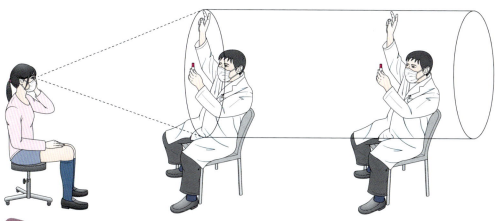

図1 トンネル視野
患者は左側に座り，片眼を手で隠しながら検者が視野中央で示す点眼瓶などの指標を見ている．右側に検者は座り，立てた指の数がわかる範囲を答えさせる．次に検査距離を 2 m ほどに延ばして同様の検査を行う．この場合，可視領域は上下左右どこでも半径 50 cm 程度で指数を弁ずるから，見える範囲はトンネル視野とよばれるものと判定される．

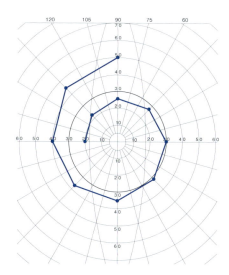

図2 Goldmann 視野計のらせん状視野
1 周りしてもとの経線に戻ったとき，見える範囲は最初より狭くなっている．

させる必要がある．

　この最も有効ならせん状視野の検出という方法は，Goldmann 視野計のない診療機関では調べられない．Humphrey 視野計では測定の進行に伴い可視領域が狭まり，最初の閾値設定時のみが広いため，4 つ葉のクローバー状の視野になるか，中心しか残らない不安定な視野が得られる可能性が高い．片眼の半盲なのに，両眼開放で測定した視野も半盲状を呈したケースも報告されている．

c その他の視覚症状

　心因性視覚障害では色覚・調節・眼位異常および複視，眼痛，羞明，変視症，色視症などの症状も示すことがある．

第六章　眼付属器・その他の疾患

 直感的にその目の状態が測定された視力や視野にマッチしているかどうかをまず考えよう

❖ これが秘技！

　視力や視野が悪すぎるなら，心因性視覚障害か詐病も考えられる．しかし，心因性視覚障害や詐病と決めつけて重要な疾患を見逃さない注意も必要である．無色素性網膜ジストロフィーの初期などでは網膜電図も使えるし，アルビノに出やすい先天黄斑低形成やX連鎖性若年黄斑分離症などでは3次元画像解析もその診断に有効である．

 詐病の確信を得られたとされる先人からの口伝例

❖ これが秘技！

　以下は，詐病と診断された患者の行動を目撃した先輩医師からの口伝である．フィラデルフィアのWills Eye Hospital神経眼科部門のSavino教授は，手探り状態の患者が長い診療後に退室する際，眼を拭いたティッシュペーパーをゴミ箱に投げ入れるのを目撃した．東京医科歯科大学神経眼科の藤野貞先生は，神経眼科外来で診察した患者が，病院外で白杖を折り畳み帰っていくのを見た．白杖にも正しい使い方がある．これ見よがしに白杖を地面に叩きつけながら歩くのもある意味怪しい．

 臨床心理学を応用する

❖ これが秘技！

　心因性視覚障害は小児〜思春期の視力障害では一定数みられ，学校健診で視力低下を指摘され来院するケースが多い．その多くは両眼性であるが，外傷などが誘因の場合には片眼性のこともある．どちらかといえば，患者は内向的で自己表現が苦手な子どもが多い．多動，場面緘黙，自閉スペクトラム症が心因性視覚障害を誘発している場合もある．

　児童患者には描画法を用いることが多い．継続して描いた描画はその変化で症状，生活環境，対人関係，心理状態の改善がわかる．描き終わった後で，カウンセラーは作品について質問し，患者と協同の時間をもつ．理解度の高い児童には認知行動療法（cognitive behavioral therapy：CBT）も行う．カウンセリングの目的と利点は，①本人が無意識の不安や悩みに気づくこと，②親と一緒に通院する時間を共有し，親が自分のために時間を作ってくれているという愛情を認識すること，③主治医への詳しい情報伝達などがある．

　描画療法はパーソナリティを理解・診断するための1つの方法として使われる．作品として残るので視覚化もできる．CBTは問題志向型の治療法で，通常1回45〜50分のセッションが5〜20回行われる．「反応は刺激によって生じるのではなく，刺激の解釈などの認知的変数によって生じる」と考える．CBTの技法の目標は，認知と感情，行動の関連に注目しながら，患者が自分の認知の不適確さに気づき，それを理解して問題に対処する新しい方法を学習するように手助けすることである．

❼ 機能性・心因性視覚障害

✿ 文 献

1）清澤源弘ほか：心因性視覚障害．臨眼 **75**（増刊号）：333-337, 2021
2）江本博文ほか：心因性視覚障害．神経眼科 臨床のために，第 4 版，医学書院，東京，p152, 2023
3）石川　弘：神経眼科診療の手引き，第 3 版，金原出版，東京，2022
4）小野田直子ほか：心因性視覚障害を持つ小児への臨床心理学的介入の試み．臨眼 **68**：1503-1507, 2014

索 引

和 文

あ

アイパッチ　192, 194, 195
アカントアメーバ　46, 49
　──角膜炎　50
悪性緑内障　96, 107, 109
アザチオプリン　200
アシクロビル　175
アセタゾラミド　178
　──，副作用　179
アダリムマブ　178, 189
アデノウイルス　18
　──結膜炎　21, 23
　──，分類　19
アトピー性皮膚炎　27, 56, 150, 151
アトロピン　166
アバタセプト　64
アレルギー性結膜疾患　23
アレルゲン免疫療法
　（舌下免疫療法）　25

い

異所性灌流　139
咽頭結膜熱（PCF）　18
インドシアニングリーン蛍光眼底
　造影（IA）　116, 124
インフュージョンポート　139, 140

う，え

ウイルス性結膜炎　18
エイミングビーム　77
液状後発白内障　78, 79
壊死性角膜炎　56
壊死性強膜炎　65
壊死性筋膜炎　213
エタネルセプト　64
円蓋部麻酔　2, 3
遠隔梗塞　153, 154
円孔径　135
エンサークリング　150
円板状角膜炎　56

お

黄斑円孔　135
　──網膜剝離　137, 138
黄斑偽円孔（MPH）　131, 132
黄斑上膜（ERM）　130, 145
黄斑新生血管（MNV）　117, 119, 124
黄斑バックル　149

黄斑浮腫　155
　──，再発　155
オクルパッド®　196
オマリズマブ　26

か

外眼筋炎　212
外傷性視神経症（TON）　202
外傷性白内障　170, 171
回旋角　208
開放隅角緑内障　82
海綿動脈洞病変　208
角膜潰瘍　34
角膜感染症　60
角膜形状異常　48
角膜混濁　171
角膜上皮障害　47, 48
角膜上皮びらん　38
角膜上皮浮腫　47
角膜浸潤　47
　カタル性──　50
角膜知覚　57
角膜内皮移植　60
角膜内皮炎　56
角膜内皮障害　48
角膜びらん　47, 49
角膜浮腫　60
角膜フリクテン（Meibom 腺関連角
　結膜炎）　50
ガス粒子　40
滑車神経麻痺　207
カプセルテンションリング（CTR）
　72, 73, 74
花粉症　24
加齢黄斑変性（AMD）　124
眼圧　59
　──上昇　25, 99
眼運動神経麻痺　206
眼窩炎症　212
眼窩腫瘍　214
眼窩蜂窩織炎　212
眼瞼下垂　14
　偽──　8
眼瞼皮膚弛緩　14
カンジダ　52
完全矯正眼鏡　229
感染性眼内炎　181
感染性強膜炎　63
眼痛　46, 50, 200
眼底検査　149

眼底自発蛍光　121, 142
眼底写真　159, 160
眼底チャート　147, 148
眼トキソプラズマ症　174
眼内異物　168, 170
眼内レンズ（IOL）　69, 70, 71, 76
眼粘弾剤　68
顔面神経麻痺　11
灌流トラブル　139
眼類天疱瘡　34

き

偽近視（仮性近視）　230
偽樹枝状潰瘍　50
季節性アレルギー性結膜炎　24
機能性視覚障害　236
急性出血性結膜炎（AHC）　18
急性網膜壊死　173
急性緑内障発作（APAC）　95, 97
強度近視　89
強膜圧迫子　147
強膜炎　63
強膜開窓術　123
強膜内インプラント　150, 151
強膜バックリング　150
挙筋短縮術　15, 16
　──，過矯正　16
極小切開硝子体手術　140
偽翼状片　34
巨大乳頭　23, 25
近視性視神経症　89
菌石　218
　──排出　219, 220

く

隅角開大度　96
隅角鏡検査　95
クラミジア結膜炎　19, 23

け

経篩骨洞視神経管開放術　204
頸動脈超音波　153
血管新生緑内障　103, 155
結膜異物　37
結膜結石　37, 39
結膜弛緩症（CCh）　28
　──，円蓋部挙上型　30
結膜充血　18
結膜切除（3 ブロック切除法）　30
結膜乳頭　23
結膜弁移植　33
結膜濾胞　18

索 引

瞼縁切開　9
原発閉塞隅角病（PAC）　95
瞼板切開　3
瞼板縫合術　12

こ

抗IgE抗体　26
抗VEGF薬　104, 127, 155
虹彩全幅切開　75
甲状腺眼症　11, 212, 215
光線力学的療法（PDT）　118
交代プリズム遮蔽試験（APCT）
　207, 208
口内炎　182
後嚢混濁　76
後嚢線維性混濁　77
後嚢破損　68
後発白内障　76
固定投与　127
コルヒチン　183, 184
コンタクトレンズ　46
　──関連角膜感染症　47, 48, 49
　──，起炎微生物　49
　──関連乳頭結膜炎　23

さ

細菌感染　46
細菌性角膜炎　51
　──，黄色ブドウ球菌　52
　──，グラム陰性桿菌　53, 54
　──，グラム陽性球菌　53, 54
　──，表皮ブドウ球菌　52
サイトメガロウイルス虹彩毛様体炎
　99
サイトメガロウイルス網膜炎　173
詐病　203, 236, 238
サルコイドーシス　99, 177, 218, 221
酸素透過性　48
酸素不足　49
霰粒腫　2
　──摘出術（指での圧迫）　4

し

自家調剤点眼　53
ジクアホソル　45
シクロスポリン　189
糸状角膜炎　42
視神経炎　197
　──，国際診断基準　198
視神経管開放術　202
視神経管骨折　202, 203
視神経脊髄炎スペクトラム障害
　（NMOSD）　197
失明　82
視野狭窄　142

弱視　192
斜偏位　206
重瞼線皮膚切開法　15
重症筋無力症　14
周辺虹彩切除　97
羞明　142
樹枝状角膜炎　56, 57
春季カタル　23, 25
漿液性網膜色素上皮剝離　120
漿液性網膜剝離（SRD）　116, 185
上眼瞼挙筋腱膜　14
上眼瞼溝深化（DUES）　85
上強膜炎　63
小視症　131
硝子体出血　171
硝子体切除　68
硝子体脱出　68
小児の近視　229
蒸発亢進型ドライアイ　41
上皮障害　28
上脈絡膜灌流　139
睫毛電気分解　7
睫毛内反　6
睫毛抜去　7
睫毛乱生　6
上輪部角結膜炎　28
シリコンプロンベ　149
視力低下　60
心因性視覚障害　236
真菌　46
　──性角膜炎　51
進行性網膜外層壊死　174
滲出型加齢黄斑変性　124
新生血管　47

す

水晶体後嚢破裂　165
水晶体摘出術　96
水晶体嚢内摘出術（ICCE）　74
水痘・帯状疱疹ウイルス（VZV）
　12, 56, 174
　──結膜炎　18
水疱性角膜症　59
スギ花粉性結膜炎　25
ステロイド抵抗性視神経炎　200
ステロイド緑内障　64, 90

せ

セレコキシブ　65
前眼部OCT　169
洗眼薬　40
前近視　230
穿孔性眼外傷　167
全層角膜移植　60

選択的レーザー線維柱帯形成術
　（SLT）　90, 94
先天性上斜筋麻痺　208
先天鼻涙管閉塞　225
前嚢混濁　77, 78
前房関連角膜内皮症　62
前房出血　171

そ

増殖糖尿病網膜症（PDR）
　103, 159, 160
相対的瞳孔求心路障害（RAPD）
　197, 202, 203
続発性後天性涙道閉塞　225
続発性閉塞隅角　95
続発緑内障　66

た

大視症　131
対照色効果　160
体動制御　227
タイムラプス動画　91, 92
高橋氏おたま型小異物鑷子　39
タクロリムス点眼薬　22
多焦点ソフトコンタクトレンズ
　233, 234
多発性上皮下浸潤（MSI）　19, 20
単純ヘルペスウイルス（HSV）
　11, 56
　──結膜炎　18

ち

中心窩網膜分離　131, 132
中心視力低下　142
中心性漿液性脈絡網膜症（CSC）
　116, 188
チューブシャント手術　102, 106
直乱視　32
治療用ソフトコンタクトレンズ　62

て

低眼圧　165
　──黄斑症　108
デキサメタゾン　182, 183
鉄片　37, 39
デュピルマブ　26
点状表層角膜症（SPK）　47
伝染性軟属腫ウイルス結膜炎　18

と

動眼神経麻痺　208
倒乱視　32
兎眼　11
　──角膜症　13
　夜間性──　12
特異抗体関連視神経炎　199
塗抹検鏡　53

索 引

ドライアイ　14, 17, 29, 41, 46, 47
トリアムシノロンアセトニド
　182, 183, 189, 215
トリアムシノロン後部 Tenon 囊下
　注射　178
ドルーゼン　127, 128
トロカール　140
鈍的眼外傷　164
トンネル視野　236, 237

な
内境界膜剝離術　135
難治性ぶどう膜炎　183

に
ニードリング　112, 113
二重焦点レンズ　232
認知行動療法　238
認知症　13

の
脳卒中　153, 154, 206
脳動脈瘤　208
囊胞様黄斑浮腫（CME）　144, 145

は
バイオスイッチ　64, 65
白内障手術　59
パターンレーザー　160
パラドキシカルリアクション　64, 65
半月襞切除　30
汎網膜光凝固治療（PRP）　159

ひ
眉下皮膚切除術　15, 16
光干渉断層計（OCT）　116, 152
非感染性強膜炎　63, 65
微小斜視弱視　193
微小囊胞（マイクロシスト）　49
ビスコダイセクション　73, 74
ピマリシン®　53
描画療法　238

ふ
プール熱　18
ブジー　226
ブドウ球菌性角膜浸潤　50
不同視弱視　193
ぶどう膜炎　90, 173, 218
　──続発緑内障　99, 100
プラトー虹彩　95
ブリモニジン　91
フルオレセイン蛍光眼底造影（FA）
　116
フルオレセイン染色　41, 42
ブレイクアップパターン　41, 43, 44
ブレブナイフ　112
プロアクティブ点眼　24

プロスタグランジン　154
　──関連眼周囲症　91
分層黄斑円孔（LMH）
　131, 132, 134

へ
閉瞼不全　11
閉塞隅角病　95
ベバシズマブ　104
ベルテポルフィン　119
ヘルペス性角膜炎　56
ヘルペス性結膜炎　21
ヘルペス性虹彩毛様体炎　174
変視症　131

ほ
保護眼鏡　39
ポリープ状脈絡膜血管症（PCV）
　117, 124, 125
ボレチゲン　ネパルボベク　144

ま
マイトマイシン C　33, 114
マキュエイド®希釈液　71
麻痺性斜視　206
マルチモーダルイメージング　124

み
水漏れ性低下型ドライアイ　41, 42
脈絡膜下出血　69
脈絡膜皺襞　185
脈絡膜剝離　139, 141

む
無菌性角膜浸潤　47, 50
ムコール菌症　213
霧視　60

め
メトトレキサート（MTX）
　179, 180
眼の痒み　24
免疫抑制点眼薬　25

も
網膜下灌流　139
網膜自家移植（ART）
　136, 137, 138
網膜色素変性　142
網膜出血　158
網膜硝子体手術　175
網膜静脈分枝閉塞症（BRVO）
　155, 158
網膜静脈閉塞症（RVO）　155
網膜中心静脈閉塞症（CRVO）
　103, 155
網膜中心動脈閉塞症（CRAO）　152
網膜動脈分枝閉塞症（BRAO）
　152, 153

網膜動脈閉塞症　152
網膜内血管腫状増殖（RAP）
　124, 125
網膜剝離　175, 176
　──，パターン　147
網膜光凝固術　118, 122
毛様体解離　164, 165
毛様体剝離　139
毛様体冷凍凝固　166
モスキートペアン　16

や，ゆ
夜盲　142
遊離結膜弁移植　34

よ
羊膜　33
　──移植　33, 62
ヨード剤点眼　21
翼状片　32

ら，り
らせん状視野　236, 237
リパスジル　61, 91, 100
リポソーム型プロスタグランジン
　E$_1$　154
流行性角結膜炎（EKC）　18, 225
流涙（水溶性眼脂）　18
両眼性複視　206, 209
両抗体陰性視神経炎　198
緑内障
　──手術，合併症　107
　──性視神経症　89
　──，高齢者　91
　──，ベースライン検査　84
緑膿菌　49

る
涙液減少型ドライアイ　41, 42
涙液メニスカス　29
　──高（TMH）　217
涙管通水　218, 222
涙小管炎　217
涙小管閉塞　217
累進屈折力レンズ　232
涙腺炎　212
涙点プラグ　42
涙点閉塞　219
涙道内視鏡　224, 227
涙囊炎　221
涙囊鼻腔吻合術　223
ルベオーシス　155

れ
レーザー虹彩切開術（LI）　59, 96
レーザースペックルフローグラフィー
　（LSFG）　186, 187

レーザー切糸術　111, 112
裂孔原性網膜剝離　141, 147
レバミピド　45

ろ

老視　232
ロービジョンケア　146
濾過手術　102, 106, 111
濾過胞管理　111

欧　文

A

acute hemorrhagic conjunctivitis
　（AHC）　18
acute primary angle closure
　（APAC）　95, 97
AF ring　142
age-related macular degeneration
　（AMD）　124
anterior lamellar repositioning
　7, 9, 10
AQP4 抗体　197
　──関連視神経炎　198
autologous retinal transplantation
　（ART）　136, 137, 138

B

bare scleral excision　33
Behçet 病　174, 181
Bell 現象　16
Bell 麻痺　11, 12
Bielschowsky 頭部傾斜試験　207
branch retinal artery occlusion
　（BRAO）　152
break-up pattern　29
bullous retinal detachment
　121, 122

C

calcified drusen　128
central retinal artery occlusion
　（CRAO）　152, 153
central serous chorioretinopathy
　（CSC）　116, 188
CLARE（contact lens-induced acute
　red eye）　47
Cochet-Bonnet 型角膜知覚計　57
conjunctivochalasis（CCh）　28
cystoid macular degeneration
　（CMD）　157
cystoid macular edema（CME）
　144, 145

D

deepening of upper eyelid sulcus
　（DUES）　85
delayed staining　49
Descemet 膜皺襞　57
Direct Strip PCR 検査　173
DMEK　60
drusenoid PED（pigment epithelial
　detachment）　127, 128, 129
dupilumab-associated ocular surface
　disease　27

E

ellipsoid zone　144
Elschnig pearls　76
enhanced depth imaging（EDI）法
　124
epidemic keratoconjunctivitis
　（EKC）　18, 225
epiretinal membrane（ERM）
　130, 145
epiretinal proliferation（EP）
　132, 133, 134

F

fluorescein angiography（FA）　116
FP 受容体作動薬　91

G

Goldmann 圧平式眼圧計（GAT）
　84, 85, 87
Goldmann 視野計　236, 237

H

herpes simplex virus（HSV）
　11, 56, 174
Humphrey 視野計　237
hyperreflective foci　144

I

indocyanine green angiography
　（IA）　116, 124
intracapsular cataract extraction
　（ICCE）　74

L

lamellar macular hole（LMH）
　131, 132, 134
LASIK　89
LTS（lateral tarsal strip）法　17

M

macular pseudohole（MPH）
　131, 132
meibomian gland dysfunction
　（MGD）　28
mocular neovascularization（MNV）
　117, 119, 124
MOG 抗体関連疾患（MOG-associ-

ated disease：MOGAD）　197,
　199
MOG 抗体関連視神経炎　198, 200
MRD（margin reflex distance)-1
　14
Müller 筋　14
Müller 細胞　157
multiple subepithelial infiltrates
　（MSI）　19, 20
multi-purpose solution（MPS）　49

N

Nd：YAG レーザー　76, 109
neovascular age-related macular
　degeneration（AMD）　124
neuromyelitis optica spectrum
　disorder（NMOSD）　197

O

OCT　116, 152
OCT angiography（OCTA）
　116, 124, 152
Ocular Response Analyzer（ORA）
　88

P

pachychoroid　117
pachychoroid neovasculopathy
　（PNV）　117
panretinal photocoagulation（PRP）
　159
pharyngoconjunctival fever（PCF）
　18
photodynamic therapy（PDT）　118
polypodal choroidal vasculopathy
　（PCV）　117, 124, 125
Posner-Schlossman 症候群　99
primary angle closure（PAC）　95
PRN（pro re nata）法　126, 127
prolifeactive diabetic retinopathy
　（PDR）　103, 159, 160
pseudodrusen　128

R

Ramsay Hunt 症候群　12
relative afferent pupillary defect
　（RAPD）　197, 202, 203
retinal angiomatous proliferation
　（RAP）　124, 125
retinal vein occlusion（RVO）　155

S

Schirmer 試験　41, 42
serous retinal detachment（SRD）
　116, 185
shared decision making　201
snap back test　29

索 引

superficial punctate keratopathy
　(SPK)　47
superior epithelial arcuate lesions
　(SEALs)　49

T

Tear Film Oriented Diagnosis
　(TFOD)　41, 43
Tear Film Oriented Therapy
　(TFOT)　41, 43
tear meniscus height（TMH）　217

teprotumumab　215
TNF 阻害薬　184
traumatic optic neuropathy（TON）
　202
treat and extend（TAE）法　127,
　155
TS-1®　218

V

varicella zoster virus（VSV）
　12, 56, 174

Vogt−小柳−原田病（原田病）
　99, 116, 164, 185

W, Z

Watson 分類　63
white line　16
window defect　116
Zinn 小帯断裂　72

眼科診療 秘伝の書

2024 年 11 月 15 日　　発行	編集者　井上俊洋
	発行者　小立健太
	発行所　株式会社　南　江　堂
	⨀113-8410　東京都文京区本郷三丁目 42 番 6 号
	☎（出版）03-3811-7198　（営業）03-3811-7239
	ホームページ　https://www.nankodo.co.jp/
	印刷・製本　永和印刷
	装丁　坂田佐武郎（Neki inc.）

Secret Book of Clinical Ophthalmology
© Nankodo Co., Ltd., 2024

定価はカバーに表示してあります.
落丁・乱丁の場合はお取り替えいたします.
ご意見・お問い合わせはホームページまでお寄せください.

Printed and Bound in Japan
ISBN978-4-524-20549-3

本書の無断複製を禁じます.

JCOPY 〈出版者著作権管理機構　委託出版物〉

本書の無断複製は，著作権法上での例外を除き禁じられています. 複製される場合は，そのつど事前に，出版者著作権管理機構（TEL 03-5244-5088, FAX 03-5244-5089, e-mail: info@jcopy.or.jp）の許諾を得てください.

本書の複製（複写，スキャン，デジタルデータ化等）を無許諾で行う行為は，著作権法上での限られた例外（「私的使用のための複製」等）を除き禁じられています. 大学，病院，企業等の内部において，業務上使用する目的で上記の行為を行うことは私的使用には該当せず違法です. また私的使用であっても，代行業者等の第三者に依頼して上記の行為を行うことは違法です.

南江堂 好評関連書籍のご案内

眼科疾患 最新の治療 2025-2027

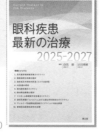

編集 白石 敦／辻川明孝

B5判・388頁　2024.11. 発売予定
ISBN978-4-524-21177-7
定価 **10,450** 円（本体 9,500 円＋税 10%）

3年毎の改訂で，眼科疾患における治療指針と最新の情報を簡潔に提供．巻頭トピックスでは，話題のガイドライン，再生医療，AI診療，スマホ内斜視，萎縮型加齢黄斑変性の治療など，注目の10テーマをレビュー．各論では主要な眼疾患の治療を網羅し，コラムを豊富に掲載．日常診療のアップデートに欠かせない一冊．

眼科医のための手術解剖

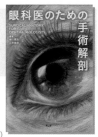

編集 林 篤志／三木篤也

A4判・336頁　2024.7.
ISBN978-4-524-20435-9
定価 **19,800** 円（本体 18,000 円＋税 10%）

眼科手術全般において，低侵襲あるいは無駄のない合理的な手術を実現するためには「局所解剖の熟知」が必須である．本書は各専門領域のトップサージャンの視点から，手術解剖を究めるために必要な写真と数百枚に及ぶリアルな解剖図で満たした最高の指南書である．基本的なアプローチに加え，術野をみやすくする一工夫も掲載され，手術前に読むだけで自信をもたらしてくれる一冊．

すぐ見て・すぐわかり・すぐ使える 眼科薬剤処方

編集 谷戸正樹

A5判・328頁　2022.12.
ISBN978-4-524-23057-0
定価 **4,400** 円（本体 4,000 円＋税 10%）

眼科診療のあらゆる場面を想定し必要な薬剤情報を解説した，眼科に携わる全スタッフの"新"必携書．基本薬剤は作用機序，薬剤一覧表，処方例，禁忌に絞ってまとめ，「すぐ見て・すぐわかり・すぐ使える」のコンセプトを具体化した．また手術用剤や検査薬剤に加えて，難渋する全身管理や感染症対策については病棟管理として解説し，単なる薬剤処方の参考に留まらない"実臨床"で本当に役立つ構成となった．

白内障 七人のサージャン ［Web動画付］

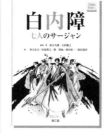

編著 鈴木久晴／大内雅之
著　　秋元正行／松島博之／柴 琢也／
　　　西村栄一／飯田嘉彦

B5判・212頁　2022.6.
ISBN978-4-524-23226-0
定価 **11,000** 円（本体 10,000 円＋税 10%）

白内障手術のエキスパート7人が，「匠の技」を116本の動画付きで余すことなく伝える．細部のこだわり，難症例への対応，合併症対策におけるオリジナルのアイデアなどを収載し，各サージャンのアプローチの違いを客観的に学べる，臨床で真に役立つ手術書．互いの技，施設の裏話などを実際に議論した「誌上討論会」では，エッセンスが浮き彫りになり，手技への理解をさらに深める．

ゼロからはじめる MIGS ［Web動画付］
動画で学ぶ熟練者の手技・こだわり

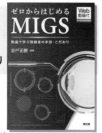

編集 谷戸正樹

B5判・248頁　2022.4.
ISBN978-4-524-23192-8
定価 **15,400** 円（本体 14,000 円＋税 10%）

低侵襲緑内障手術（MIGS）をこれから始める医師や，デバイスによる術式の違いを理解したい眼科医のための入門書であるばかりでなく，豊富な手術写真と独自のテクニック・こだわりを交えて我が国トップランナーである執筆陣がまさに手取り足取り解説しているため，達人レベルに到達するための最高の指南書ともいえる．実際の手術はノーカット動画で確認でき，術前のイメージトレーニングにも最適．

専門医必携 眼科鑑別診断 実力アップQ&A

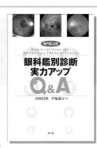

編集 山田昌和／平塚義宗

B5判・288頁　2021.2.
ISBN978-4-524-24961-9
定価 **9,350** 円（本体 8,500 円＋税 10%）

確定診断までに頭を悩ませる107症例を厳選．全症例をQ&A形式で解説し，鑑別診断の"勘どころ"が実践的に学べ，日常診療における疑問・迷いがなくなる．エキスパートが臨床現場で問診結果（年齢・性別・主訴・病歴など）や臨床所見，検査所見からどのように鑑別をすすめているのかがよくわかり，実力アップに直結する一冊．